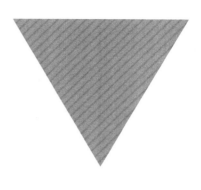

实用神经内科诊疗实践

SHIYONG SHENJINGNEIKE
ZHENLIAO SHIJIAN

U0200882

主 编 郭秀丽 王广强 王素平 解学军 刘桂香

科学技术文献出版社
SCIENTIFIC AND TECHNICAL DOCUMENTATION PRESS
·北 京·

图书在版编目（CIP）数据

实用神经内科诊疗实践 / 郭秀丽等主编. — 北京 : 科学技术文献出版社, 2018.4
ISBN 978-7-5189-4390-6

Ⅰ. ①实… Ⅱ. ①郭… Ⅲ. ①神经系统疾病—诊疗 Ⅳ. ①R741

中国版本图书馆CIP数据核字(2018)第095437号

实用神经内科诊疗实践

| 策划编辑：曹沧晔 | 责任编辑：曹沧晔 | 责任校对：赵　瑷 | 责任出版：张志平 |

出 版 者	科学技术文献出版社
地　　址	北京市复兴路15号　邮编　100038
编 务 部	(010) 58882938，58882087（传真）
发 行 部	(010) 58882868，58882874（传真）
邮 购 部	(010) 58882873
官方网址	www.stdp.com.cn
发 行 者	科学技术文献出版社发行　全国各地新华书店经销
印 刷 者	济南大地图文快印有限公司
版　　次	2018年4月第1版　2018年4月第1次印刷
开　　本	880×1230　1/16
字　　数	404千
印　　张	13
书　　号	ISBN 978-7-5189-4390-6
定　　价	148.00元

前　言

　　神经内科疾病是内科疾病常见的疑难病症之一，给患者带来很大痛苦与生活不便，是医学工作者应重点关注的。随着医学科学的发展，各种诊疗手段越来越丰富，治疗药物不断更新和治疗技术逐步改善，使神经内科疾病的治疗得到极大的改进。

　　本书首先阐述了神经系统疾病诊断方法、检查方法及治疗新技术，然后阐述了神经系统常见疾病的病因、发病机制、临床表现、辅助检查、诊断治疗等内容，针对神经系统疾病介入治疗也做了相关介绍，内容丰富，科学实用，可供神经科医师及相关科室同仁参考使用。

　　在本书编写过程中，编者们付出了巨大的心血，在此表示真挚的感谢！由于本书系多人执笔，风格不尽相同；又加之编写时间和篇幅有限，书中疏漏和不要之处在所难免，敬请广大读者予以批评指正，谢谢！

编　者
2018 年 4 月

编　者

2015 年 4 月

目　录

第一章

神经内科疾病诊断与检查

第一节 采集病史

一、意义和要求

（一）意义

诊断疾病的基础是准确而完整的采集病史。起病情况、首发症状、病程经过和目前患者的临床状况等全面、完整的病情资料配合神经系统检查，基本上能初步判定病变性质和部位。进一步结合相关的辅助检查，运用学习的神经内科学知识能做出正确的诊断，并制定出有效的治疗方案。

（二）要求

遵循实事求是的原则，不能主观臆断，妄自揣度。要耐心和蔼，避免暗示，注重启发。医生善于描述某些症状，分析其真正含义，如疼痛是否有麻木等，患者如有精神症状、意识障碍等不能叙述病史，需知情者客观地提供详尽的病史。

二、现病史及重点询问内容

现病史是病史中最重要的部分，是对疾病进行临床分析和诊断的最重要途径。

（一）现病史

1. 发病情况　如发病时间、起病急缓、病前明显致病因素和诱发因素。
2. 疾病过程　即疾病进展和演变情况，如各种症状自出现到加重、恶化、复发或缓解甚至消失的经过。症状加重或缓解的原因，症状出现的时间顺序、方式、性质，既往的诊治经过及疗效。
3. 起病急缓　为病因诊断提供基本的信息，是定性诊断的重要线索，如急骤起病常提示血液循环障碍、急性中毒、急性炎症和外伤等；缓慢起病多为慢性炎症变性、肿瘤和发育异常性疾病等。
4. 疾病首发症状　常提示病变的主要部位，为定位诊断提供了依据。
5. 疾病进展和演变情况　提供正确治疗依据和判断预后。

（二）重点加以询问

1. 头痛　头痛是指额部、顶部、颞部和枕部的疼痛，询问病史应注意。
（1）部位：全头痛或局部头痛。
（2）性质：如胀痛、隐痛、刺痛、跳痛、紧箍痛和割裂痛等。
（3）规律：发作性或持续性。
（4）持续时间及发作频率。
（5）发作诱因及缓解因素：与季节、气候、头位、体位、情绪、饮食、睡眠、疲劳及脑脊液压力暂时性增高（咳嗽、喷嚏、用力、排便、屏气）等的关系。

（6）有无先兆：恶心、呕吐等。

（7）有无伴发症状：如头晕、恶心、呕吐、面色潮红、苍白、视物不清、闪光、复视、畏光、耳鸣、失语、嗜睡、瘫痪、晕厥和昏迷等。

2. 疼痛　问询与头痛类似内容，注意疼痛与神经系统定位的关系，如放射性疼痛（如根痛）、局部性疼痛，或扩散性疼痛（如牵涉痛）等。

3. 抽搐　问询患者的全部病程或询问了解抽搐发作全过程的目睹发作者。

（1）先兆或首发症状：发作前是否有如感觉异常、躯体麻木、视物模糊、闪光幻觉、耳鸣和怪味等，目击者是否确证患者有失神、瞪视、无意识言语或动作等。

（2）发作过程：局部性或全身性，阵挛性、强直性或不规则性，意识有无丧失、舌咬伤、口吐白沫及尿失禁等。

（3）发作后症状：有无睡眠、头痛、情感变化、精神异常、全身酸痛和肢体瘫痪等，发作经过能否回忆。

（4）病程经过：如发病年龄，有无颅脑损伤、脑炎、脑膜炎、高热惊厥和寄生虫等病史；发作频率如何，发作前有无明显诱因，与饮食、情绪、疲劳、睡眠和月经等的关系；既往治疗经过及疗效等。

4. 瘫痪　具体如下。

（1）发生的急缓。

（2）瘫痪部位（单瘫、偏瘫、截瘫、四肢瘫或某些肌群）。

（3）性质（痉挛性或弛缓性）。

（4）进展情况（是否进展、速度及过程）。

（5）伴发症状（发热、疼痛、失语、感觉障碍、肌萎缩、抽搐或不自主运动）等。

5. 感觉障碍　具体如下。

（1）性质：痛觉、温度觉、触觉或深感觉缺失，完全性或分离性感觉缺失，感觉过敏，感觉过度等。

（2）范围：末梢性、后根性、脊髓横贯性、脊髓半离断性。

（3）发作过程。

（4）感觉异常：麻木、痒感、沉重感、针刺感、冷或热感、蚁走感、肿胀感、电击感和束带感等，其范围具有定位诊断价值。

6. 视力障碍　具体如下。

（1）视力减退程度或失明。

（2）视物不清是否有视野缺损、复视或眼球震颤；应询问复视的方向、实像与虚像的位置关系和距离。

7. 语言障碍　如发音障碍，言语表达、听理解、阅读和书写能力降低或丧失等。

8. 睡眠障碍　如嗜睡、失眠（入睡困难、早醒、睡眠不实）和梦游等。

9. 脑神经障碍　如口眼歪斜、耳鸣、耳聋、眼震、眩晕、饮水呛咳、构音障碍等。

10. 精神障碍　如焦虑、抑郁、惊恐、紧张等神经症，偏执及其他精神异常等。

三、既往史

指患者既往的健康状况和曾患过的疾病、外伤、手术、预防接种及过敏史等，神经系统疾病着重询问如下内容。

（一）感染

是否患过流行病、地方病或传染病，如脑膜炎、脑脓肿、脑炎、寄生虫病和上呼吸道感染、麻疹、腮腺炎或水痘等。

（二）外伤及手术

头部或脊柱有无外伤、手术史，有无骨折、抽搐、昏迷或瘫痪、有无后遗症状等。

（三）过敏及中毒

有无食物、药物过敏及中毒史，金属或化学毒物如汞、苯、砷、锰、有机磷等接触和中毒史，有无放射性物质、工业粉尘接触和中毒史。

（四）内科疾病

有无高血压、糖尿病、动脉硬化、血液病、癌症、心脏病、心肌梗死、心律不齐、大动脉炎和周围血管栓塞等病史。

四、个人史

详细了解患者的社会经历、职业及工作性质，个人的生长发育、母亲妊娠时健康状况，生活习惯与嗜好（烟酒嗜好及用量，毒麻药的滥用情况等）、婚姻史及治疗史，饮食、睡眠的规律和质量，右利、左利或双利手等；妇女需询问月经史和生育史。

五、家族史

询问家族成员中有无患同样疾病，如进行性肌营养不良症、癫痫、橄榄核脑桥小脑萎缩、遗传性共济失调症、周期性瘫痪、肿瘤、偏头痛等。

（郭秀丽）

第二节　神经系统检查

神经系统检查所获得的体征是诊断疾病的重要临床依据。

一、一般检查

检查和评估患者的一般状况如意识、精神状态、脑膜刺激征、头部、颈部、躯干和四肢等。

（一）意识状态

通常将意识障碍的清醒程度分为5级。

1. 嗜睡　具体如下。

（1）意识障碍：早期表现，较轻。

（2）临床特征：精神萎靡，表情淡漠，动作减少，持续地处于睡眠状态；能被大声唤醒、能正确回答简单问题及配合身体检查，但刺激停止后又进入睡眠。

2. 昏睡　具体如下。

（1）意识障碍：较嗜睡严重。

（2）临床特征：需较强烈疼痛刺激或高声喊叫方能唤醒，醒后表情茫然，虽能简单含混地回答问话，但不能配合身体检查，刺激一旦停止，旋即进入熟睡。

3. 浅昏迷　具体如下。

（1）意识障碍：抑制水平达到皮层，较昏睡严重。

（2）临床特征：患者意识丧失，对强烈疼痛刺激如压眶可有反应，但高声喊叫不能唤醒；无意识的自发动作较少；腹壁反射消失，但角膜反射、光反射、咳嗽反射、吞咽反射、腱反射存在，生命体征无明显改变。

4. 中度昏迷　具体如下。

（1）意识障碍：抑制达到皮层下，较浅昏迷严重。

（2）临床特征：对强烈疼痛刺激无反应，四肢完全瘫痪，病理反射阳性，腱反射减弱；角膜反射、光反射、咳嗽反射和吞咽反射减弱，呼吸和循环功能尚稳定。

5. 深昏迷　具体如下。

（1）意识障碍：抑制达到脑干，意识障碍程度最严重。

（2）临床特征：四肢弛缓性瘫痪；腱反射、病理反射均消失；眼球固定，瞳孔散大，角膜反射、光反射、咳嗽反射和吞咽反射均消失；呼吸、循环和体温调节功能障碍。

（二）特殊意识障碍

（1）谵妄状态。

（2）模糊状态。

（三）精神状态

检查认知、意识、情感、行为等方面，如错觉、幻觉、妄想、情感淡漠和情绪不稳等；通过检查理解力、定向力、记忆力、判断力、计算力等，判定是否有智能障碍。

（四）脑膜刺激征

检查颈强、克匿格（Kernig）征、布鲁津斯基（Brudzinski）征等，脑膜刺激征常见于脑膜炎、脑炎、蛛网膜下隙出血、脑水肿及颅内压增高等情况，深昏迷时脑膜刺激征可消失。

检查方法包括以下几种。

1. 屈颈试验　不同程度的颈强表现、被动屈颈受限，应排除颈椎疾病方可确认为脑膜刺激征。

2. 克匿格（Kernig）征　仰卧位，检查者先将大腿与膝关节屈曲成直角，然后检查者由膝关节处试行伸直其小腿，若出现疼痛而伸直受限，大、小腿间夹角＜135°，称为 Kernig 征阳性。

颈强 - Kernig 征分离，即颈强阳性而 Kernig 征阴性，见于后颅窝占位性病变如小脑扁桃体疝。

3. 布鲁津斯基（Brudzinski）试验　仰卧位，屈颈时出现双侧髋、膝部屈曲（颈部征）；叩击耻骨联合时双侧下肢屈曲和内收（耻骨联合征）；一侧下肢膝关节屈曲，检查者使该侧下肢向腹部屈曲，对侧下肢亦发生屈曲（下肢征），皆为 Brudzinski 征阳性。

（五）头部

1. 头颅部　具体如下。

（1）视诊：观察头颅大头、小头畸形；外形是否对称，有无尖头、舟状头畸形，有无凹陷、肿块、手术切口、瘢痕等；透光试验对儿童脑积水常有诊断价值。

（2）触诊：头部有无压痛、触痛、隆起、凹陷，婴儿囟门是否饱满，颅缝有无分离等。

（3）叩诊：有无叩击痛，脑积水患儿弹击颅骨可有空瓮音（Macewen 征）。

（4）听诊：颅内血管畸形、血管瘤、大动脉部分阻塞时，在病灶上方闻及血管杂音。

2. 面部　面部有无畸形、面肌萎缩或抽动、色素脱失或沉着，脑 - 面血管瘤病的面部可见血管色素斑痣，结节硬化症的面部可见皮脂腺瘤。

3. 五官　眼部眼睑有无下垂，眼球外凸或内陷，角膜有无溃疡，角膜缘有无黄绿色或棕黄色的色素沉积环（见于肝豆状核变性）等；口部有无唇裂、疱疹等，鼻部畸形、鼻窦区压痛。

（六）颈部

双侧是否对称，有无颈强、疼痛、活动受限、姿态异常（如强迫头位、痉挛性斜颈）等；后颅窝肿瘤、颈椎病变可见强迫头位及颈部活动受限；颈项粗短，后发际低。颈部活动受限可见颅底凹陷症和颈椎融合症；双侧颈动脉搏动是否对称。

（七）躯干和四肢

检查脊柱、骨骼、四肢有无叩痛、压痛、畸形、强直等；肌肉有无萎缩、疼痛、握痛等；肌营养不良见于肌肉萎缩、翼状肩胛及腰椎前凸等；脊髓型共济失调和脊髓空洞症可见脊柱侧凸。

二、脑神经检查

（一）嗅神经（Ⅰ）

1. 有无主观嗅觉障碍　如嗅幻觉等。

2. 检查嗅觉障碍　患者闭目，闭塞一侧鼻孔，用牙膏或香烟等置于受检者的鼻孔，令其说出是何气味。醋酸、酒精和福尔马林等刺激三叉神经末梢，不能用于嗅觉检查；鼻腔如有炎症或阻塞时不作此检查。

3. 嗅觉减退或消失　嗅神经和鼻本身病变时出现。幻嗅见于嗅中枢病变。

（二）视神经（Ⅱ）

主要检查视力、视野和眼底。

1. 视力　分远视力和近视力，分别用国际远视力表或近视力表（读字片）进行检查。视力极其严重减退时，可用电筒检查光感，光感消失则为完全失明。

2. 视野　眼睛正视前方并固定不动时看到的空间范围称为视野。

检查时分别测试双眼，正常人均可看到向内约60°，向外90°~100°，向上约50°~60°，向下60°~75°，外下方视野最大。

视野检查法：常用的手动法和较为精确的视野计法。临床上常粗略地用手动法（对向法）加以测试，患者背光于检查者对面而坐，相距60~100cm。测试左眼时，患者以右手遮其右眼，以左眼注视检查者的右眼，检查者以食指或其他试标在两人中间位置分别从上内、下内、上外和下外的周围向中央移动，直至患者看见为止，并与检查者本人的正常视野比较。

3. 眼底检查　无须散瞳，否则将影响瞳孔反射的观察。患者背光而坐，眼球正视前方。正常眼底的视神经盘呈圆形或椭圆形、边缘清楚、颜色淡红。生理凹陷清晰；动脉色鲜红，静脉色暗红，动静脉管径比例正常为2：3。注意视盘的形态、大小、色泽、边缘等，视网膜血管有无动脉硬化、充血、狭窄、出血等，视网膜有无出血、渗出、色素沉着和剥离等。

（三）动眼、滑车和外展神经（Ⅱ、Ⅳ、Ⅵ）

由于共同支配眼球运动，故可同时检查。

1. 外观　上眼睑是否下垂，睑裂是否对称，眼球是否前突或内陷、斜视、同向偏斜，以及有无眼球震颤。

2. 眼球运动　手动检查是最简便的复视检查法，患者头面部不动，眼球随检查者的手指向各个方向移动；检查集合动作，注意眼球运动是否受限及受限的方向和程度，观察是否存在复视和眼球震颤。

3. 瞳孔　注意瞳孔的大小、形状、位置及是否对称，正常人瞳孔呈圆形、边缘整齐、位置居中，直径3~4mm，直径<2mm为瞳孔缩小，>5mm为瞳孔扩大。

4. 瞳孔反射　具体如下。

（1）瞳孔光反射光线刺激瞳孔引起瞳孔收缩。直接光反射是指光线刺激一侧瞳孔引起该侧瞳孔收缩；间接光反射是指光线刺激一侧瞳孔引起该侧瞳孔收缩的同时，对侧瞳孔亦收缩。如受检侧视神经损害，则直接及间接光反射均迟钝或消失。

（2）调节反射：两眼注视远处物体时，突然注视近处物体引起两眼会聚、瞳孔缩小的反射。

（四）三叉神经（Ⅴ）

属于混合神经。

1. 感觉功能　分别采用圆头针（痛觉）、棉签（触觉）及盛有冷热水（温觉）的试管检测面部三叉神经分布区域的皮肤，进行内外侧和左右两侧对比。若面部呈葱皮样分离性感觉障碍为中枢性（节段性）病变；若病变区各种感觉均缺失为周围性感觉障碍。

2. 运动功能　患者用力做咀嚼动作时，检查者以双手压紧颞肌，咬肌，感知其紧张程度，观察是否肌无力、萎缩及是否对称等。然后嘱患者张口，以上下门齿中缝为标准判定其有无偏斜，如一侧翼肌瘫痪时，下颌则偏向病侧。

3. 反射 具体如下。

（1）角膜反射：将棉絮捻成细束，轻触角膜外缘，正常表现为双侧的瞬目动作。直接角膜反射是指受试侧的瞬目动作发生；间接角膜反射为受试对侧发生瞬目动作。

（2）角膜反射径路：角膜 – 三叉神经眼支 – 三叉神经感觉主核 – 双侧面神经核 – 面神经 – 眼轮匝肌；如受试侧三叉神经麻痹，则双侧角膜反射消失，健侧受试仍可引起双侧角膜反射。

（3）下颌反射：患者略张口，叩诊锤轻轻叩击放在其下颌中央的检查者的拇指，引起下颌上提现象，脑干的上运动神经元病变时呈增强表现。

（五）面神经（Ⅶ）

属于混合神经，主要支配面部表情肌的运动和舌前 2/3 的味觉。

1. 运动功能 注意额纹、眼裂、鼻唇沟和口角是否对称及有无瘫痪，嘱患者做皱额、皱眉、瞬目、示齿、鼓腮和吹哨等动作。一侧中枢性面神经瘫痪时引起对侧下半面部表情肌瘫痪；一侧周围性面神经麻痹则引起同侧面部的所有表情肌瘫痪。

2. 味觉检查 以棉签蘸取少量食盐、食糖等溶液，嘱患者伸舌，涂于舌前部的一侧，识别后用手指出事先写在纸上的甜、咸等字之一，其间不能讲话、不能缩舌、不能吞咽。每次试过一种溶液后，需用温水漱口，并分别检查舌的两侧以对照。

（六）位听神经（Ⅷ）

包括蜗神经和前庭神经。

1. 蜗神经 是传导听觉的神经，损害时出现耳鸣和耳聋。使用表声或音叉进行检查，声音由远及近，测量患者单耳时（另侧塞住），辨别能够听到声音的距离。再同另一侧耳相比较，并和检查者比较。如使用电测听计进行检测可获得准确的资料。

传导性耳聋：主要是低频音的气导被损害；感音性耳聋：主要是高频音的气导和骨导均下降；通过音叉测试 Rinne 试验和 Weber 试验鉴别传导性耳聋和感音性耳聋。

（1）Rinne 试验（骨导气导比较试验）：将震动音叉（128Hz）置于患者一侧后乳突上，当骨导（BC）不能听到声音后，将音叉置于该侧耳旁，直至患者的气导（AC）听不到声音为止，再测另一侧；正常时气导约为骨导 2 倍；Rinne 试验阳性即感音性耳聋时，气导长于骨导；Rinne 试验阴性即传导性耳聋时，骨导长于气导。

（2）Weber 试验（双侧骨导比较试验）：放置震动的音叉于患者的颅顶正中，正常时感觉音位于正中。Weber 试验阳性即传导性耳聋时声响偏于病侧；Weber 试验阴性即感音性耳聋时声响偏于健侧。传导性耳聋与感音性耳聋的鉴别见表 1 – 1。

表 1 – 1 传导性耳聋与感音性耳聋的音叉试验结果

音叉试验	正常耳	传导性耳聋	感音性耳聋
Rinne	AC > BC	BC > AC	AC > BC（两者均缩短或消失）
Weber	居中	偏患侧	偏健侧

2. 前庭神经 损害时眩晕、眼震、平衡障碍、呕吐等出现。

注意观察有无自发性症状，前庭功能还可通过诱发实验观察诱发的眼震加以判定，常用的诱发实验有。

（1）温度刺激（Baranuy）试验：用热水或冷水灌注外耳道，引起两侧前庭神经核接受冲动的不平衡即产生眼震。测试时患者仰卧，头部抬起30°，灌注冷水时快相向对侧，热水时眼震的快相向同侧；正常时眼震持续 1.5～2s，前庭受损时该反应减弱或消失。

（2）转椅试验（加速刺激试验）：患者坐在旋转椅上，闭目，头前屈80°，快速向一侧旋转后突然停止，然后让患者睁眼注视远处。正常时快相与旋转方向一致的眼震，持续大约30s，＜15s 时提示有前庭功能障碍。

（七）舌咽神经、迷走神经（Ⅸ、Ⅹ）

二者的解剖和功能关系密切，常同时受累，故常同时检查。

1. 运动功能检查　观察说话有无鼻音，或声音嘶哑，或失声，询问有无吞咽困难、饮水发呛等，观察悬雍垂是否居中，双侧腭咽弓是否对称；嘱患者发"啊"音，观察双侧软腭抬举是否一致，悬雍垂是否偏斜等。

一侧麻痹时，病侧腭咽弓低垂，软腭不能上提，悬雍垂偏向健侧；双侧麻痹时，悬雍垂仍居中，但双侧软腭抬举受限甚至完全不能。

2. 感觉功能检查　用压舌板或棉签轻触两侧软腭或咽后壁，观察感觉情况。

3. 味觉检查　舌后1/3味觉由舌咽神经支配，检查方法同面神经味觉。

4. 反射检查　具体如下。

（1）咽反射：张口，用压舌板分别轻触两侧咽后壁，正常时咽部肌肉收缩和舌后缩出现，伴有恶心等反应。

（2）眼心反射：该反射由三叉神经眼支传入，迷走神经心神经支传出，迷走神经功能亢进者此反射加强（脉搏减少12次以上），迷走神经麻痹者此反射减退或缺失，交感神经亢进者脉搏不减慢甚至加快（称倒错反应）。检查方法：检查者使用食指和中指对双侧眼球逐渐施加压力，20～30s，正常人脉搏减少10～12次/min。

（3）颈动脉窦反射：一侧颈总动脉分叉处被检查者以食指和中指按压可使心率减慢，此反射由舌咽神经传入，由迷走神经传出；按压部分患者如颈动脉窦过敏者时引起心率过缓、血压降低、晕厥甚至昏迷，须谨慎行之。

（八）副神经（Ⅺ）

检查方法：检查者加以阻力让患者向两侧分别做转颈动作，比较两侧胸锁乳突肌收缩时的坚实程度和轮廓。斜方肌的功能是将枕部向同侧倾斜，抬肩和旋肩并协助臂部的上抬，双侧收缩时导致头部后仰。检查时在耸肩或头部向一侧后仰时加以阻力。

损害一侧副神经时同侧胸锁乳突肌及斜方肌萎缩、垂肩和斜颈，无力或不能耸肩（病侧）及转颈（向对侧）。

（九）舌下神经（Ⅻ）

观察舌在口腔内的位置及形态，嘱伸舌，有无歪斜、舌肌萎缩和舌肌颤动。

一侧舌下神经麻痹时，伸舌向病侧偏斜；核下性损害时，病侧舌肌萎缩，核性损害见明显的肌束颤动，核上性损害则伸舌向病灶对侧偏斜；双侧舌下神经麻痹时，伸舌受限或不能。

三、运动系统检查

包括肌营养、肌力、肌张力、不自主运动、共济运动、姿势及步态等。

（一）肌营养

观察和比较双侧对称部位的肌肉外形及体积，及时发现肌萎缩及假性肥大。下运动神经元损害及肌肉疾病时发生肌萎缩，进行性肌营养不良症的假肥大型时，腓肠肌和三角肌多见假性肥大即肌肉外观肥大，触之坚硬，力量减弱。

（二）肌张力

1. 肌张力　在肌肉松弛状态下，做被动运动时检查者所遇到的阻力。

静止肌张力指患者静止状态下的肌肉力量。用手握其肌肉观察其紧张程度，肌肉柔软弛缓为肌张力低，肌肉较硬为肌张力高。用叩诊锤轻敲受检肌肉听其声音，声调低沉则肌张力低，声调高而脆则肌张力高。手持患者的肢体做被动屈伸运动并感受其阻力，阻力减低或消失、关节活动范围较大为肌张力降低；阻力增加、关节活动范围缩小则为肌张力增高。

轻微的肌张力改变可用辅助方法如头部下坠试验、肢体下坠试验和下肢摆动试验等。

2. 肌张力减低　见于下运动神经元病变、小脑病变及肌原性病变。

3. 肌张力增高　见于锥体束病变和锥体外系病变。

锥体束病变表现为痉挛性肌张力增高，即上肢屈肌及下肢的伸肌肌张力增高明显，开始做被动运动时阻力较大，然后迅速减小，称折刀样肌张力增高。锥体外系病变表现为强直性肌张力增高，即伸肌和屈肌的肌张力均增高，做被动运动时向各个方向的阻力呈均匀一致，称铅管样肌张力增高（不伴震颤），如伴有震颤则出现规律而断续的停顿，称齿轮样肌张力增高。

（三）肌力

指肢体随意运动时肌肉收缩的力量。

1. 上运动神经元病变及多发性周围神经损害　瘫痪呈肌群性分布，可对肌群进行检查，以关节为中心检查肌群的屈、伸、外展、内收、旋前、旋后等。

2. 周围神经损害和脊髓前角病变　瘫痪呈节段性分布，分别检查单块肌肉。检查者施予阻力，肌肉作相应的收缩运动，患者用力维持某一姿势，检查者用力使其改变，以判断肌力。

3. 肌力分级　神经内科学采用 0～5 级的 6 级记录法。

0 级：完全瘫痪。

1 级：肢体肌肉可收缩，但不能产生动作。

2 级：肢体能在床面上移动，但不能抬起，即不能抵抗自身重力。

3 级：肢体能离开床面，能抵抗重力。但不能抵抗阻力。

4 级：肢体能做抗阻力的动作，但未达到正常。

5 级：正常肌力。

4. 检查肌群的肌力　指关节、腕关节、肘关节、膝关节的屈、伸功能；肩关节的内收、外展功能；髋关节的屈、伸、内收、外展功能；趾关节、踝关节的背屈、距屈功能；颈部的后仰、前屈功能；检查躯干的肌肉可嘱患者仰卧位抬头并抵抗检查者的阻力，查其腹肌收缩力；或俯卧位抬头查其脊旁肌收缩力。

5. 主要肌肉的肌力检查　方法见表 1-2。

表 1-2　主要肌肉的肌力检查方法

肌肉	节段	神经	功能	检查方法
三角肌	$C_{5\sim6}$	脑	上臂外展	上臂水平外展位，检查者将肘部向下压
肱二头肌	$C_{5\sim6}$	肌皮	前臂屈曲、旋后	屈肘并使旋后，检查者加阻力
肱桡肌	$C_{5\sim6}$	桡	前臂屈曲、旋前	前臂旋前，之后屈肘，检查者加阻力
肱三头肌	$C_{7\sim8}$	桡	前臂伸直	肘部作伸直动作，检查者加阻力
腕伸肌	$C_{6\sim8}$	桡	腕背屈、外展、内收	检查者自手背桡侧或尺侧加阻力
腕屈肌	$C_7\sim T_1$	正中、尺	屈腕、外展、内收	检查者自掌部桡侧或尺侧加阻力
指总伸肌	$C_{6\sim8}$	桡	2～5 指掌指关节伸直	屈曲末指节和中指节后，检查者在近端指节处加压
拇伸肌	$C_{7\sim8}$	桡	拇指关节伸直	伸拇指，检查者加阻力
拇屈肌	$C_7\sim T_1$	正中、尺	拇指关节屈曲	屈拇指，检查者加阻力
指屈肌	$C_7\sim T_1$	正中、尺	指关节伸直	屈指，检查者于指节处上抬
桡侧腕屈肌	$C_{6\sim7}$	正中	腕骨屈曲和外展	指部松弛，腕部屈曲，检查者于手掌桡侧加压
尺侧腕屈肌	$C_7\sim T_1$	尺	腕骨屈曲和内收	指部松弛，腕部屈曲，检查者在手掌尺侧加压
髂腰肌	$L_{2\sim4}$	腰丛、股	髋关节屈曲	屈髋屈膝，检查者加阻力
股四头肌	$L_{2\sim4}$	股	膝部伸直	伸膝，检查者加阻力
股收肌	$L_{2\sim5}$	闭孔、坐骨	股部内收	仰卧、下肢伸直，两腿并拢，检查者分开之
股展肌	$L_4\sim S_1$	臀上	股部外展并内旋	仰卧、下肢伸直，两膝外展，检查者加阻力

肌肉	节段	神经	功能	检查方法
股二头肌	$L_4 \sim S_2$	坐骨	膝部屈曲	俯卧，维持膝部屈曲，检查者加阻力
臀大肌	$L_5 \sim S_2$	臀下	髋部伸直并外旋	仰卧，膝部屈曲90°，将膝部抬起，检查者加阻力
胫前肌	$L_{4\sim5}$	腓深	足部背屈	足部背屈，检查者加阻力
腓肠肌	$L_5 \sim S_2$	胫	足部跖屈	膝部伸直，跖屈足部，检查者加阻力
拇伸肌	$L_4 \sim S_1$	腓深	拇趾伸直和足部背屈	拇趾背屈，检查者加阻力
拇屈肌	$L_5 \sim S_2$	胫	拇趾跖屈	拇趾跖屈，检查者加阻力
趾伸肌	$L_4 \sim S_1$	腓深	足2～5趾背屈	伸直足趾，检查者加阻力
趾屈肌	$L_5 \sim S_2$	胫	足趾跖屈	跖屈足趾，检查者加阻力

6. 常用的轻瘫检查法　具体如下。

（1）上肢平伸试验：患者手心向下，平伸上肢，数分钟后轻瘫侧上肢逐渐下垂而低于健侧，同时轻瘫侧自然旋前，掌心向外，故亦称手旋前试验。

（2）Barre 分指试验：患者两手相对，伸直五指并分开，数秒钟后轻瘫侧手指逐渐并拢和屈曲。

（3）轻偏瘫侧小指征：手心向下，双上肢平举，轻瘫侧小指轻度外展。

（4）Jackson 征：患者仰卧，两腿伸直，轻瘫侧下肢呈外展外旋位。

（5）下肢轻瘫试验：患者仰卧，将两下肢膝、髋关节均屈曲成直角，数秒钟后轻瘫侧下肢逐渐下落。

（四）不自主运动

是否存在不自主的异常动作，如震颤（静止性、姿势性、动作性）、舞蹈样动作、肌束颤动、肌阵挛、颤搐、手足徐动等，注意出现的部位、范围、规律、程度，其与情绪、动作、饮酒、寒冷等的关系，注意询问家族史和遗传史。

（五）共济运动

观察日常活动，如吃饭、取物、书写、穿衣、系扣、讲话、站立及步态等，因瘫痪、不自主动作和肌张力增高也可导致随意动作障碍，故应先予排除然后检查。

1. 指鼻试验　患者上肢伸直，用食指指尖以不同速度和方向反复触及自己的鼻尖，比较睁眼闭眼，比较左右两侧，共济运动障碍时，动作笨拙，越接近目标时，动作越迟缓及/或手指出现动作性震颤（意向性震颤），指鼻不准，常超过目标或未及目标即停止（辨距不良）。感觉性共济失调者睁眼做此试验时正常或仅有轻微障碍，闭眼时则明显异常。

2. 对指试验　患者上肢向前伸直，用食指指尖指向检查者伸出的食指，进行睁眼、闭眼对比，左右两侧对比。正常人睁眼、闭眼相差不超过2～5cm，小脑性共济失调者病侧上肢常向病侧偏斜；感觉性共济失调者睁眼时尚可，闭眼时偏斜较大，但无固定的偏斜方向；前庭性共济失调者两侧上肢均向病侧偏斜。

3. 快复轮替试验　嘱患者反复做快速的重复性动作，如前臂的内旋和外旋，或足趾反复叩击地面，或一侧手掌、手背快速交替连续拍打对侧手掌等。共济失调者动作不协调、笨拙、快慢不一，称快复轮替运动不能。

4. 跟－膝－胫试验　分3个步骤完成该试验：仰卧，伸直抬起一侧下肢；然后将足跟置于对侧下肢的膝盖下方；接着足跟沿胫骨前缘直线下移。小脑性共济失调者抬腿触膝时出现辨距不良（意向性震颤），向下移时常摇晃不稳；感觉性共济失调者闭眼时常难以寻到膝盖。

5. 反跳试验　患者用力屈肘，检查者用力握其腕部使其伸直，然后突然松手。小脑性共济失调者因不能正常控制拮抗肌和主动肌的收缩时限和幅度，使拮抗肌的拮抗作用减弱，在突然松手时，屈曲的前臂可反击到自己的身体，称反跳试验阳性。

6. 闭目难立（Romberg）征　平衡性共济失调的检查方法，患者双足并拢站立，双手向前平伸，然后闭目。共济失调者摇摆不稳或倾斜。有临床意义。

（1）后索病变：睁眼站立较稳，闭眼时不稳，即通常的 Romberg 征阳性。

（2）小脑病变：睁眼闭眼均不稳，闭眼更明显，蚓部病变时易向后倾倒，小脑半球病变向病侧倾倒。

（3）前庭迷路病变：闭眼后身体不立即摇晃或倾倒，经过一段时间后出现身体摇晃，身体多两侧倾倒，摇晃的程度逐渐加强。

7. 无撑坐起试验　仰卧，不用手臂支撑而试行坐起时，正常人躯干屈曲同时下肢下压；小脑性共济失调者髋部和躯干同时屈曲，双下肢抬离床面，坐起困难，称联合屈曲征。

（六）姿势及步态

1. 痉挛性偏瘫步态　具体如下。

（1）特征：病侧上肢旋前、内收，肘、腕、指关节屈曲，下肢伸直、外旋，足尖着地，行走时病侧上肢的协同摆动动作消失，病侧骨盆抬高，呈向外的划圈样步态。

（2）常见疾病：急性脑血管病后遗症。

2. 痉挛性截瘫步态　具体如下。

（1）特征：肌张力增高，引起双下肢强直内收，行走时呈交叉到对侧的剪刀样步态。

（2）常见疾病：双侧锥体束损害和脑性瘫痪等。

3. 慌张步态　具体如下。

（1）特征：行走时起步及止步困难，步伐细小，双足擦地而行，碎步前冲，躯干僵硬前倾，双上肢协同摆动动作消失。

（2）常见疾病：帕金森综合征或帕金森病。

4. 醉酒步态　具体如下。

（1）特征：步态蹒跚、前后倾斜、摇晃，似乎随时失去平衡而跌倒。

（2）常见疾病：酒精中毒或巴比妥类中毒。醉酒步态与小脑性步态的区别：醉酒严重者行走时向许多不同方向摇晃，极少或根本不能通过视觉来纠正其蹒跚步态，小脑性或感觉性共济失调者可通过视觉来纠正其步态。醉酒者可在短距离的狭窄基底平面上行走并保持平衡。

5. 小脑性步态　具体如下。

（1）特征：行走时双腿分开较宽，走直线困难，左右摇晃，常向病侧方倾斜，状如醉汉，易与醉酒步态混淆，但绝非醉酒步态。

（2）常见疾病：小脑性共济失调如多发性硬化、小脑肿瘤（如成神经管细胞瘤累及蚓部的病变）、脑卒中及遗传性小脑性共济失调、橄榄-脑桥-小脑萎缩、迟发性小脑皮质萎缩症等。

6. 感觉性共济失调步态　具体如下。

（1）特征：表现为踏步即下肢动作粗大沉重，高抬足而后突然抛出，足踵坚实地打在地面上，可听到踏地声，长短高低不规则的步伐，闭目时或黑夜里行走更明显，甚至依靠拐杖支撑着体重。

（2）常见疾病：见于累及脊髓后索的疾病，如脊髓亚急性联合变性、脊髓结核、多发性硬化、Friedreich 共济失调、脊髓压迫症（如脑脊膜瘤和强直性椎关节炎等）。

7. 跨阈步态　具体如下。

（1）特征：足下垂，行走时高抬患肢，如跨越门槛样，患者平衡不失调，但常被脚下的小物体绊倒。

（2）常见疾病：腓总神经麻痹、腓骨肌萎缩症、慢性获得性轴索神经病、进行性脊肌萎缩症和脊髓灰质炎等。

8. 肌病步态　具体如下。

（1）特征：行走时臀部左右摇摆，故称摇摆步态或鸭步。

（2）常见疾病：进行性肌营养不良因盆带肌无力而致脊柱前凸。

9. 癔症步态　具体如下。

（1）特征：奇形怪状的步态，下肢肌力正常，但步态蹒跚，或摇摆步态，似欲跌倒而罕有跌倒自伤者。

（2）常见疾病：心因性疾病如癔症等。

四、感觉系统检查

（一）浅感觉检查

1. 痛觉　使用叩诊锤的针尖或大头针轻刺皮肤，询问有无疼痛感觉。

2. 温度觉　使用玻璃试管分别装热水（40～50℃）和冷水（0～10℃），交替接触患者皮肤，让其辨出冷、热感觉。

3. 触觉　使用软纸片或棉签轻触皮肤，询问有无感觉。

（二）深感觉检查

1. 运动觉　嘱患者闭目，检查者的手指夹住患者手指或足趾两侧，上下活动，让患者辨别出移动的方向。

2. 位置觉　嘱患者闭目，检查者将其肢体摆成某一姿势，请患者描述该姿势或用对侧肢体模仿。

3. 振动觉　将振动的128Hz音叉柄置于骨隆起处如手指、尺骨茎突、鹰嘴、锁骨、脊椎棘突、髂前上棘、内外踝、胫骨等处，询问并两侧对比有无振动感和持续时间。

（三）复合感觉（皮质感觉）检查

1. 定位觉　患者闭目，用手指或棉签轻触患者皮肤后，请患者指出受触的部位，正常误差手部 < 3.5mm，躯干部 <1cm。

2. 两点辨别觉　患者闭目，使用分开一定距离的叩诊锤的两尖端或钝角双角规接触其皮肤，如感觉为两点，则缩小其间距，直至感觉为一点为止、两点须用力相等，同时刺激；正常时指尖为 2～8mm，手背为 2～3cm，躯干为 6～7cm。

3. 图形觉　患者闭目，用钝针在患者皮肤上画出圆形或三角形，或写出1、2、3等数字，请患者辨出，亦应双侧对照进行。

4. 实体觉　患者闭目，令其用单手触摸常用物品如钥匙、钢笔、纽扣、硬币等，说出物品形状和名称，亦需两手比较。

五、反射检查

反射检查包括深反射、浅反射、阵挛和病理反射等。

（一）深反射

1. 肱二头肌反射　具体如下。

（1）神经支配：反射中心为 $C_{5～6}$，经肌皮神经传导。

（2）检查方法：患者肘部屈曲约成直角，检查者右手持叩诊锤叩击置于肘部肱二头肌腱上的左拇指甲或左中指指甲，出现因肱二头肌收缩引起的屈肘动作。

2. 肱三头肌反射　具体如下。

（1）神经支配：反射中心为 $C_{6～7}$，经桡神经传导。

（2）检查方法：患者上臂外展，肘部半屈，检查者用左手托持患者前臂，右手持叩诊锤叩击鹰嘴上方的肱三头肌腱，反射为肱三头肌收缩而致前臂伸直。

3. 桡反射　具体如下。

（1）神经支配：反射中心为 $C_{5～6}$，经桡神经传导。

（2）检查方法：患者肘部半屈，前臂半旋前，检查者持叩诊锤叩击其桡骨下端，反射为肱桡肌收缩引起肘部屈曲、前臂旋前。

4. 膝反射　具体如下。

（1）神经支配：反射中心为 $L_{2\sim4}$，经股神经传导。

（2）检查方法：患者坐位，小腿自然放松下垂与大腿成90°；卧位检查时，检查者左手托起两膝关节使小腿与大腿成120°，用叩诊锤叩击髌骨上的股四头肌腱，表现为股四头肌收缩引起膝关节伸直、小腿突然前伸。

5. 踝反射　具体如下。

（1）神经支配：反射中心为 $S_{1\sim2}$，经胫神经传导。

（2）检查方法：患者仰卧位或俯卧位时，膝部屈曲约90°，检查者用左手使其足部背屈约90°，叩击跟健；或让患者跪于床边，使足悬于床外，叩击跟健，反射为腓肠肌和比目鱼肌收缩而致足跖屈。

6. 阵挛　腱反射极度亢进时出现。

（1）髌阵挛：检查方法：仰卧，下肢伸直，检查者用手指捏住患者髌骨上缘，突然和持续向下推动，引起髌骨连续交替性上下颤动。

（2）踝阵挛：检查方法：检查者用左手托住患者腘窝，以右手握其足前部，突然使足背屈并维持此状态，引起足跟腱发生节律性收缩，足部呈现交替性屈伸动作。

7. 霍夫曼征　具体如下。

（1）神经支配：反射中心为 $C_7 \sim T_1$，经正中神经传导。检查方法：患者手指微屈，检查者左手握患者腕部，右手食指和中指夹住其中指，以拇指快速地向下拨动其中指甲，阳性反应为拇指屈曲内收，其他指屈曲。

（2）该征与 Rossolimo 征过去认为是病理反射，目前亦可认为是牵张反射，是腱反射亢进的表现，腱反射活跃的正常人可出现。

8. 罗索利毛征　具体如下。

（1）神经支配：反射中心为 $C_7 \sim T_1$，经正中神经传导。

（2）检查方法：患者手指微屈，检查者左手握患者腕部，用右手指快速向上弹拨其中间3个手指的指尖，阳性反应同 Hoffmann 征。

（二）浅反射

为刺激黏膜、皮肤、角膜引起肌肉快速收缩反应。咽反射、软腭反射和角膜反射参见脑神经检查。

1. 腹壁反射　具体如下。

（1）神经支配：反射中心为 $T_{7\sim12}$。传导神经是肋间神经。

（2）检查方法：患者仰卧，屈曲双下肢使腹肌松弛，使用竹签、钝针或叩诊锤尖端分别由外向内轻划两侧腹壁皮肤，引起一侧腹肌收缩，脐孔向该侧偏移，上腹壁反射（$T_{11\sim12}$）沿肋弓下缘、中腹壁反射（$T_{9\sim10}$）系沿脐孔水平、下腹壁反射（$T_{11\sim12}$）沿腹股沟上的平行方向轻划。肥胖患者或经产妇可引不出。

2. 提睾反射　具体如下。

（1）神经支配：反射中心为 $L_{1\sim2}$，传导神经是生殖股神经。

（2）检查方法：使用钝针自上向下轻划大腿内侧皮肤，正常时该侧提睾肌收缩，睾丸上提。年老或体衰者可消失。

3. 跖反射　具体如下。

（1）神经支配：反射中心为 $S_{1\sim2}$，传导神经是胫神经。

（2）检查方法：患者下肢伸直，检查者用钝器轻划足底外侧，由足跟向前至小趾根部足掌时转向内侧，此时各足跖屈。

4. 肛门反射　具体如下。

（1）神经支配：反射中心为 $S_{4\sim5}$，传导神经是肛尾神经。

（2）检查方法：用钝器轻划肛门附近皮肤，引起肛门外括约肌收缩。

（三）病理反射

1. 巴彬斯基（Babinski）征　具体如下。

（1）检查方法：同跖反射，阳性反应为拇趾背屈，有时可见其他足趾呈扇形展开。它是最经典的病理反射。

（2）临床意义：锥体束损害。

2. Babinski 等位征　阳性反应均为拇趾背屈，包括以下。

（1）Haddock 征：由外踝下方向前划至足背外侧。

（2）Oppenheim 征：用拇指和食指自上而下用力沿胫骨前缘下滑。

（3）Gordon 征：用手挤压腓肠肌。

（4）Schaeffer 征：用手挤压跟腱。

（5）Gonda 征：向下紧压第 4、第 5 足趾，数分钟后突然放松。

（6）Pussep 征：轻划足背外侧缘。

3. 强握反射　具体如下。

（1）检查方法：检查者用手指触摸患者手掌时，患者立即强直性地握住检查者的手指。

（2）临床意义：新生儿为正常反射，成人为对侧额叶运动前区病变。

4. 脊髓自主反射　包括三短反射、总体反射。

（1）三短反射：当脊髓横贯性病变时，针刺病变平面以下的皮肤导致单侧或双侧髋、膝、踝部屈曲称三短反射。

（2）总体反射：脊髓横贯性病变时，针刺病变平面以下的皮肤引起双侧下肢屈曲并伴有腹肌收缩、膀胱和直肠排空，以及病变以下竖毛、出汗、皮肤发红等称为总体反射。

六、自主神经功能检查

（一）一般观察

1. 皮肤黏膜　色泽如潮红、苍白、发绀、有无色素沉着、红斑等，质地如脱屑、光滑、变硬、变薄、增厚、潮湿、干燥等，温度如发凉、发热，有无溃疡、水肿和褥疮等。

2. 毛发和指甲　少毛、多毛、局部脱毛、指或趾甲变形松脆等。

3. 出汗　局部或全身出汗过少、过多和无汗等。

（二）内脏及括约肌功能

注意有无胃下垂，胃肠功能如便秘、腹胀等；排尿、排便障碍及其性质如排尿困难、尿急、尿频、尿失禁、尿潴留等，下腹部膀胱区膨胀程度。

（三）自主神经反射

（1）竖毛试验：搔划或寒冷刺激皮肤，引起交感神经支配的竖毛肌收缩，局部出现毛囊处隆起，状如鸡皮的竖毛反应，并向周围逐渐扩散，至脊髓横贯性损害平面处停止，刺激后 7 ~ 10s 反射最明显，以后逐渐消失。

（2）皮肤划纹试验：在胸腹壁两侧皮肤上使用竹签适度加压划一条线，数秒钟后出现白线条，稍后变为红条纹，为正常反应；交感神经兴奋性增高则划线后白线条持续较久；副交感神经兴奋性增高或交感神经麻痹则红条纹持续较久且明显增宽，甚至隆起。

（3）卧立位实验：分别数直立位和平卧位的 1min 脉搏，如平卧至直立位每分钟脉率加快超过 10 ~ 12 次，或直立变为卧位每分钟脉率减少超过 10 ~ 12 次，提示自主神经兴奋性增高。

（4）发汗试验（碘淀粉法）：少用。

（5）眼心反射及颈动脉窦反射：参见脑神经检查。

（郭秀丽）

第三节 常用辅助检查方法

一、脑脊液检查

脑脊液（CSF）是无色透明液体，存在于脑室和蛛网膜下隙内，主要由侧脑室脉络丛分泌，经室间孔进入第三脑室、中脑导水管、第四脑室，最后经第四脑室的中间孔和两个侧孔，流到脑和脊髓表面的蛛网膜下隙和脑池。大部分 CSF 经脑穹隆面的蛛网膜颗粒吸收至上矢状窦，小部分经脊神经根间隙吸收。

成人 CSF 总量为 110~200mL，平均 130mL，生成速度为 0.35mL/min，每天约生成 500mL。即人体的 CSF 每天可更新 3~4 次。在急性或慢性炎症、脑水肿和脉络丛乳头瘤时，CSF 分泌明显增多，可达到 5 000~6 000mL/d。正常情况下血液中的各种化学成分有选择性地进入 CSF 中，此功能称为血脑屏障（BBB）。在病理情况下，BBB 破坏和其通透性增高可使 CSF 成分发生改变。通常经腰椎穿刺取 CSF 了解病变情况；特殊情况下也可行小脑延髓池穿刺或侧脑室穿刺；诊断性穿刺还可注入显影剂和空气等进行造影，以观察脊髓蛛网膜下隙、脑蛛网膜下隙和脑室系统的结构情况；治疗性穿刺主要是注入药物等。在神经系统疾病诊断、鉴别诊断及治疗中具有重要意义。

（一）腰椎穿刺

1. 适应证 具体如下。

（1）中枢神经系统炎症：①脑膜炎、脑炎、脱髓鞘疾病、脑膜癌、中枢神经系统血管炎及颅内转移瘤的诊断和鉴别诊断。②脑血管疾病：如脑出血、脑栓塞、蛛网膜下隙出血，特别是怀疑蛛网膜下隙出血而头颅 CT 尚不能证实时，以观察 CSF 鉴别病变为出血性或缺血性。③颅耻损伤：经腰穿做脊髓液动力学检查了解颅压，便于对脊髓病变和多发性神经根病变做出诊断及鉴别诊断。④了解蛛网膜下隙有无阻塞。

（2）还用于脊髓造影或气脑造影、腰椎麻醉或鞘内注射药物及减压引流治疗等。

2. 禁忌证 具体如下。

（1）颅内压升高并有明显的视神经盘水肿者。

（2）怀疑后颅窝有占位性病变者（如肿瘤），有脑干症状或已有早期脑疝迹象者，腰椎穿刺易促使或加重脑疝形成，引起呼吸骤停甚至死亡。

（3）穿刺部位有化脓性感染或脊椎结核者，穿刺易将感染带入中枢神经系统。

（4）脊髓压迫症的脊髓功能已处于即将丧失的临界状态者，病情危重、衰竭或处于休克、濒于休克期者，开放性颅脑损伤或有 CSF 漏者。

（5）血液系统疾病出血倾向者、使用肝素等药物导致的出血倾向者，以及血小板 $< 5 \times 10^4$ 个/ mm^3 者。

3. 操作方法 具体如下。

（1）腰椎穿刺除作气脑或脊髓空气造影时采取坐位外，一般均采用侧卧位。

（2）患者侧卧在平坦的硬板床上或检查台上，背部与床板垂直，头向前胸屈曲，两手抱膝，使其紧贴腹部或由助手在术者对面一手挽住患者的头部；另一手挽住两下肢腘窝处并抱紧使脊柱尽量后突以增宽脊柱间隙，便于进针。

（3）确定穿刺点，两髂后上棘的连线与后正中线的交会处为最适宜（约为第 3~4 腰椎棘突间隙，有时还可以在上一或下一腰椎间隙进行）。

（4）用 3% 碘酊或 75% 酒精常规消毒局部皮肤，戴手套、铺消毒洞巾，用 1%~2% 普鲁卡因自皮下到椎间韧带作局部麻醉；待麻醉生效后，用左手固定穿刺点皮肤，右手持穿刺针，于穿刺点刺入皮下，使针体垂直于脊柱或略向头端倾斜，慢慢刺入（进针深度成年人为 4~5cm，儿童为 2~3cm），当针头穿过韧带与硬脑膜时感到阻力突然降低或消失（落空感），转动针尾缓缓抽出针芯，可见 CSF 流出。若无 CSF 流出可缓慢将针退出少许，略加调节深度即可见 CSF 流出。个别患者因压力过低需用针筒轻轻抽吸一下才有 CSF 流出。

（5）穿刺成功后，要求患者双下肢半屈曲，头略伸、全身放松、平静呼吸，抽出针芯，接上测压玻璃管即可看到液面慢慢上升，到一定平面后液面不再上升且随呼吸，脉搏有微小波动，此时玻璃刻度读数即为 CSF 压力数。正常侧卧位 CSF 压力为 0.79 ~ 1.77kPa（80 ~ 180mmH$_2$O）或每分钟为 40 ~ 50 滴。测压后如压力不高可移去测压管慢慢放出并收集 CSF 标本 2 ~ 5mL 分别装入两试管中送检。如需作培养时应用无菌操作法留标本，若要了解蛛网膜下隙有无阻塞，可做动力试验。

（6）术毕将针芯插入，拔出穿刺针。局部用拇指稍加按压防止出血，覆盖消毒纱布并用胶布固定。

（7）术后要求患者去枕平卧 4 ~ 6h 以免引起术后头痛。

4. 注意事项　具体如下。

（1）针头刺入皮下组织后进针要缓慢，以免用力过猛时刺伤马尾神经或血管，以致产生下肢疼痛或使 CSF 混入血液影响结果的判断。如系外伤出血，须待 5 ~ 7d 后才能重复检查（过早 CSF 中仍可有陈旧性血液成分）。

（2）穿刺时如患者出现呼吸、脉搏、面色异常等症状应立即停止手术，并作相应处理。

（3）鞘内给药时，应先放出同量 CSF，然后再注入药物。做气脑检查时先缓慢放液 10mL，并注入滤过空气 10mL，如此反复进行达所需要量时再行摄片。

5. 并发症　最常见为腰穿后低颅压头痛，可持续 2 ~ 8d。头痛以额、枕部为著，可伴有颈部、后背及腰部痛，咳嗽、喷嚏或站立时症状加重，严重者还可伴有恶心、呕吐和耳鸣，平卧位可使头痛减轻，应大量饮水，必要时可静脉输入生理盐水。

（二）常规检查

1. 压力　具体如下。

（1）常规压力测定：通常用测压管进行检查。侧卧位的正常压力为 0.79 ~ 1.77kPa（80 ~ 180mmH$_2$O），坐位为 3.43 ~ 4.41kPa（350 ~ 450mmH$_2$O）。每次放出 CSF 0.5 ~ 1mL，压力降低约 0.98kPa（10mmH$_2$O）。侧卧位 > 1.96kPa（200mmH$_2$O）提示颅内压增高［极度肥胖者压力 > 2.16kPa（220mmH$_2$O）为增高］。CSF 压力测定应包括初压（取 CSF 之前）和终压（取 CSF 之后）。

（2）压颈试验：试验前应先做压腹试验，用手掌深压腹部，CSF 压力迅速上升，解除压迫后，压力迅速下降，说明穿刺针头确实在椎管内。压颈试验可分指压法和压力计法，指压法是用手指压迫颈静脉然后迅速放松，观察其压力的变化。压力计法是将血压计气带轻缚于患者的颈部，测定初压后，可迅速充气至 2.7kPa（20mmHg）、5.3kPa（40mmHg）和 8.0kPa（60mmHg），记录 CSF 压力变化直至压力不再上升为止，然后迅速放气，记录 CSF 压力至不再下降为止。正常情况下，在测定初压后，助手压迫一侧颈静脉约 10 秒钟 GSF 压力即可迅速上升 1 倍左右（0.98 ~ 1.96kPa）。解除压颈后 10 ~ 20s 压力迅速下降至初压水平。如在穿刺部位以上有椎管梗阻，压颈时压力不上升（完全梗阻）或上升、下降缓慢（部分梗阻）称为履颈试验阳性。如压迫一侧颈静脉，CSF 压力不上升，但压迫对侧上升正常，表示压迫试验阴性，常提示该梗阻侧的横窦闭塞。如横窦内血栓形成或脑出血，有颅内压升高或怀疑后颅窝肿瘤者，禁止行压颈试验，也不应再放 CSF，以免发生脑疝。

（3）临床意义：压力高可见于脑水肿、颅内占位性病变、感染、急性脑卒中、静脉窦血栓形成、良性颅内压增高，也可见于心力衰竭、肺功能不全及肝昏迷等。压力低主要见于低颅压、脱水、脊髓蛛网膜下隙梗阻、CSF 漏等。

2. 性状　正常 CSF 是无色透明的液体，如 CSF 为血性或粉红色，可用三管试验法鉴别，用三管连续接取 CSF，前后各管为均匀一致的血色为新鲜出血，可见于蛛网膜下隙出血、脑室及其附近出血、肿瘤出血、外伤等。前后各管的颜色依次变淡可能为穿刺损伤出血；血性 CSF 离心后颜色变为无色，可能为新鲜出血或副损伤；如液体为黄色提示为陈旧性出血 CSF 如云雾状，通常是由于细菌感染引起细胞数增多所致，见于各种化脓性脑膜炎，严重可如米汤样；CSF 放置后有纤维蛋白膜形成，见于结核性脑膜炎，此现象称为蛛网膜样凝固。CSF 呈黄色，离体后不久自动凝固如胶样称为弗洛因综合征；CSF

同时具有黄变症、胶样凝固及蛋白细胞分离现象 3 种特征时称为 Froin - Nome 综合征，是因 CSF 蛋白质过多所致，常见于椎管梗阻、脊髓肿瘤等。

3. 显微镜检查　正常 CSF 白细胞数为 0 ~ 5 个/mm^3，多位单核细胞。白细胞增多见于脑脊髓膜和脑实质的炎性病生，结核性、真菌性及病毒性脑膜炎等以单核细胞增加为上，化脓性脑膜炎则以多核细胞增多为主，中枢神经系寄生虫病以嗜酸细胞为主。涂片检查如发现致病的细菌、真菌及脱落的瘤细胞等，有助于病原的诊断。

4. Pandy 试验　CSF 定性试验方法：利用 CSF 中球蛋白能与饱和苯酚结合形成不溶性蛋白盐的原理，球蛋白含量越高、阳性反应越明显，通常作为蛋白定性的参考试验，正常情况下（Pandy）蛋白定性试验阴性，偶可出现假阳性反应。

（三）生化检查

1. 蛋白质　正常人 CSF 蛋白质含量为 0.15 ~ 0.45g/L（15 ~ 45mg/dl），脑池液为 0.1 ~ 0.25g/L（10 ~ 25mg/dl），脑室液为 0.05 ~ 0.15g/L（5 ~ 15mg/dl）。蛋白质包含白蛋白及球蛋白，蛋白质增高见于中枢神经系统感染、脑肿瘤、脑出血、脊髓压迫症、吉兰 - 巴雷综合征、听神经瘤、糖尿病性神经根神经病、黏液性水肿和全身性感染等。蛋白质降低（< 0.15g/L）见于腰穿或硬膜损伤引起 CSF 丢失，身体极度虚弱和营养不良者。

2. 糖　CSF 糖含量取决于血糖的水平、血脑屏障的渗透性和 CSF 中糖的酵解程度。正常价为 2.5 ~ 4.4mmol/L（50 ~ 75mg/dl），为血糖的 50% ~ 70%。糖增高可见于糖尿病、糖尿病昏迷、脊髓前角灰质炎，癫痫时也有增高。通常 CSF 中糖 < 2.25mmol/L（45mg/dl）为异常。糖明显减少见于化脓性脑膜炎，轻至中度减少见于结核性脑膜炎、真菌性脑膜炎（特别是隐球菌性脑膜炎）、脑膜癌病。

3. 氯化物　CSF 中氯化物的含量取决于血氯浓度、血液酸碱度和 pH；正常 CSF 含氯化物 120 ~ 130mmol/L（700 ~ 750mg/dl），较血氯水平高。细菌性和真菌性脑膜炎均可使氯化物含量减低，尤以结核性脑膜炎最为明显。还可见于全身性疾病引起的电解质紊乱、低氯血症、肾上腺皮质功能不足等。氯化物增高见于病毒性脑炎、脑脊髓炎、高氯血症和尿毒症。

（四）特殊检查

1. 细胞学检查　通常采用玻片离心法。取 1 ~ 2mL 的 CSF，经细胞离心沉淀仪使细胞沉淀在带滤纸孔的玻片上，干燥后以 Wright - Giemsa（瑞 - 姬）染色镜检。该法克服了 CSF 细胞数少和易破坏等困难，可进行细胞分类和发现肿瘤细胞、细菌和真菌等。CNS 化脓性感染可见中性粒细胞增多；病毒性感染可见淋巴细胞增多；结核性脑膜炎呈混合性细胞反应。蛛网膜下隙出血早无菌性炎性反应和红细胞引起的单核吞噬细胞反应，4 ~ 5d 后出现含有含铁血黄素的巨噬细胞，后者在出血后数周甚至数月仍可能查到，可推算出血时间和有无内出血。

2. 蛋白电泳　CSF 蛋白电泳的正常值（滤纸法）：前白蛋白 2% ~ 6%，白蛋白 44% ~ 62%，球蛋白 48%（α_1 球蛋白 4% ~ 8%，α_2 球蛋白 5% ~ 11%，β 球蛋白 8% ~ 13%，γ 球蛋白 7% ~ 18%），电泳带的质和量分析对神经系统疾病的诊断有一定帮助。前白蛋白在神经系统炎症时降低，在脑萎缩及中枢神经变性疾病时升高。白蛋白减少多见于 γ 球蛋白增高，α 球蛋白升高主要见于中枢神经系统感染早期及急性炎症。α_1 与 α_2 球蛋白的比例倒置对严重的动脉硬化有诊断意义，也可见于脑干及颈髓部的胶质瘤。β 球蛋白增高见于肌萎缩侧索硬化和退行性病变，β 球蛋白降低见于脑与脊髓脑膜瘤等；γ 球蛋白增高见于脱髓鞘疾病和中枢神经系统感染、多发性硬化、麻痹性痴呆、白质脑炎等。

3. 免疫球蛋白（Ig）　正常 CSF - Ig 含量极少，来源于血中通过血脑屏障透过和神经本身合成。IgG 为 10 ~ 40mg/L，IgA 为 1 ~ 6mg/L，IgM 含量极微。CSF - IgG 增高见于中枢神经系统炎性反应（细菌、病毒，螺旋体及真菌等感染），对多发性硬化、其他原因所致的脱髓鞘病变和中枢神经系统血管炎等诊断有所帮助；结核性脑膜炎和化脓性脑膜炎时 IgG 和 IgA 均上升，前者更明显，结核性脑膜炎时 IgM 也升高。乙型脑炎急性期 IgG 基本正常，恢复期 IgG、IgA、IgM 均轻度增高。CSF - IgG 指数及中枢神经细胞 24h 合成率的测定（正常值 3 ~ 9mg/24h）以及 CSF 寡克隆 IgG 带（OB）检测，作为中枢神经系统内自身合成的免疫球蛋白标志，在多发性硬化患者中 IgG 合成率增高，是多发性硬化重要的辅助诊断指标。

4. 酶　正常 CSF 中谷草转氨酶（GOT）、谷丙转氨酶（GPT）、乳酸脱氢酶（LDH）和肌酸磷酸激酶（CPK）明显低于血清中含量。谷草转氨酶（GOT）的正常值为 $0 \sim 9U$，乳酸脱氢酶（LDH）含量为 $8 \sim 32U$。在中枢神经系统疾病中，急性颅脑损伤、脑梗死、癫痫大发作、颅内肿瘤等 CSF 酶含量可升高，其活力相应增大。但酶的检查尚缺乏诊断的特异性，有待进一步研究。

二、神经影像学检查

（一）头颅平片和脊柱平片

1. 头颅平片　检查简便安全，患者无痛苦和任何不适。头颅平片包括正位和侧位、颅底、内听道、视神经孔、舌下神经孔及蝶鞍像等。头颅平片主要观察颅骨的厚度、密度及各部位结构，颅底的裂和孔，蝶鞍及颅内钙化斑等。目前很多适应头颅平片的检查已被 CT 和 MRI 等检查手段取代。

2. 脊柱平片　包括前后位、侧位和斜位。可观察脊柱的生理弯曲度，椎体结构有无发育异常，骨质有无破坏，骨折、脱位、变形和骨质增生等，以及椎弓根的形态、椎间孔和椎间隙的改变，椎板和脊突有无破坏或脊柱裂，椎旁有无软组织阴影和钙化等。

（二）脊髓造影和脊髓血管造影

1. 脊髓造影　将造影利碘苯酯或甲泛葡胺经腰穿注入蛛网膜下隙后，改变体位在 X 射线下观察其流动有无受阻，以及受阻的部位和形态，然后在病变部位摄片。脊髓碘水造影后也可行 CT 扫描，有助于诊断。

脊髓造影的适应证为脊髓压迫症，如脊髓肿瘤、椎间盘脱出、椎管狭窄、慢性粘连性蛛网膜炎等。但有炎症、出血者应延迟手术，椎管无阻塞者应慎重。

2. 脊髓血管造影　是将含碘的水溶性造影剂注入脊髓的动脉系统，显示脑血管形态，分布、位置的情况，了解颅内病变的位置、性质称为动脉造影，有助于诊断脊髓血管畸形、动脉瘤、血管闭塞和脊髓动静脉瘘等。

（三）数字减影血管造影

脑血管造影是应用含碘显影剂如泛影葡胺注入颈动脉或椎动脉内，然后在动脉期、毛细血管期和静脉期分别摄片。使其血管系统显影，借以了解血管本身及血管位置改变的情况作为颅内占位性病变的定位。目前脑血管造影已被数字减影血管造影（DSA）所取代，该技术是应用电子计算机程序将组织图像转变成数字信号输入并储存，然后经动脉或静脉注入造影剂，将所获得的第 2 次图像也输入计算机，然后进行减影处理，使充盈造影剂的血管图像保留下来，而骨骼、脑组织等影像均被减影除去，保留下的血管图像经过洱处理后转送到监视器上，得到清晰的血管影像。优点为简便快捷，血管影像清晰，并可作选择性拍片。

脑血管造影的方法通常采用股动脉或肱动脉插管法，可作全脑血管造影，观察脑血管的走行、有无移位、闭塞和血管畸形等。主要适应证是头颈部血管病变，如动脉瘤和血管畸形、闭塞，脑供血不足等，而且是其他检查方法所不能取代的。

（四）电子计算机体层扫描

1. CT 扫描及临床应用　电子计算机体层扫描（CT）是由英国设计成功，首先用于颅脑疾病的诊断，使神经影像学诊断进入了一个崭新的时期。CT 诊断的原理是利用各种组织对 X 射线的不同吸收系数，通过电子计算机处理，可显示不同平面的脑实质、脑室和脑池的形态及位置等图像；对 X 射线吸收高于脑实质则表现为增白的高密度阴影，如钙化和脑出血等；对 X 射线吸收低于脑实质则表现为灰黑色的低密度阴影，如坏死、水肿、囊肿及脓肿等。由于 CT 无创伤、无痛苦，简便迅速、分辨率高、图像清晰、解剖关系清楚、定位准确、敏感性较常规 X 射线检查提高 100 倍以上，可较确切地显示病变，已被广泛地用于各种神经疾病的诊断。

目前常规 CT 主要用于颅内血肿、脑外伤、脑出血、蛛网膜下隙出血、脑梗死、脑肿瘤、脑积水、脑萎缩、脑炎症性疾病及脑寄生虫病（如脑囊虫）等的诊断，还可以用于脊髓和脊柱的检查，了解脊髓和脊柱的病变。有些病变可通过静脉注射造影剂（甲泛葡胺或泛影葡胺）增强组织的密度，提高诊断的阳性率。

造影前应注意下列情况：

（1）造影前必须做碘过敏试验。

（2）造影后 30min 密切观察患者的反应，随时做好抢救。

（3）对有过敏史、肝肾损害、甲状腺病、急性胰腺炎、急性血栓性静脉炎、多发性骨质瘤、恶病质等病应注意。

（4）对高血压、动脉硬化、过敏体质者应慎重。

2. CT 血管造影　CT 血管造影（CTA）指静脉注射含碘造影剂后，利用螺旋 CT 或电子束 CT，在造影剂充盈受检血管的高峰期进行连续薄层体积扫描，然后经计算机对图像进行处理后，重建血管的立体影像。CTA 可清楚显示 Willis 动脉环，以及大脑前、中、后动脉及其主要分支，对闭塞性血管病变可提供重要的诊断依据。

（五）磁共振成像

磁共振成像（MRI）是临床的一项新的影像学检查技术，是诊断颅内和脊髓病变最重要的检查手段。

1. MRI 的基本原理　MRI 是利用人体内 H 质子在主磁场和射频场中被激发产生的共振信号经计算机放大、图像处理和重建后得到 MRI。MRI 检查时，患者被置于磁场中，接受一序列的脉冲后，打乱组织内的质子运动。脉冲停止后，质子的能级和相位恢复到激发前状态，这个过程称为弛豫、弛豫分为纵向弛豫（简称 T_1）和横向弛豫（简称 T_2）。CT 影像的黑白对比度足以人体组织密度对 X 射线的衰减系数为基础，而 MRI 的黑白对比度则来源于体内各种组织 MR 信号的差异。以 T_1 参数成像时，T_1 短的组织（如脂肪）产生强信号呈白色，而 T_1 长的组织（如体液）为低信号呈黑色；反之，T_2 参数成像时，T_1 长的组织（如体液）信号强呈白色，而 T_2 短的组织（脑白质）信号较弱呈灰黑色。空气和骨皮质无论在 T_1 或 T_2 加权图像上均为黑色。T_1 图像可清晰显示解剖细节，T_2 图像有利于显示病变。液体、肿瘤、梗死病灶和炎症在 T_1 加权像上呈低信号，在 T_2 加权像上则为极易识别的高信号：而心腔和大血管由于血流极快，使发出脉冲至接收信号时，被激发的血液已从原部位流走，信号不复存在，因此，心腔及大血管在 T_1 和 T_2 加权图像上均呈黑色，此现象称流空效应。

2. MRI 的优势及临床应用　具体如下。

（1）与 CT 比较，MRI 能提供多方位和多层面的解剖学信息，图像清晰度高，对人体无放射性损害；且不出现颅骨的伪影，可清楚地显示脑干及后颅窝病变。MRI 通过显示冠状、矢状和横轴三位像，可清晰地观察病变的形态、位置、大小及其与周围组织结构的关系；尤其在神经系统更为突出。对脑灰质与脑白质可以产生更明显的对比度，因此常用于诊断脱髓鞘疾病、脑变性疾病和脑白质病变等；通过波谱分析还可提供病变组织的代谢功能及生化方面的信息。

（2）在神经系统疾病的诊断方面，MRI 主要应用于脑血管疾病，脱髓鞘疾病、脑白质病变、脑肿瘤、脑萎缩、颅脑先天发育畸形、颅脑外伤、各种原因所致的颅内感染及脑变性病等；MRI 显示脊髓病变更为优越，对脊髓病变的诊断的诊断具有明显优势，如用于脊髓肿瘤、脊髓空洞症、椎间盘脱出、脊椎转移瘤和脓肿等的诊断。

（3）顺磁性造影剂钆（DTPA）通过改变氢质子的磁性作用，改变其弛豫时间而获得高 MR 信号，产生有效的对比作用，以此增加对肿瘤和炎症诊断的敏感性，为肿瘤的手术和放射治疗范围的确定提供重要信息；DTPA 剂量一般为 0.1mmol/kg，静脉注射后即刻至 1h 内可见明显的增强效果。

（4）必须注意：体内有金属置入物如义齿、脑动脉瘤手术放置银夹以及安装心脏起搏器的患者均不能使用 MRI 检查。对于急性颅脑损伤、颅骨骨折、钙化病灶、出血性病变急性期等 MRI 检查不如 CT。

3. 磁共振成像血管造影　磁共振成像血管造影（MRA）是利用血液中运动质子为内在流动的标记物，使血管与周围组织形成对比，经计算机处理后显示血管形态及血流特征的一种磁共振成像技术。

MRA 优点：不需插管、方便省时、无放射损伤及无创性，可显示成像范围内所有血管，也可显示侧支血管。

MRA 缺点：其分辨率不适宜大范围检查，信号变化复杂，易产生伪影。临床主要用于颅内动脉瘤、脑血管畸形、大血管闭塞性疾病和静脉窦闭塞等。

三、神经电生理检查

（一）脑电图

脑电图（EEG）是脑生物电活动的检查技术，所记录的节律性脑电活动是大脑皮质锥体细胞及其顶树突突触后电位同步综合而成，并且由丘脑中线部位的非特异性核（中央内侧核、中央中核等）起调节起前作用。通过测定自发的有节律的生物电活动以了解脑功能状态。

1. 检测方法　电极安放采用国际 10～20 系统，参考电极通常置于双耳垂；电极可采用单极和双极的连接方法。开颅手术时电极可直接置于暴露的大脑皮质表面，也可将电极插入颞叶内侧的海马及杏仁核等较深部位。进行脑电图检查时，还可以通过一些特殊的手段诱发不明显的异常电活动，最常用的方法如睁闭眼、过度换气、闪光刺激，睡眠诱发等，还有戊四氮或贝美格静脉注射等。

2. 正常脑电图　具体如下。

（1）正常成人脑电图：正常人大脑发放的基本节律为 α 波及 β 波，其波幅、波形及频率两侧均对称，频率恒定不变。在清醒、安静和闭眼放松状态下，脑电的 α 节律为 8～12Hz，波幅 20～100μV，主要分布在枕部和顶部；β 节律为 13～25Hz，波幅为 5～20μV，主要分布在额叶和颞叶；部分正常人在两半球前部可见少量 4～7Hz 的 θ 波；频率 4Hz 以下为 δ 波，清醒状态下几乎没有，但入睡可出现，而且由浅入深逐渐增多、时间延长、两侧对称；8Hz 以下的波均为慢波。

正常成人脑电图可分为以下 4 型：①α 型脑电图：除两半球前部外，脑电活动以。节律为主，频率两侧对称。②β 型脑电图：以 β 波为主，两半球后部有 β 节律，睁眼时变为不明显，闭眼后又恢复出现时为快 α 节律。③低电压脑电图：脑电活动的波幅偏低似乎呈低平的曲线：在睁闭眼后或深呼吸时可出现短程的 α 节律。④不规则脑电图：脑电活动的 α 波频率不规则，调幅不明显，前部可有 θ 波。

（2）儿童脑电图：与成人不同，儿童的脑电图以慢波为主，随着年龄增加，慢波逐渐减少，而 θ 波逐渐增多，但节律仍然很不稳定。14～18 岁时枕部 α 节律的波幅变得低，而调幅更好，额部的 θ 波变低，且有 β 波出现。

（3）睡眠脑电图：根据眼球运动可分为：①非快速眼动相或慢波相：第 1 期困倦期，α 节律消失，被低波幅慢波取代；在顶部可出现短暂的高波幅、双侧对称的负相波称为"V"波。往往不规则地反复出现，但很少超过 2Hz。第 2 期浅睡期，出现睡眠纺锤波（12～14Hz），两半球同步出现，中央区最明显，极相也相同，时程较长。第 3、4 期深睡期，广泛分布的高波幅 75μV 以上；慢波 2Hz 以下。②快速眼动相：出现低电压、去同步、快波型脑电，快速眼球活动、肌电活动减少及混合频率的电活动。

3. 常见的异常脑电图　具体如下。

（1）弥漫性慢波：背景活动为弥漫性慢波，是最常见的异常表现，无特异性。可见于各种原因所致的弥漫性脑病、缺氧性脑病、中枢神经系统变性病及脱髓鞘性脑病等。

（2）局灶性慢波：是局灶性脑实质功能障碍所致。见于局灶性癫痫、脑脓肿，局灶性硬膜下或硬膜外血肿等。

（3）三相波：一般为中至高波幅、频率为 1.3～2.6Hz 的负 - 正 - 负波或正 - 负 - 正波。主要见于肝性脑病和其他中毒代谢性脑病。

（4）癫痫样放电：包括棘波、尖波、棘 - 慢波综合、多棘波、尖 - 慢波综合及多棘 - 慢波综合等。棘波指从开始到结束的时程或波宽为 20～70ms 的一种放电，可单、双或三相，以双相为多，主要为负相。尖波是指时程为 70～200ms 可达 300ms，电位相以双相负相，上升相较陡、下降相较缓慢。50% 以上患者发作间期也可见到有异常的电活动统称癫痫样放电，特点是基本电活动的背景上突然发生的高波幅的电活动或突然发生的易于与基本电活动相区别的高幅放电。放电的不同类型通常提示不同的癫痫综合征，如多棘波和多棘慢波综合通常伴有肌阵挛，见于全身性癫痫和光敏感性癫痫等。高波幅双侧同步对称，每秒 3 次重复出现的棘慢波综合提示失神小发作。

（5）弥漫性、周期性尖波：通常指在弥漫性慢活动的基础上出现周期性尖波，可见于脑缺氧和 Cretzfeldt – Jakob 病。

4. 脑电图的临床应用　脑电图检查对区别脑部器质性或功能性病变、弥漫性或局限性损害，对于癫痫的诊断及病灶定位、脑炎的诊断、中毒性和代谢性等各种原因引起脑病等的诊断均有辅助诊断价值，特别癫痫的诊断意义更大。

5. 脑电地形图（BEAM）　是脑电图输入电子计算机进行处理后，将脑电信号转换成一种能够定位和定量分析，并用不同颜色的图像进行显示的一项较新的检查技术。包括自发和诱发，其优点是能将脑的功能变化与形态定位结合起来，图像直观、形象、定位较准确，但不能反映脑电波形及各种波形出现的方式等，因此不能将脑电图取而代之，两者结合更有意义。BEAM 最主要的临床应用价值在于脑血管病的早期诊断、疗效及预后评价，也可用于癫痫、痴呆、偏头痛、脑肿瘤等。

（二）脑诱发电位

诱发电位（EPs）是中枢神经系统在感受体内外各种特异性刺激所产生的生物电活动，该项检查也是脑的电活动测定技术，用以了解脑的功能状态。

1. 躯体感觉诱发电位（SEPs）　指刺激肢体末端粗大感觉纤维，在躯体感觉上行通路不同部位记录的电位，主要反映周围神经、脊髓后束和有关神经核、脑干、丘脑、丘脑放射及皮层感觉区的功能。

（1）检测方法：表面电极置于周围神经干，刺激部位是正中神经、尺神经、胫后神经或腓总神经等。上肢记录部位是锁骨上 Erb 点，即 N_9 系臂丛感觉神经动作电位，C_7 棘突及头部相应的感觉区；下肢记录部位通常是臀点、胸$_{12}$、颈部棘突及头部相应的感觉区。

（2）波形的命名：极性＋潜伏期（波峰向下为 P，向上为 N）。正中神经刺激对侧顶点记录（头参考）的主要电位是 $P_{14}N_2O$、P_{25} 和 N_{36}；周围电位是 Erb 点（N_9）和 C_7（N_{11}，N_{13}）。胫后神经刺激顶点（Cz）记录的主要电位是 N_{31}、P_{40}、N_{50} 和 P_{50}；周围电位是臀点（N_{16}）和 T_{12}（N_{24}）。异常的判断标准是潜伏期延长和波形消失等。

（3）SEP 各波的起源：N_9 为臂丛电位，N_{11} 可能来源于颈髓后索，N_{13} 可能为颈髓后角突触后电位，N_{14}/P_{14} 可能来自高颈髓或延髓，N_{20} 来自顶叶后中央回（S）等，P_{40} 可能来自同侧头皮中央后回，N_{50} 可能来自顶叶 S_1 后方，P_{60} 可能来自顶叶偏后凸面。

（4）SEP 的临床应用：用于检测周围神经、神经根、脊髓、脑下、丘脑及大脑的功能状态。主要应用于吉兰 – 巴雷综合征（GBS）、颈椎病、腰骶神经根病变、脊髓空洞症、肿瘤、后侧索硬化综合征、多发性硬化（MS）及脑血管病等。还可用于外伤后脊髓损伤程度、范围及预后，脑死亡的判断和脊髓手术的监护等。

2. 视觉诱发电位（VEP）　是视觉冲动经外侧膝状体投射到枕叶距状裂与枕后极头皮记录的枕叶皮层对视觉刺激产生的电活动。

（1）检测方法：通常在光线较暗的条件下进行，检测前应粗测视力并行矫正。临床上最常用黑 C 棋盘格翻转刺激 VEP（PRVEP），其优点是波形简单易于分析、阳性率高和重复性好。记录电极置于枕骨粗隆上（左 01、中 0、右 02），参考电极通常置于前额 Fz。

（2）波形命名及正常值：PRVEP 是一个由 NPN 组成的三相复合波，分别按各自的平均潜伏期命名为 N_{75}、P_{100}、N_{145}。正常情况下 P_{100} 潜伏期最稳定而且波幅高，是很可靠的成分。异常的判断标准是潜伏期延长、波幅降低或消失。

（3）VEP 的临床应用：视通路病变，脱髓鞘病变、肿瘤、视神经炎，特别对 MS 患者可提供早期视神经损害的客观依据。

3. 脑干听觉诱发电位（BAEP）　指经耳机传出的声音刺激外周听觉器经听神经传到通路，脑干、中央核团区在头顶记录的电位。检测时通常不需要患者的合作，婴幼儿和昏迷患者均可进行测定。

（1）检测方法：多采用短声刺激，刺激强度 50～80dB，刺激频率 10～15Hz，持续时间 10～20ms，叠加 1 000～2 000 次。记录电极通常置于 Cz，参考电极置于耳垂或乳突，接地电极置于 FPZ。

（2）波形命名：正常 BAEP 通常由 5 个波组成，依次以罗马数字命名为 Ⅰ、Ⅱ、Ⅲ、Ⅳ和Ⅴ。特别是 Ⅰ、Ⅲ和Ⅴ波更有价值。

（3）BAEP 各波的起源：Ⅰ波起于听神经；Ⅱ波耳蜗核，部分为听神经颅内段；Ⅲ波上橄榄核；Ⅳ波外侧丘系及其核团（脑桥中、上部分）；Ⅴ波中脑、下丘的中央核团区。

BAEP 异常的主要表现为：①各波潜伏期延长；②波间期延长；⑨波形消失；④波幅 Ⅰ／Ⅴ 值 >200%。

（4）BAEP 的临床应用：可客观评价听觉检查不合作者、婴幼儿和歇斯底里患者有无听觉功能障碍；有助于多发性硬化的诊断，特别是发现临床下病灶或脑干隐匿病灶；动态观察脑干血管病时脑干受累的情况，帮助判断疗效和预后；桥小脑角肿瘤手术的术中监护；监测耳毒性药物对听力的影响；脑死亡诊断和意识障碍患者转归的判断等。

4. 运动诱发电位（MEP）　指电流或磁场经颅或椎骨磁刺激人大脑皮层运动细胞、脊髓及周围神经运动通路，在相应的肌肉上记录的复合肌肉动作电位。该技术是 Barker 等建立的，克服了以往电刺激所致剧痛等缺点，近年来被广泛应用于临床。为运动通路中枢传导时间的测定提供了客观依据。上肢磁刺激的部位通常是大脑皮层相应运动区、C_7 棘突和 Erb 点等，记录部位是上肢肌肉；下肢刺激部位为大脑皮层运动区、胸$_{12}$和 L_1 及腘窝等，记录部位多为屈跗短肌和胫前肌等。磁刺激 MEP 的主要检测指标为各段潜伏期和中枢运动传导时间均延长，可见 MEP 波幅降低及波形离散或消失。临床应用于运动通路病变，如多发性硬化、运动神经元病、脑血管病等疾病的诊断。

5. 事件相关电位（ERP）　也称内源性事件相关电位，是人对外界或环境刺激的心理反应，潜伏期在 100ms 以上，因此为长潜伏期电位，目前对其起源和确切的解剖定位尚不完全清楚。ERP 主要研究认知过程中大脑的神经电生理改变，亦即探讨大脑思维的轨迹。ERP 包括 P1、N1 和 P2（外源性成分）及 N2 和 P3（内源性成分）。ERP 中应用最广泛的是 P3（P300）电位。ERP 可通过听觉、视觉、体感刺激，从头皮上记录到一组神经元所发出的电活动，但与 SEP、BAEP 及 VEP 有着本质的不同。要求受试者对刺激进行主动反应，受心理状态的影响明显，主要反应大脑皮层认知功能状况，用于各种大脑疾病引起的认知功能障碍的评价，目前还有学者将 P300 电位用于测谎等研究。

（三）肌电图

狭义肌电图（EMG）指同心圆针电极插入肌肉后，记录的肌肉安静状态下和不同程度收缩状态下的电活动。广义 EMG 指记录肌肉在安静状态、随意收缩及周围神经受刺激时判定神经和肌肉功能状态的各种电生理特性的技术，包括神经传导速度，重复神经电刺激、单纤维肌电图及巨肌电图等。

常规 EMG 检查的适应证：①脊髓前角细胞及其以下病变部位的定位诊断和鉴别诊断；②确定病变性质、损伤程度、范围及再生恢复情况；③选择神经再植、端－端吻合和神经松解术；④了解神经传导速度。

1. EMG 检测步骤及正常所见　具体如下。

（1）肌肉静息状态：包括插入电位和自发电位。插入电位指针电极插入时引起的电活动，正常人变异较大，时程为 1～25ms，持续约 1s 后消失。自发电位指终板噪声和终板电位，后者波幅较高，时程为 0.5～2.0ms，振幅≤100μV 的高频负相电位，通常伴有疼痛，动针后疼痛消失。

（2）肌肉小力自主收缩状态：测定运动单位动作电位的时限、波幅、波形及多相波百分比，不同肌肉有其不同的正常值范围。一般以大于或小于正常值 20% 为异常，时限增宽为神经源性损害，缩短为肌源性损害。波幅大于或小于 40% 为异常，神经源性增高，肌源性降低。

（3）肌肉大力收缩状态：观察募集现象，指肌肉在大力收缩时运动单位的多少及其发放频率的快慢。肌肉在轻收缩时只有阈值较低的Ⅰ型纤维运动单位发放，其频率为 5～15Hz；在大力收缩时，原来已经发放的运动单位频率加快，同时阈值高的Ⅱ型纤维参与发放，肌电图上呈密集的相互重叠的难以分辨基线的许多运动单位电位，即为干扰相。

2. 异常 EMG 所见及其意义　具体如下。

（1）插入电位的改变：插入电位减少或消失见于严重的肌肉萎缩、肌肉纤维化和脂肪组织浸润以及肌纤维兴奋性降低等；插入电位增多或延长见于神经源性和肌源性损害。

（2）异常自发电位：①纤颤电位：是由于失神经支配肌纤维运动终板对血中乙酰肌碱的敏感性升高引起的去极化，或失神经支配的肌纤维静息电位降低所致的自动去极化产生的动作电位；波形多为双相或三相，起始为正相，随之为负相，波幅较低，时限 1 ~ 5ms，波幅一般为 20 ~ 200μV，但不规则，失神经病变愈重，纤颤电位振幅愈小，频率愈大，见于神经源性损害和肌源性损害。②正锐波：其产生机制及临床意义同纤颤电位；但出现较纤颤电位早。波形特点为双相，起始为正相，时限较宽、波幅较低的负向波，形状似 "V" 字形，时限为 10 ~ 100ms。③束颤电位：指一个或部分运动单位支配的肌纤维自发放电，在肌松弛状态下出现的束颤电位有 2 种：a. 单纯束颤电位，呈单、双或三相，时限 2 ~ 10ms，振幅 100 ~ 200μV 见于低钙血症、甲状腺功能亢进等神经肌肉兴奋性增高状态；b. 复合束颤电位，呈多相波，时限 5 ~ 20ms，振幅 100 ~ 500μv，见于神经源性损害。

（3）肌强直放电：肌肉自主收缩或受机械刺激后出现的节律性放电。有较大的棘波和正相波，波幅通常为 10μV ~ 1mV，频率为 25 ~ 100Hz。特点：波幅忽大忽小、频率忽快忽慢。放电过程中波幅和频率反复发生、逐渐衰减，扩音器可传出类似 "飞机俯冲或摩托车减速" 的声音。见于萎缩性肌强直、先天性肌强直，副肌强直及高钾型周期性瘫痪等。

（4）异常运动单位动作电位：①神经源性损害：表现为动作电位时限增宽，波幅增高及多相波百分比增高，见于脊髓前角细胞病变、神经根病变和周围神经病等。②肌源性损害：表现为 MUAPs 时限缩短，波幅降低及多相波百分比增高，见于进行性肌营养不良，炎性肌病和其他原因所致的肌病。

（5）大力收缩募集电位的异常改变：①单纯相和混合相：前者指肌肉大力收缩时，参加发放的运动单位数量明显减少，肌电图上表现为单个独立的电位；后者是运动单位数量部分减少，表现为单个独立的电位和部分难以分辨的电位同时存在，见于神经源性损害。②病理干扰相：肌纤维变性坏死使运动单位变小，在大力收缩时参与的募集运动单位数虽明显增加，表现为低波幅干扰相，又被称为病理干扰相。

3. EMG 测定的临床意义　主要是诊断及鉴别诊断神经源性损害、肌源性损害和神经肌肉接头病变；发现临床下病灶或容易被忽略的病灶，如早期运动神经元病，深部肌肉萎缩、肥胖儿童的肌肉萎缩，以及对病变节段进行定位诊断。

（四）神经传导速度和重复神经电刺激

1. 神经传导速度（NCV）　神经纤维具有高度的兴奋性和传导性，外刺激产生兴奋，神经冲动从一个部位传播到整个神经发生反应，效应器兴奋收缩。NCV 测定是用于评定周围运动神经和感觉神经传导功能的一项诊断技术。通常包括运动神经传导速度（MCV）、感觉神经传导速度（scv）和 F 波的测定。

（1）测定方法：①MCV 测定。电极放置：阴极置于神经远端，阳极置于神经近端，两者相隔 2 ~ 3cm；记录电极置于肌腹，参考电极置于肌腱，地线置于刺激电极和记录电极之间。测定方法及 MCV 的计算超强刺激神经干远端和近端，在该神经支配的肌肉上记录复合肌肉动作电位（CMAPs），测定其不同的潜伏期，用刺激电极远端和记录电极近端之间的距离除以两点间潜伏期差，即为神经的传导速度。计算公式为：神经传导速度（m/s）＝两点间距离（cm）×10/两点间潜伏期差（ms），波幅的测定通常取峰 - 峰值。②SCV 测定。电极放置：刺激电极置于表面或套在手指或脚趾末端，阴极在阳极的近端；记录电极置于神经干的远端（靠近刺激端），参考电极置于神经干的近端（远离刺激部位），地线固定于刺激电极和记录电极之间。测定方法及计算：顺行测定法是将刺激电极置于感觉神经远端，记录电极置于神经干的近端，然后测定其潜伏期和记录感觉神经动作电位（SNAPs）；刺激电极与记录电极之间的距离除以潜伏期为 SCV。③F 波测定。原理：F 波是超强电刺激神经干在 M 波后的一个晚成分，由运动神经回返放电引起，因首先在足部小肌肉上记录而得名，F 波的特点是其波幅不随刺激量变化而改变，重复刺激时 F 波的波形和潜伏期变异较大；电极放置：同 MCV 测定，不同的是阴极放在近端；潜伏期的测定：通常连续测定 10 ~ 20 个 F 波，然后计算其平均值，F 波的出现率为 80% ~ 100%。

（2）异常 NCV 及临床意义：MCV 和 SCV 的主要异常所见是传导速度减慢和波幅降低，前者主要反映髓鞘损害，后者为轴索损害，严重的髓鞘脱失也可继发轴索损害。NCV 的测定主要用于周围神经病的诊断，结合 EMC 可鉴别前角细胞、神经根、周围神经及肌源性疾病等。F 波的异常表现为出现率低、潜伏期延长或传导速度减慢及无反复等；通常提示周围神经近端病变，补充 MCV 的不足。

2. 重复神经电刺激　具体如下。

（1）原理：重复神经电刺激（RNS）指超强重复刺激神经干在相应肌肉记录复合肌肉动作电位，是检测神经肌肉接头功能的重要手段。正常情况下，神经干连续受刺激，CMAPs 的波幅可有轻微的波动，而降低或升高均提示神经肌肉接头病变。RNS 可根据刺激的频率分为低频 RNS（5Hz）和高频 RNS（10 ~ 30Hz）。

（2）方法：①电极放置：刺激电极置于神经干，记录电极置于该神经所支配的肌肉，地线置于两者之间。②测定方法：通常选择面神经支配的眼轮匝肌、腋神经支配的三角肌、尺神经支配的小指展肌及副神经支配的斜方肌等；近端肌肉阳性率高，但不易固定；远端肌肉灵敏压低，但结果稳定，伪差小；高频刺激患者疼痛较明显，通常选用尺神经。③正常值的计算：确定波幅递减是计算第 4 或第 5 波比第 1 波波幅下降的百分比；而波幅递增是计算最高波幅比第 1 波波幅上升的百分比；正常人低频波幅递减在 10% ~ 15%，高频刺激波幅递减在 30% 以下，而波幅递增在 50% 以下。

（3）异常 RNS 及临床意义：低频波幅递减 >15% 和高频刺激波幅递减 >30% 为异常，见于突触后膜病变如重症肌无力；高频刺激波幅递增 > 57% 为可疑异常；>100% 为异常波幅递增，见于 Lambert - Eaton 综合征。

四、经颅超声血流图检查

超声诊断是多普勒超声技术对脑血管疾病的诊断，有颅外段血管的血流速度、方向和状态，进而对颅内血管的血流动力学观察检测。

（一）检测方法和检测指标

1. 检测方法　超声多普勒（TCD）检查部位是颞、枕和眶 3 个窗口。

（1）颞窗位于颧弓上方的眼眶外缘和耳屏之间，经颞窗可检测大脑中动脉、颈内动脉终末端，大脑前动脉、大脑后动脉及前交通动脉。

（2）枕窗可检测椎动脉颅内段、小脑后下动脉和基底动脉。

（3）眶窗可检测眼动脉和颈内动脉虹吸段。TCD 检查中对各个有关血管的识别主要是通过探头的位置、超声束的角度、血流方向的变化、血流速度、信号的音频特点、波形变化及压颈试验等。也可将探头直接置于两侧颈内动脉处描记波形。

2. TCD 检测指标、正常范围和异常所见　具体如下。

（1）血流速度参数：包括收缩期峰流速（Vs），舒张期末峰流速（Vd）和平均流速（Vm）；Vm 代表搏动性血液的供应强度，很少受心率、心肌收缩力、外周阻力和主动脉顺应性等心血管因素的影响，生理意义最大。

（2）动脉参数：包括收缩/舒张比值（SD）、阻力指数（RI）：收缩峰速度 - 舒张期末速度/收缩峰速度（是衡量脑血管舒缩状况指标）、动脉指数（PI）= 收缩峰速度 - 舒张期末速度/平均速度（是评价动脉顺应性和弹性的指标）和动脉传递指数（PTI）。血流速度和 PI 是 TCD 检测中最常用和最有意义的参数。

（3）大脑血管血液速度正常范围：大脑中动脉（MCA）60 ~ 115cm/s，大脑前动脉（ACA）80 ~ 105cm/s，大脑后动脉（PCA）30 ~ 60cm/s，基底动脉（ICA）40 ~ 80cm/s，椎动脉（VA）40 ~ 70cm/s。

（4）异常 TCD 所见：①血流信号消失，表现为脑底动脉发育不全、血管变异和脑血管闭塞等；

②血流速度增高或降低，增高提示脑血管痉挛、动静脉畸形，降低示脑动脉狭窄或闭塞；③两侧血流不对称，左右两侧相应动脉的血流速度不对称，血流方向、频谱形态异常；④PI 增高或降低；⑤杂音；⑥血流方向异常提示病理性改变和侧支循环的存在；⑦频谱异常等。

（二）临床应用

在临床上，TCD 主要用于下列疾病的辅助诊断、监护、评价血管机制和预防保健。

1. 颅内外段脑动脉狭窄或闭塞　主要表现为血流速度增高和频谱形态增宽、湍流、涡流的改变。颈内动脉颅外段闭塞或 50% 以上狭窄的确诊率可达 95% 以上，和血管造影比较，符合率达 96%。

2. 脑血管畸形　有助于深部脑动静脉畸形（AVM）的定位、供养血管和引流静脉的确定。也可用于术中或术后监测，避免损伤供血动脉，判断有无畸形血管的残留。表现为供血动脉血流速度增高，搏动指数降低。

3. 脑动脉瘤　TCD 诊断 <1cm 的动脉瘤比较困难，其检测的意义在于观察和研究动脉瘤破裂出血后脑血管痉挛的发生、发展和转归。表现为低血流速度，周围阻力增加的频波，并出现多峰收缩期频波。

4. 脑血管痉挛及蛛网膜下隙出血　是导致脑血管痉挛最常见的原因。TCD 可代替脑血管造影通过血流速度的变化，动脉参数的变化及血流杂音等检测是否存在脑血管痉挛。TCD 的随访观察对评价蛛网膜下隙出血的预后很有意义。

5. 锁骨下动脉盗血综合征　锁骨下动脉起始部有阻塞时，此方法可观察到对侧椎动脉血流速度增高、同侧椎动脉血流逆转、基底动脉血流降低等，甚至血流方向也逆转，以上发现有助于该综合征的明确诊断。

6. 脑动脉血流中微栓子的监测　可通过多通道 TCD 微栓子检测仪对颅内外及以侧脑底动脉进行连续和同步检测，以确定栓子的数量、性质及来源。

五、放射性同位素检查

（一）单光子发射计算机断层脑显像

单光子发射计算机断层（SPECT）脑显像与正电子发射断层扫描（PET）均为放射性同位素断层显像技术。将常用的 ^{99m}Tc 标记的放射性药物如 ^{99m}Tc – 六甲基丙烯胺肟（^{99m}Tc – HM – PAO）注入血液循环，通过正常的血脑屏障，快速进入脑组织，在脑内的分布与局部脑血流量成正比，因此聚集在血流丰富的脑组织中发射单光子，利用断层扫描和影像重建，获得与 PET 类似的结果。用于 SPECT 检测的放射性示踪剂有碘、铊和锝，最常用的是 ^{99m}Tc – HM – PAO，其优点是放射剂量低、价格便宜及物理性能理想等。

SPECT 临床意义如下：

（1）检查脑血流不足、脑梗死灶和脑代谢情况，弥补了脑动脉造影和 CT 所显示不出的病灶，而 SPECT 能显示病灶。

（2）颅内占位性病变诊断的阳性率为 80% 左右，脑膜瘤及血管丰富的或恶性度高的脑瘤阳性率在 90% 以上。原因主要表现为肿瘤区和周围的水肿区放射性聚集低下。

（3）对急性脑血管病、癫痫、帕金森病、痴呆分型及脑生理功能的研究均有重要的价值。

（二）正电子发射断层扫描

正电子发射断层扫描（PET）是应用于临床的一种无创性的探索人脑生化过程的技术，是局部放射性活性浓度的体层图像。可客观地描绘出人脑生理和病理代谢活动：其原理是用回旋或线型加速器产生正电子发射同位素（^{12}C、^{13}N、^{15}O、^{18}F – 脱氧葡萄糖和 ^{18}F – 多巴），经吸入和静脉注射能顺利通过血脑屏障进入脑组织，具有生物学活性，参与脑的代谢并发出放射线。用体外探测仪可测定脑不同部位示踪剂的浓度，经与 CT 和 MRI 相似的显像技术处理后获得脑切面组织的图像，并可计算出脑血流、氧摄取、葡萄糖利用和 ^{18}F – 多巴的分布情况，也可在彩色图像上显示不同部位示踪剂量的差别。

PET 在神经系统中用于正常人脑部活动的功能检查，也可在疾病中用于脑肿瘤的分级、肿瘤组织与放射性坏死组织的鉴别、癫痫病灶的定位，以及各种痴呆的鉴别及帕金森病与帕金森综合征的鉴别诊断等。在癫痫发作期表现癫痫灶的代谢增加，而在癫痫发作间歇期表现为代谢降低。多巴胺受体及转运蛋白的 PET 研究，对帕金森病的诊断具有较高的敏感性和特异性，即使对于症状较轻的帕金森患者，在黑质－纹状体系统也可有一些异常发现。目前 PET 还用于缺血性脑血管病的病理生理研究及治疗中脑血流，脑代谢的检测以及脑功能的研究，如脑内受体、递质、生化改变及临床药理学研究等。

（三）脊髓腔和脑池显像神

脊髓腔和脑池显像也称 CSF 显像，方法是将某些放射性药物经 CSF 缓稀释后注入蛛网膜下隙，它将沿 CSF 循环路径运，约 1h 进入颈部蛛网膜下隙，3～4h 显示大部分脑池轮廓，最后到达大脑凸面时被蛛网膜颗粒吸收而进入血液循环中。通常在患者注药后 1h、3h、6h、24h 做头部后位、前位和侧位扫描（γ 照相机），必要时加作 48h、72h 显像观察扫描图像中有无缺损或局部不正常的放射性聚集，以了解 CSF 循环有无梗阻等病理性改变。临床主要用于显示交通性脑积水、梗阻性脑积水、CSF 漏、脑穿通畸形、蛛网膜囊肿及脊髓压迫症所致的椎管阻塞等。

（四）局部脑血流量测定

以往采用的颈内动脉注入，^{133}Xe 测定局部脑血流量（rCBF）的方法，近年已被吸入或静脉注入 ^{133}Xe 的方法所取代。注入药物后可用探头测定皮层 rCBF，该检查可在床旁、手术室或 ICU 进行，操作简单。但图像远不如 PET 和 SPECT 清晰，而且不能反映皮层下的血流灌注情况。该检查主要用于高碳酸血症或低血压时阻力血管自主调节能力的测定。

六、脑、神经和肌肉活组织检查

脑、神经和肌肉活组织检查是对神经系统疾病的活组织进行光镜、电镜、生化、组织化学和病毒检查，主要目的是为了明确病因，得出特异性的诊断。也可以通过病理检查的结果进一步解释临床和神经电生理的改变。随着病理诊断技术的不断发展，如组织化学、免疫组化及 DNA 等技术的应用，病理诊断的阳性率不断提高。但活组织检查也有一定的局限性，如受取材的部位和大小的限制，散在病变的病理结果可以是阴性的，但并不能排除诊断。部分病变较轻以至于与正常组织鉴别有困难时，应慎下结论。

（一）脑活组织检查

脑活组织检查远不如肌肉或神经活检应用得广泛。适应证为疑诊为亚急性硬化性全脑炎，遗传代谢性脑病如脂质沉积病、黏多糖沉积病和脑白质营养不良等，Alzheimer 型老年性痴呆，Creutzfeld－Jakob 病、Canavan 病和 Alexander 病，以及经 CT 或 MRI 检查证实的占位性病变，但性质不能肯定者等。

脑活检取材在大脑"静区"（额叶、枕叶）或病变部位。①较浅的、靠近皮层的病变采用颅骨环钻钻孔后切开脑膜，锥形切取脑组织；或小颅钻钻孔，穿刺采取脑标本。②脑深部病变由神经外科开颅手术切取标本或在 CT 下行立体定向穿刺活检。③在 MRI 定向引导下行脑组织穿刺活检。

脑活检标本根据需要进行特殊处理，可制成冰冻切片和石蜡切片等，经过不同的染色技术显示病变；还可从脑活检组织中分离病毒或检测病毒抗原，应用聚合酶链反应（PCR）检测病毒特异性 DNA，是病变早期可靠的诊断方法。但脑活检毕竟是一种创伤性检查，有可能造成严重的后果，因此必须权衡利弊后再做决定，特别是脑功能区更应慎重。

（二）神经活组织检查

神经活组织检查有助于周围神经病的定性诊断和病变程度的判断。主要适应证是各种原因所致的周围神经病，如慢性周围神经炎、糖尿病神经病等，儿童的适应证包括异染性白质营养不良、肾上腺脑白质营养不良和 Krabbe 病等。

神经活检应取走行表浅、易于寻找、后遗症轻微（仅为足背外侧皮肤麻木或感觉丧失）的神经，如腓肠神经，腓浅神经的分支等。

神经活检的临床意义如下：

（1）发现一些特异性改变，是目前其他检查所不能取代的。

（2）帮助诊断血管炎，如结节性多动脉炎，原发性淀粉样变性、麻风性神经炎、多葡聚糖体病、蜡样脂褐质沉积病感觉性神经束膜炎、恶性血管内淋巴瘤及一些遗传代谢性周围神经病。

（3）帮助鉴别以髓鞘脱失为主的周围神经病（如吉兰 - 巴雷综合征）和以轴索损害为主的周围神经病（如糖尿病性周围神经病和酒精中毒性周围神经病）等。

（三）肌肉活组织检查

肌肉活组织检查有助于进一步明确病变的性质，并可鉴别神经源性和肌源性肌萎缩损害。主要适用于多发性肌炎、皮肌炎、包涵体肌炎、进行性肌营养不良、先天性肌病、脊髓性肌萎缩、代谢性肌病、内分泌肌病和癌性肌病等。肌肉活检的最后结论应参考病史，特别是家族遗传史、临床特点、血清肌酶谱的测定和肌电图检查结果。

肌肉活检部位为肱二头肌、三角肌、股四头肌和腓肠肌等。通常选择临床和神经电生理均受累的肌肉，但应避免在肌电图部位附近取材、慢性进行性病变时应选择轻，中度受累的肌肉；而急性病变时应选择受累较重甚至伴有疼痛的肌肉；切忌选择严重萎缩的肌肉。

肌肉活检标本可根据需要进行标本的处理和染色，可制成冰冻切片和石蜡切片等，经过不同的染色技术，组织学、组织化学、生物化学及免疫组化等染色体显示病变。

（四）临床意义

（1）组织学帮助鉴别神经源性损害和肌源性损害，提供肌纤维坏死，再生，肌浆糖原聚集、结缔组织淋巴细胞浸润等。

（2）有助于皮肌炎、多发性肌炎和包涵体肌炎的诊断。

（3）组织化学染色，可测定肌肉中各种酶的含量，有助于糖原沉积病等诊断。

（4）免疫组化染色，可发现 Duchenne 型肌营养不良患者中 Dystrophin 缺乏及线粒体肌脑病中线粒体 DNA 的异常等。

七、基因诊断

基因诊断是用分子生物学和分子遗传学方法检测基因结构及其表达功能，直接或间接判断致病基因的存在，从而对遗传病进行诊断。它标志着遗传病的诊断从表型（蛋白质）水平进入 DNA（基因）水平。

传统的神经系统遗传病的诊断主要依据临床表现、生化和血清学的改变，有些疾病通过生化或酶活性的测定即可确诊。随着分子生物学技术的发展和对基因异质性的认识，发现相同的生化改变或酶的异常可伴有不同的临床表现；而 DNA 分析发现，不同的点突变又可引起相同的生化异常，例如肌肉磷酸化酶基因目前已有 16 个点突变。基因诊断可以弥补临床（表型）诊断的不足，为遗传病的治疗寻求新的出路，并可能对遗传病的分类提供新的方法和依据。目前基因诊断不仅应用于遗传性疾病，而且还广泛应用于感染性疾病（如病毒性脑炎）和肿瘤等。

基因诊断的途径主要包括基因突变的检测、基因连锁分析和 mRNA 检测。基因诊断的基本原理是应用分子生物学和分子遗传学的方法检测基因的结构和表达功能是否异常。较早期应用 DNA 分子杂交的技术原理，建立了 DNA 探针技术，随后发展了 DNA 体外扩增技术（即聚合酶链反应 PCR），使基因诊断的方法学提高到了一个新的阶段。

神经系统遗传病常用的基因诊断方法和技术包括核酸分子杂交技术、PCR 扩增和 DNA 测序等。核酸杂交技术包括 Soudlern 印迹杂交、Noahem 印迹杂交、点杂交、原位杂交及等位基因特异性寡核苷酸探针杂交等。基因诊断是直接以病理基因为对象，属病因学诊断，针对性强，对于神经系统的遗传性疾病，不仅能对有表型出现的疾病做出明确的诊断，而且可用于产前的早期诊断，还可检测出携带者和纯合子等。

（郭秀丽）

第四节　神经内科疾病的诊断原则

一、定位诊断

定位诊断主要是依据神经解剖学知识，以及生理学和病理学知识，对疾病损害的部位做出诊断。由于不同部位的损害有其自身的特点，一般情况下，依据患者的症状、体征及必要的有关辅助检查资料所提供的线索，是能够做出病变的定位诊断的。

（一）神经系统疾病定位诊断的原则

（1）在定位诊断的过程中，首先应明确神经系统病损的水平，即中枢性（脑部或脊髓）还是周围性（周围神经或肌肉），是否为其他系统疾病的并发症等。

（2）要明确病变的分布为局灶性、多灶性、播散性还是系统性。①局灶性是指中枢或周围神经系统某一局限部位的损害，如面神经麻痹、横贯性脊髓炎等；②多灶性是指病变分布于神经系统的2个或2个以上部位，如视神经脊髓炎的视神经和脊髓同时受累，多发性脑梗死的多数梗死灶等，多灶性病变通常具有不对称性；③播散性病变是指脑、脊髓、周围神经或肌肉等两侧对称的结构弥漫性损害，如缺氧性脑病、多发性神经病、周期性瘫痪等；④系统性是指病变选择性地损害某些功能系统或传导束，如运动神经元病。

（3）定位诊断时通常要遵循一元论的原则，尽量用一个局限性的病灶来解释患者的全部临床表现，其次才考虑多灶性或播散性病变的可能。

（4）在定位诊断中要特别重视疾病的首发症状，它常可提示病变的首发部位和主要部位，有时也可提示病变可能的性质。定位诊断还应注意以下的问题：①临床上有些定位体征并一定指示有相应的病灶存在，如颅内压增高时可出现一侧或两侧的外展神经麻痹，这可能是一个假性定位症状，并不具有定位意义。②亚临床病灶并无定位体征，需通过一些辅助检查，如CT、MRI、诱发电位等来发现。③在病程之初，某些体征往往不能代表真正的病灶所在，如脊髓颈段压迫性病变可先出现胸段脊髓受损的症状和体征，感觉障碍平面可能还没有达到病灶的水平。④某些体征可能是先天性异常或既往病变遗留下来的，与本次疾病并无关联。

因此，对收集到的临床资料，必须认真地进行综合分析，加以去粗取精、去伪存真，明确疾病的定位诊断。

（二）不同部位神经病损的临床特点

1. 肌肉病变　肌肉病变可出现在肌肉或神经肌肉接头处。常见的症状和体征有：肌无力、肌萎缩、肌痛、假性肥大、肌强直等。腱反射改变可不明显，常无感觉障碍，往往近端重于远端，如为重症肌无力，还可有疲劳试验阳性。

2. 周围神经病变　周围神经多为混合神经，受损后常出现相应支配区的感觉、运动和自主神经障碍，表现为各种感觉减退、消失，下运动神经元瘫痪，腱反射减弱或消失，肌肉萎缩。由于不同部位的周围神经所含的3种神经纤维的比例不等、受损部位及严重程度不同，出现的症状和体征亦不尽相同，有的以运动症状为主，有的以感觉症状为主。多发性神经病则出现四肢远端对称性的感觉、运动和自主神经功能障碍，但运动重感觉轻。

3. 脊髓病变　一侧脊髓损害，可出现Brown-Sequard综合征；横贯性脊髓损害可出现受损平面以下运动、感觉及自主神经功能障碍，表现为完全或不完全性截瘫或四肢瘫、传导束型感觉障碍和大小便功能障碍。脊髓的选择性损害可仅有锥体束或（和）前角受损的症状和体征，如肌萎缩侧束硬化或原发性侧束硬化；亚急性联合变性常选择性损害脊髓的锥体束和后索；脊髓空洞症因后角或前连合受损可出现一侧或双侧节段性痛、温觉障碍；根据感觉障碍的最高平面、运动障碍、深浅反射改变和自主神经功能障碍可以大致确定脊髓损害平面。脊髓受损后出现的症状、体征和演进过程与病变的部位、性质及发病缓急等因素有关。

4. 脑干病变 一侧脑干损害，常出现病变侧的脑神经受损症状，表现为脑神经支配区的肌肉无力或（和）感觉障碍，病变对侧肢体瘫痪或感觉障碍（交叉性运动 – 感觉障碍）。双侧脑干损害，则表现为两侧脑神经、锥体束和感觉传导束受损的症状。

5. 小脑病变 小脑损害常有共济失调、眼球震颤、构音障碍和肌张力减低等。小脑蚓部病变主要引起躯干的共济失调，小脑半球病变引起同侧肢体的共济失调；急性小脑病变（血管性及炎性病变）较慢性病变（变性病及肿瘤）的临床症状明显，因后者可发挥代偿机制。

6. 大脑半球病变 大脑半球的刺激性病损可出现痫性发作，破坏性病损易出现缺损性神经症状和体征。一侧病变可出现病灶对侧偏瘫（中枢性面、舌瘫及肢体瘫）及偏身感觉障碍等，额叶病变可出现强握反射、运动性失语、失写、精神症状和癫痫发作等症状；顶叶病变可出现中枢性感觉障碍、失读、失用等；颞叶病变可出现象限性盲、感觉性失语和钩回发作等；枕叶病变可出现视野缺损、皮层盲及有视觉先兆的癫痫发作等。大脑半球弥散性损害常表现为意识障碍、精神症状、肢体瘫痪和感觉障碍等。

7. 大脑半球深部基底节损害 主要表现为肌张力改变（增高或减低）、运动异常（增多或减少）和震颤等。旧纹状体（苍白球）病变可引起肌张力增高、运动减少和静止性震颤等；新纹状体（壳核、尾状核）病变可导致肌张力减低、运动增多综合征，如舞蹈、手足徐动和扭转痉挛等。

二、定性诊断

定性诊断是结合起病方式、疾病进展演变过程、个人史、家族史及临床检查资料，经过综合分析，筛选出可能的病因，即病因诊断或定性诊断，目的是确定疾病的病因和性质。由于不同类型的疾病有其各自不同的演变规律，依据患者主要症状的发展变化，结合神经系统检查和辅助检查结果，通常是能够对疾病的性质做出正确判断的。

（一）神经系统疾病的病因学分类

神经系统疾病从病因学上可分为以下几类：

1. 感染性疾病 多呈急性或亚急性起病，常于发病后数日至数周内发展到高峰，少数病例可呈暴发性起病，数小时至数十小时内发展到高峰。常有畏寒、发热、外周血白细胞增加或血沉增快等全身感染的症状和体征。神经系统症状较弥散，可同时出现脑、脑膜或脊髓损害，表现为头痛、呕吐、精神症状和颈项强直等。血液和脑脊液检查，可找到病原学证据如病毒、细菌、寄生虫和螺旋体等。Prion 病起病缓慢、隐性，有海绵样脑病的病理改变。

2. 外伤 多有明确的外伤史，神经系统症状和体征的出现与外伤有密切关系，X 线、CT、MBI 检查可发现颅骨骨折、脊柱损伤或内脏损伤的证据。部分老年人和酗酒者可无明确的外伤史或外伤轻微，较长时间才出现神经症状，例如外伤性癫痫、慢性硬膜下血肿等，在这种情况下很容易误诊。

3. 血管性疾病 脑和脊髓血管性疾病起病急剧，发病后数分钟至数天内神经缺损症状达到高峰。老年人多见，常有头痛、呕吐、意识障碍、肢体瘫痪和失语等症状和体征，多有高血压、糖尿病、心脏病、动脉炎、高脂血症和吸烟等卒中危险因素。颅内动脉瘤和动 – 静脉畸形患者多较年轻，未破裂前可无任何神经系统症状和体征，CT/MRI 或 DSA 有助于确定诊断。

4. 肿瘤 大多起病缓慢，早期可无明显症状体征，病情逐渐加重后出现有头痛、呕吐、视盘水肿等颅内压增高等症状和体征，如癫痫发作、肢体麻木和瘫痪（单瘫、偏瘫或截瘫）。脑脊液检查可有蛋白含量增加，脑脊液细胞学检查可发现肿瘤细胞，及时进行颅脑 CT 及 MRI 检查可明确诊断。肿瘤卒中起病者临床易误诊为脑卒中。

5. 遗传性疾病 多在儿童和青春期起病，部分病例可在成年期起病，常呈缓慢进行性发展。可有家族遗传史，常染色体显性遗传病较易诊断，隐性遗传病或散发病例不易诊断，未发病的携带者或症状轻微者更不易发现，基因分析有助于诊断。

6. 营养和代谢障碍　常有引起营养及代谢障碍的原因，如胃肠切除术后，长期经静脉补充营养、饥饿、偏食、呕吐、腹泻和酗酒等，或者患有糖、脂肪、蛋白质、氨基酸和重金属代谢障碍性疾病。通常发病缓慢，病程较长，除神经系统损害外，常有其他脏器如肝、脾、视网膜、血液和皮肤等受损的证据。

7. 中毒及与环境有关的疾病　患者常有药物滥用或长期大量服用苯妥英钠、减肥药物史，有杀虫剂、灭鼠药、重金属（砷、铅、汞、铊等）接触史，以及癌症放疗和/或化疗、一氧化碳中毒、毒虫叮咬、甲醇摄入、进食蕈类和海产品（贝类、毒鱼）史等。神经症状可表现为急性或慢性脑病、周围神经病、帕金森综合征、共济失调或维生素 B_{12} 缺乏性脊髓病等。急性中毒起病急或急骤，慢性中毒起病均较缓慢隐袭。神经系统功能缺失症状及病理改变均与药物或毒物的不良反应符合，多有全身其他脏器受损的证据。环境和体内的毒物或药物分析有助诊断。

8. 脱髓鞘性疾病　常呈急性或亚急性起病，病灶分布较弥散、对称，病程中多表现有缓解与复发的倾向。部分病例慢性起病，进行性加重。常见病为多发性硬化、急性播散性脑脊髓炎。

9. 神经变性病　也是神经系统的常见疾病，起病及进展缓慢，常主要侵犯某一系统，如肌萎缩侧索硬化主要累及上、下运动神经元，老年痴呆症、Pick 病主要侵犯大脑皮层，Lewy 体痴呆主要累及 lewy 体，帕金森病主要损伤锥体外系等。

10. 产伤与发育异常　围产期损伤临床常见颅内出血、缺血及缺氧性脑病等。轻症病例可无任何症状；中－重度病例常于出生后即表现嗜睡、激惹、呼吸困难、心律失常、抽搐、姿势异常、角弓反张、瞳孔固定和无反应状态等。如果缺血、缺氧性损害发生于出生前数周或数月，出生时或出生后不久即出现慢性脑病的表现。许多发育异常或先天性神经疾病是引起脑瘫、智力发育迟滞的重要原因；先天性神经肌肉疾病，如婴儿型脊肌萎缩症、先天性强直性肌营养不良症、先天性或代谢性肌病和脑病等可出现松软婴儿综合征。

11. 系统性疾病伴发的神经损害　许多内分泌疾病，如甲状腺功能亢进或低下，甲状旁腺功能低下和糖尿病等；以及血液系统疾病、心血管系统疾病、肝脏和肾脏疾病、结缔组织疾病、呼吸系统疾病和恶性肿瘤等；某些疾病的外科治疗，如心、肺外科，脏器移植外科等都可并发神经系统损害。可呈急性、亚急性或慢性起病，神经系统症状分布广泛，演变过程与系统疾病有密切关系。可同时有脑、脊髓、周围神经、肌肉、关节和皮肤损害，出现不同的症状组合。

（二）定性诊断应注意的问题

（1）要重视疾病的起病方式：是急骤、急性起病，还是亚急性、慢性或隐匿性起病。脑血管疾病起病急或急骤，变性病和遗传病呈隐匿性或慢性起病。

（2）要高度重视疾病的演进过程：是进行性加重、逐渐好转、还是缓解－复发、周期性发病。如周期性瘫痪、癫痫常周期性发病，肿瘤性疾病进行性加重，多发性硬化的特点是缓解－复发。

（3）要全面、客观地总结患者的临床特点，为证实临床初步诊断的正确性，排除其他疾病，还可选择某些必要的辅助检查。

（4）要注意询问可能与该病有关的基础疾病（如高血压、糖尿病、高脂血症等）、既往病史，发病的诱因、家族史、不良嗜好有时对疾病的定性诊断有重要的意义。

（5）如疾病暂时无法确诊，应按诊断可能性的大小进行排列，并进行动态追踪或门诊随诊，观察疾病的进展和变化，必要时对原有诊断进行修正。神经疾病的诊断是一个疾病认识的过程，在疾病的诊断和治疗的全过程中，要充分地重视并取得患者良好的配合，必须认真对待每一个患者，全面、认真、客观地分析各种临床及检查资料，始终遵循严谨、科学的原则，耐心细致的作风。

（郭秀丽）

第二章

神经系统疾病的治疗新技术和新方法

第一节 颈内动脉内膜剥脱术

颈内动脉内膜剥脱术（carotid endarterectomy，CEA）是通过外科手段在直观下将堵塞在颈动脉内的粥样硬化斑块去除，预防由于狭窄或斑块脱落引起脑卒中的一种方法。

1954 年进行第一次的颈动脉内膜剥脱术（CEA），在随后的几十年里，大量的 CEA 手术得以开展，到 1985 年，手术的数量已经达到 10 万余例。但是，没有大规模的临床试验验证 CEA 是否优于内科非手术治疗。北美症状性颈内动脉狭窄内膜剥脱研究（North American Symptomatic Endarterectomy Trial，NASCET）和欧洲颈动脉外科研究（The European Carotid Surgery Trial，ECST）先后在 20 世纪进行了 CEA 与内科（主要使用阿司匹林）非手术治疗的疗效对比，两研究均证明对于狭窄程度在 70% ~ 99% 的症状性颈内动脉狭窄的患者，CEA 组严重卒中的危险和所有卒中的危险均明显下降，CEA 明显优于内科非手术治疗。无症状性颈动脉粥样硬化研究（Asymptomatic Carotid Atherosclerosis Study，ACAS）入选 1 662 例颈动脉狭窄 >60% 的无症状患者，进行手术和药物治疗的对比，在平均随访 2.7 年后，同侧卒中、围术期卒中或死亡的风险在外科手术组患者为 5.1%，药物治疗组患者为 11.0%，提示对于无症状狭窄的患者 CEA 治疗可以使之获益。欧美的研究结论推动了 CEA 在治疗此类疾病中的应用，一度曾经为治疗此类疾病的标准术式。

随着颈内动脉支架手术（CAS）在颈内动脉狭窄患者治疗中的开展，特别是发明保护装置之后，使得 CAS 的安全性得以明显改善，CEA 的地位受到了挑战，对于 CAS 与 CEA 孰优孰劣的争论已经进行了十余年，为证明两者的优劣，国际上也进行了大量研究。CREST 研究国际多中心随机对照研究，比较了 CEA 与 CAS 的安全性与疗效，结果提示症状性患者主要终点事件（30d 死亡、卒中、心肌梗死及 4 年的同侧卒中）发病率两种治疗方法没有区别，并且提示 CEA、CAS 分别更适合年龄 >70 岁和 <70 岁的患者；SAPPHIRE 研究提示对于 CEA 高危患者 CAS 在有保护装置协助下其围术期的死亡、卒中、心肌梗死的总发病率低于 CEA 组（分别为 4.4% 和 9.9%），主要终点事件（死亡、卒中、心肌梗死等）发生率明显低于 CEA（分别为 12.0% 和 20.1%）。

近些年由于药物治疗飞速发展，治疗更加的规范，有学者认为其疗效较 CEA 并不差，目前缺乏对 CEA 与最好的内科非手术治疗的比较。

1. 手术适应证

（1）在过去的 6 个月内症状性同侧严重颈动脉狭窄（70% ~ 99%）的患者。

（2）在过去 6 个月内症状性同侧中度颈动脉狭窄（50% ~ 69%）的患者，要根据患者的具体情况（年龄、性别、肥胖、伴发疾病）决定是否手术。

（3）无症状的颈动脉狭窄患者（脑血管造影 >60%，多普勒超声造影 >70%）。

2. 手术禁忌证

（1）难控制的高血压：血压高于 24/15kPa（180/110mmHg）时不宜手术。

（2）6 个月以内心肌梗死、心绞痛、充血性心力衰竭。

（3）慢性肾衰竭、严重肺功能不全、肝功能不全。

（4）特别肥胖、颈强直者。

（5）责任血管侧大面积脑梗死，对侧肢体严重残疾。

（6）恶性肿瘤晚期。

（7）对侧 ICA 闭塞。

3. CEA 手术并发症　主要有以下几种。

（1）局部神经损伤：不常见，且多为持续数周至数月的可逆性短暂神经功能缺失，常见受损的神经有喉返神经、面神经、舌咽神经、迷走神经等。精细的外科技术以及丰富的解剖学知识，应用锐性剥离及常规使用双极电凝，将有助于预防大多数脑神经损伤的发生。

（2）高灌注综合征：一般出现在有严重狭窄和长期低灌注的患者，该类患者狭窄的颈内动脉自主调节功能减退，不能根据血压的波动而调节血管的收缩与舒张。表现为头痛、昏睡、癫痫、脑水肿、脑出血等。严格控制血压是最直接有效的方法。

（3）脑梗死或 TIA：表现为突发的中枢神经受损症状和体征，多为是栓塞，原因有术中斑块脱落及术后动脉闭塞。

（4）伤口局部血肿：是常见的并发症，因伤口血肿一般相对较小，几乎很少引起不适，大的血肿、明显的局部压迫症状或有扩散倾向的需要紧急处理。

（5）高血压：很重要的并发症，能够增加术后并发症的危险，如颈部血肿和高灌注综合征，可能由于手术影响了颈动脉窦压力感受器的敏感性。因此，除术前要积极控制高血压外，在分离颈总动脉时应仔细，避免损伤迷走神经和颈动脉窦压力感受器。

（6）低血压：通常都能在 24～48h 恢复。补液或输注升压药物效果较好，严重低血压者应排除心肌梗死的可能性。

（7）狭窄复发：颈动脉内膜剥脱术后可以再次出现有症状或无症状性狭窄，复发的原因可分为局部或全身性因素，而重要的局部决定性因素之一则是颈动脉内膜剥脱部位的残余病灶。因此，手术时应尽可能地将病变斑块剥除干净。

CEA 作为治疗颈内动脉开口部位狭窄最重要的外科治疗方法，已经被证明确实有效，但是由于存在手术风险，由 AHA 公布了 CEA 的质量标准：手术医生须年手术 25 台以上，围术期卒中发生率和病死率须控制在：症状性狭窄患者 <6%、无症状性狭窄患者 <3%。目前尚缺乏 CEA 与最好内科治疗的疗效观察对比。

（王广强）

第二节　缺血性脑血管病的血管内治疗

脑供血动脉的狭窄近些年在缺血性脑血管病的重要位置日益受到重视，动脉的狭窄主要通过降低了脑灌注和脑供血量，栓塞、狭窄远端血栓清除能力的下降导致缺血性事件的发生，因此清除狭窄，改善不稳定的狭窄处的斑块，能够提高脑供血和灌注，减少栓塞事件的发生，从而起到预防缺血性脑血管病的发生。对于颈内动脉开口部位的狭窄，可以采用颈内动脉内膜剥脱术（CEA）进行治疗，而其他部位的狭窄到目前为止外科内膜剥脱术尚无法进行有效的干预。近些年来，已经被证明行之有效的治疗心血管病的方法开始在缺血性脑血管病中得到广泛尝试，主要包括血管成形术和动脉溶栓/取栓术。血管内治疗对设备的要求更高，且非有经验的团队不能为之。

（一）脑供血动脉的血管成形术

1979 年，球囊血管成形术首次应用于颈动脉狭窄的治疗。1989 年，首个球囊扩张支架在颈动脉中成功应用。脑供血动脉的血管成形术是通过机械（球囊扩张、球囊扩张联合支架置入等）的方法改善影响供血动脉的病变（动脉狭窄、动脉夹层、动脉闭塞等），目前主要采用的方法是球囊扩张联合支架置入术。

1. 血管成形术适应证　症状性颈内动脉狭窄（>70%），不适合进行 CEA 治疗（主要是外科治疗的高危人群）；症状性颅内动脉狭窄（＞70%）及症状性颅外椎动脉狭窄。

2. 血管成形术禁忌证　合并颅内外肿瘤或 AVM、目标血管侧大脑半球功能严重受损、4 周内发生过卒中、无合适的血管入路、患者或患者家属不配合。

3. 血管成形术的并发症及危险　死亡、心肌梗死、动脉损伤、短暂性脑缺血发作、脑梗死、脑出血和高灌注综合征等。

脑供血动脉的血管成形术近些年来随着器械的发展，其发展迅速，越来越显示了其优越性，对颈内动脉狭窄的甚至可以与 CEA 相媲美，但是其受手术者的综合医学水平和操作技巧的影响很大，所以在对脑供血动脉的血管成形术的术者进行严格有效的培训是很重要的。关于 CEA 与 CAS 的优劣争论可能会持续很长的时间，但是治疗的微创化是医学的发展方向，笔者相信随着 CAS 培训的系统化，术式的规范化，有可能会取代 CEA。大规模的临床试验多在与 CEA 进行比较，但是尚缺乏其与最好的内科治疗相比较的大规模临床试验证据。

（二）动脉内溶栓、动脉内器械取栓术/碎栓术

静脉 t-PA 溶栓是急性缺血性卒中的有效治疗方法，但其存在明显局限性，主要包括溶栓时间窗短（4.5h）、再通率低、用药量大等。鉴于以上缺点，一些研究人员开始关注动脉内溶栓药物的应用，包括尿激酶（UK）、t-PA 和 pro-UK 等。动脉溶栓开始于 1983 年，是近年研究的热点。目前多采用超选择性血管内溶栓，造影确定闭塞部位后，经微导管接在血栓内注药，使得血栓局部较高的药物浓度，提高血管再通率，溶栓过程中反复血管造影，可即时监测血管再通和再通后有无狭窄等。关于动脉内溶栓的典范是 PROACT I 和 PROACT II 研究，两者比较了动脉内 pro-UK ＋静脉内肝素与动脉内安慰剂＋静脉内肝素的效果。与静脉溶栓相比，动脉溶栓有较高的血管再通率，且症状性 ICH 的比例与 NINDS t-PA 研究相似。还有一些关于动脉溶栓的研究结果提示，发病后 3~4h 开始治疗可获得较高的血管再通率及较好的预后。

动脉内器械碎栓/取栓术比血管内药物溶栓治疗更具优势。它操作更快，只需数分钟就能实现血管再通，而动脉溶栓治疗则需要时间较长。器械溶栓颅内和全身出血的发生率也更低，再通率更高，对于大血管采用机械方法更有效。取栓/碎栓术不仅能够直接取出血栓，而且还通过破碎血栓或通过血栓，增加溶栓药物与血栓的接触，从而增强纤溶药物的药理作用。血管内器械干预治疗可分为血管内器械取栓、器械碎栓及两者联合三方面，这方面器械有 Microsnare、Neuronet、Penumbra、Merci Retriever、AngioJet 等。脑缺血多种机械取栓研究（MERCI）为国际性、多中心、前瞻临床研究。该研究的对象是发病 8h 以内、存在大血管闭塞的急性卒中患者，且为不适宜接受静脉 rt-PA 溶栓或静脉溶栓治疗未成功的患者。研究结果提示静脉 rt-PA 溶栓后进行机械取栓和仅采用机械取栓是同样安全的，对于不适宜静脉 rt-PA 溶栓治疗以及静脉溶栓失败的急性缺血性卒中患者，采用第一代和第二代 MERCI 装置进行机械取栓，对于病变血管的开通是有效的。

1. 动脉内溶栓和动脉内器械取栓术/碎栓术的适应证　发病 8h 内由大脑中动脉闭塞导致的严重脑卒中不适宜静脉溶栓的患者；发病 24h 内后循环闭塞导致严重脑卒中的且不适合静脉溶栓的患者；没有使用溶栓药和动脉内治疗的禁忌证。

2. 动脉内溶栓和动脉内器械取栓术/碎栓术的禁忌证　超过时间窗的严重卒中患者；NIHSS 评分 ＞30 分，＜4 分；6 周内有卒中发作史、卒中发生时有癫痫发作、临床提示蛛网膜下隙出血；颅内出血史或颅内肿瘤、难治性高血压、30 d 内曾行外科手术或创伤、90d 内曾有头部外伤、14d 内有出血或活动性出血、口服抗凝 INR ＞1.5。

3. 动脉内溶栓和动脉内器械取栓术/碎栓术的并发症同血管成形术　动脉内溶栓和动脉内器械取栓术/碎栓术仍存在局限性，其中最主要的局限性在于自发病至开始治疗的时间差及治疗开始至出现血管再通的时间延误。如，在 PROACT II 研究中，自发病至开始治疗的时间差中位数 ＞5h；该技术对术者和其合作团队及仪器的要求更高，需要熟练的介入操作和丰富的脑血管病相关知识。另外，有些研究表明，血管再通并不意味着良好的临床结局，血管再通还不能替代临床终点作为疗效评价的指标。

（王广强）

第三节 功能神经外科在神经内科的应用

采用手术的方法修正神经系统功能异常的医学分支是为功能神经外科学（Functional Neurosurgery），早期亦称生理神经外科学、应用神经生理学。功能神经外科是运用各种手术或技术对中枢神经系统的某些结构进行刺激、破坏或重建，实现新的各系统平衡，达到缓解症状、恢复神经功能的目的，改善中枢神经系统的功能失调。

最早开展功能性神经外科工作是 Horsley，但真正将功能神经外科工作用于临床是 1947 年 Spiegel 和 Wycis。20 世纪 60 年代中期开始，随着各种定向仪的研制成功，较以前更加准确，疗效明显提高。

1. 功能神经外科的适应证　药物治疗效果差的帕金森病、难治性癫痫、微血管减压术能够治疗的疾病（三叉神经痛、面肌痉挛、舌咽神经体痛）、癌性疼痛及顽固性疼痛、小儿脑瘫等。

2. 功能神经外科的禁忌证　尽管，功能神经外科手术在帕金森病、癫痫和疼痛等功能性脑病的治疗上获得了巨大的成功，但尚有部分功能性脑病不能采用功能神经外科手术，如：

（1）患者不满 18 岁或超过 65 岁。

（2）合并有其他急慢性疾病，如酗酒、镇静药及违法药物的滥用。

（3）合并偏执型或边缘型、反社会型、表演型的个性异常是相对的手术禁忌证，逃避或强迫症型个性异常不是禁忌证，随焦虑症的治疗成功该组症状可以消除。

（4）合并有中枢神经系统病变，如脑萎缩、痴呆或肿瘤。

3. 功能神经外科的检测方法　包括以下几种。

（1）电生理技术的临床应用：神经电生理技术（肌电图、诱发电位及细胞内、外放电记录技术等）使手术的靶点更为精确，而且还应用于手术患者的选择和术后疗效的预测和评估，广泛应用于运动障碍病、癫痫、疼痛等疾病的手术靶点的选择和确认。应用微电极技术有助于靶点的最终确认。

（2）实时磁共振成像（interventional MR imaging，iMRI）技术：利用开放式磁共振仪进行磁共振成像（MRI）影像实时引导手术，使得操作台上即可以清晰地看到所要定位的手术靶点，三维重建技术为手术提供了良好的角度和方向，提高了手术的疗效。但是 iMRI 设备和检查费较昂贵，限制了它的普及和应用；对患者体动敏感，易产生伪影，不适于对急诊和危重患者进行检查。

（3）功能性磁成像（functional MR imaging，fMRI）技术：可以一次成像同时获得解剖与功能影像，被广泛地用于人脑正常生理功能、脑肿瘤和癫痫的术前评价，协助制订手术方案并最大程度保留神经功能。但其扫描时间长，空间分辨力不够理想；对体内有磁金属或起搏器的特殊患者不能使用。

（4）正电子发射扫描技术（PET）：PET 扫描技术通过扫描颅内各分区的代谢情况，来判定病变的范围和程度。目前已在癫痫的手术中广泛应用。但是其体层面有限，造价高，正电子核素大都由加速器产生，半衰期短，制作和标记条件要求高。

4. 功能神经外科植入材料　常用的有以下几种。

（1）脑深部电刺激电极：利用脑立体定向手术在脑内某一个特殊的位置植入电极，通过高频电刺激，抑制异常电活动的神经元，从而起到治病的作用，称为深部脑刺激技术（deep brain stimulation，DBS）。由于不破坏脑组织，为患者保留了今后接受其他新的治疗的机会。目前已经广泛应用于帕金森病、原发性震颤、癫痫、肌张力障碍等疾病的治疗。

（2）迷走神经刺激器（VNS）：VNS 类似于 DBS，主要用于各种类型的癫痫患者，控制癫痫发作，有效率在 60%~80%，刺激电极安装在颈部迷走神经上，延伸导线连接安装在胸前锁骨下的刺激器，刺激参数通过体外程控仪控制，可根据术后的病情调节刺激参数，满意控制癫痫。其特点为手术损伤小。

（3）微电脑泵（synchromed pump）：根据症状和病种差异，选择植入的部位和药物。可以在体外程控状态下，根据病情的需要，调节注射药物的速度。

（4）脊髓和周围神经电刺激装置：类似于 DBS，主要用于顽固性疼痛的治疗。避免了长期口服镇痛药的不良反应，难度不高，易开展。

（王广强）

第四节　立体定向技术

（一）立体定向技术的发展

立体定向技术是利用空间一点的立体定向原理，通过影像学定位和测算，确定脑内某一解剖结构或病变部位，即靶点在颅腔内的坐标；再采用立体定向仪，将立体定向治疗专用的特殊器械与装置，如微电极、穿刺针、射频针等置入脑内特定靶点，制造毁损灶、消除病变等，以达到进行生理研究、诊断或治疗脑部疾病的目的。其主要特点是定位精确、创伤性小。立体定向术是常用来治疗功能性疾病，如运动障碍性疾病、癫痫、顽固性疼痛、难治性精神病、顽固性三叉神经痛等。由于立体定向技术多是采用毁损靶点病灶，达到治疗的目的，因此一般是药物及针灸、射频等治疗无效的情况下才采用。

立体定向技术的完善需要建立与之配套的立体定向计划系统，实际上是一种先进的神经影像融合计划系统，通常以 CT 或 MRI 作为基础图像，并结合脑电图、脑磁图、解剖图谱、神经导航、神经示踪等图像，经过影像学上的融合处理后，设计出不同的治疗路径、对即时的视图反馈信息进行研究、提供脑内靶点体积和结构的治疗前演示，评估不同的治疗入路，利于医生选择最佳路径，提高临床效果。

脑立体定向技术由 Horsley 与 Clarke 创始，当时是为了研究脑的解剖生理。其机制是将颅腔视为一个空间，脑内某一个解剖结构作为靶点。根据几何学的原理，定出靶点的三维坐标。1908 年试制成原始的实验用脑立体定向仪，成功地将电极送到脑内靶点。1947 年，美国学者 Spiegel 与 Wycis 首先应用自制的立体定向仪完成首例人脑立体定向手术，治疗帕金森病取得了成功。这是脑立体定向术发展史上的里程碑。1949 年，瑞典神经外科学家 Leksell 教授首先提出立体定向放射外科的构想，发明了第一代立体定向放射装置，并于 1951 年成功地将多束射线集中聚焦在三叉神经半月节上，治疗三叉神经痛，开创了立体定向放射外科治疗的先河。1955 年，Hassler 报道了刺激和电凝患者丘脑的研究结果，为治疗各种运动障碍性疾病选择靶点奠定了基础。但此阶段确定颅内病变的靶点坐标需要脑室造影，X 线摄片间接定位，然后换算成立体定向仪三维坐标，整个过程烦琐、费时、误差较大。治疗范围主要是功能性疾病。

1972 年 CT 问世以后，现代医学影像学进一步发展，立体定向治疗的发展进入了一个崭新的阶段，具体体现在：①CT 和 MRI 等数字化医疗影像技术为立体定向治疗的发展奠定了基础，把 CT 或 MRI 等影像学资料传输到计算机工作站或治疗计划系统，进行三维重建，直观显示靶点解剖结构和坐标，设计手术的具体参数。②CT、MRI 扫描可以直接显示颅内病变及其靶点，避免了脑室造影间接定位不够精确、术后并发症多的缺点，先进的立体定向仪借助 CT、MRI 引导，实际治疗的精确度误差已降至 ±（0.3 ~0.5）mm。CT、MRI 引导的立体定向治疗，也称开放的 CT 或 MRI，利用先进影像技术，随时直接观察靶点或利用探针间接定位靶点。螺旋 CT 及体积扫描技术的广泛应用，使得扫描速度和分辨率提高；MRI 软件和脉冲序列的开发，使得高速成像进一步完善，空间分辨率正在接近 CT 水平。这些进步，为立体定向术创造了良好的发展前景。③伴随着影像学引导技术的发展，立体定向仪也在不断更新，先进的立体定向仪头部框架（或基环）常常能够达到 CT 和 MRI 兼容。今后立体定向仪将继续朝着通用、精确、轻巧方向发展，与之配套的附属设备也将更加完善。

（二）脑立体定向技术的基本原理

确定脑内任意解剖结构或病变，即治疗靶点在颅腔内的位置，首先要在脑内找到一个解剖位置相对恒定的结构作为治疗靶点定位的参考点。Talairach 发现第三脑室周边结构的前连合（AC）、后连合（PC）及通过 AC - PC 连线的平面可作为颅腔内的基准面，前连合与后连合可以在 CT 或 MRI 片上显示，并可测量出 AC - PC 线长度。AC - PC 线的位置变动很少，正好位于脑的中线矢状面。AC - PC 线之中点，通常便作为颅腔内三维坐标的原点（O）。通过此原点与 AC－PC 线作为基准，可构成三个相互垂直的平面：①水中面（X），即通过 AC－PC 线的脑水中切面；②冠状面（Y），即通过 AC－PC 线中点（O）并与水平面相垂直的脑冠状切面；③矢状面（Z），即通过大脑两半球的垂直面，此垂直面与 AC－PC 线重叠。上述三个相互垂直平面的交汇点即 AC－PC 线中点，亦即坐标原点（O）；交汇的线段成为 X、Y、Z 线轴。由此可测量出脑内任一目标在 X、Y、Z 平面与线轴上所处的位置数据。由此测出的三个坐标数值，通常以 mm 计算，靶点的位置便确定了。病灶位置可采用立体定向仪所建立的立体定向治疗系统坐标中准确地显示出来：首先对患者进行 CT 或 MRI 扫描，初步确定病灶。随后，在患者的头颅上安装立体定向框架，形成一个三维空间坐标体系，使脑部结构包括在这个坐标体系内，将框架和患者一起进行 CT 或 MRI 扫描，得到带有框架坐标参数标记的患者颅脑 CT 或 MRI 的图像，然后在计算机工作站上实现三维重建。患者颅脑内的各个解剖结构在坐标系内都会有一个相应的坐标值，然后通过脑立体定向仪定义的机械数据来达到该坐标点，从而实现脑立体定向。

多模态图像融合技术在立体定向治疗计划系统中非常重要，在实施治疗前，将脑部的解剖图像与功能图像进行融合。磁共振功能成像技术（functional magnetic resonance imaging，fMRI）目前已广泛应用于脑的基础研究和临床治疗，可以对脑功能激活区进行准确的定位。fMRI 与弥散张量成像（diffusion tensor imaging，DTI）、脑磁图（magnetoencephalography，MEG）、经颅磁刺激（transcranial magnetic stimulation，TMS）等技术相结合，可得到更多的脑功能活动信息。弥散张量成像可据白质张量性质计算出白质纤维束，在三维空间内定量分析组织内的弥散运动，利用各向异性的特征无创跟踪脑白质纤维束，fMRI 与弥散张量成像技术可以建立激活区域的功能连接网络图，有利于解释结构与功能之间的关系。而脑磁图主要反映神经细胞在不同功能状态下产生的磁场变化，可以提供脑功能的即时信息和组织定位，fMRI 与脑磁图技术相结合可以弥补其时间分辨率的不足，可解决脑部区域性活动的时间问题。随着 fMRI 和图像后处理技术的不断改进和完善、高场磁共振机的发展，能够使 fMRI 试验的可重复性和空间定位的准确性大大提高。脑图谱成形以及纤维束跟踪图示等，可以显示大脑的重要功能区以及将解剖图像与功能图像完美的融合，并且勾画出连接各功能区的纤维束，便于医生避开这些组织，准确定位靶点，制订最佳的手术路径。

（三）脑立体定向用于功能性疾病的治疗

1. 原发性帕金森病　立体定向术治疗帕金森病已有 50 年的历史，自从 Spiegel 和 Wycis 于 1947 年首次开展立体定向手术治疗帕金森病以来，许多学者做了大量的工作，脑内的几乎所有的核团都被尝试用来治疗帕金森病，到目前为止，最常用和最有效的核团有丘脑腹外侧核（VL）、丘脑腹中间核（VIM）、苍白球（Gpi）和丘脑底核（STN）。20 世纪 80 年代后期，影像学技术的发展和微电极的电生理记录在术中的应用，使核团靶点的定位更加精确，实现了功能定位；其中苍白球腹后内侧部的毁损手术（PVP）对帕金森病的症状改善比较全面，主要表现在僵直和运动迟缓方面，改善为 90% 左右，对震颤和运动并发症也有良好的效果。但核团毁损手术有一定的局限性，术后不可避免出现症状复发，而且双侧 PVP 治疗可能出现严重的并发症，如吞咽困难、言语障碍等。1987 年，法国的 Benabid 首次采用脑深部电刺激（deep brain stimulation，DBS）治疗特发性震颤（ET）取得了突破，后又成功地治疗了帕金森病，DBS 被认为是继左旋多巴问世以来治疗帕金森病最重要的进步，它的优点是非破坏性、可逆性，可行双侧治疗，对症状的改善非常全面，特别是中线症状，不良反应小、并发症少，不存在复发问题，长期有效。通过临床观察和随访，STN 被认为是治疗帕金森病最理想的靶点，DBS 有望最终取代毁损手术。

2. 伽马刀放射外科治疗　是采用立体定向技术，将 20 个 ^{60}Co 放射源的 γ 射线集中聚焦照射到靶点，毁损病灶，而对周围正常脑组织，几乎没有任何损伤。目前主要治疗帕金森病，根据患者的不同表现，采用毁损不同核团，如以震颤为主的帕金森病，治疗的靶点是在丘脑运动区中的丘脑腹后核或腹中间核；晚期帕金森病，尤其是用多巴丝肼（美多巴）疗效减退后出现僵硬、运动迟缓，毁损靶点是苍白球内侧核。

3. 三叉神经痛立体定向放射外科治疗　有 Ⅰ 级、Ⅱ 级和Ⅲ 级的证据支持立体定向放射外科治疗难治性三叉神经痛。

目标人群：典型三叉神经痛男女患者，药物难治，常伴有内科并发症及高龄等外科治疗风险；经过其他外科手术治疗后的疼痛复发者。

患者有典型的三叉神经痛，经过适当的药物治疗，可推荐患者行伽马刀治疗，特别是患者伴有并存疾病、进行经皮穿刺毁损三叉神经节有不良反应风险。患者经过药物治疗后不能控制疼痛发作时，可按照自己意愿选择创伤小的伽马刀治疗。伽马刀治疗后继续口服同剂量药物直到疼痛缓解，并且要随访，如果疼痛持续缓解可逐渐减少药物剂量。伽马刀治疗后疼痛复发者或患者对伽马刀治疗的初期有部分疗效者，仍可再次伽马刀治疗，两次伽马刀照射之间的安全间隔时间是 6 个月。主要不良反应不十分常见，有面部麻木（<10%）、神经变性疼痛（<1%）等。

4. 癫痫　脑立体定向手术治疗癫痫的机制有 3 个方面：通过立体定向技术确定致病灶的位置并实施手术毁损；破坏传导癫痫的途径，以阻断痫性放电传播；毁损脑内特定结构，从而减少大脑半球皮质的兴奋性，或增加对其他结构的抑制。其中临床最常用的主要是阻断癫痫放电扩散途径的脑立体定向手术，毁损的靶点一般为杏仁核、海马、Forel H、穹隆和前连合等区域，有效率50% ~77%。

伽马刀治疗癫痫的适应证比较局限，主要是颞叶内癫痫、局灶性癫痫，致痫灶单一，定位明确，治疗范围不宜 >4cm。

伽马刀治疗癫痫的禁忌证：癫痫样放电广泛而弥散；定位不明确；致痫灶 >4cm。

5. 立体定向术用于其他神经内科疾病的治疗　适用于一些经各种治疗无效的顽固性疼痛，恶性肿瘤引起的癌痛、精神性疼痛等；肌张力障碍；精神方面疾病。

（王广强）

第五节　神经导航技术

神经导航（neuronavigation，NN）是指采用各种技术，术前设计手术方案、术中实时指导手术操作的精确定位技术，意义在于确定病变的位置和边界以保证手术的微创化及完整切除。

神经导航主要有 3 种：立体定向仪神经导航、磁共振影像神经导航、超声波声像神经导航。

常规神经导航技术是应用解剖影像，精确定位脑内靶目标，实现颅脑手术微创化。功能神经导航是利用多图像融合技术，把靶目标的解剖图像、功能皮质和传导束图像（经功能影像检查获得）三者融合一起，结合导航定位技术，实现既要全切病灶，又要保留脑功能结构（功能皮质和皮质下传导束）和功能。功能神经导航可保护患者术后肢体活动、语言、视觉等不受影响。

神经导航手术临床应用于颅内肿瘤及神经内科某些疾病的治疗，如帕金森病、肌张力障碍、精神方面疾病等。

（王广强）

第六节　神经干细胞移植

神经干细胞（neural stem cells，NSCs）是具有自我更新和多向分化潜能的一类细胞，在适当条件下可以分化为神经元、星形胶质细胞及少突胶质细胞。NSCs 的概念由 Reynolds 和 Richards 在 1992 年首先提出，彻底改变了以往认为成年人中枢神经系统不能再生的认识，为神经系统损伤类疾病提供了一种新的治疗途径。

Gage 将 NSCs 的特性概括为三点：①其可以生成神经组织或来源于神经系统；②有自我更新能力；③可通过不对称细胞分裂产生新细胞。

神经干细胞不仅能促进神经元的再生和脑组织的修复，而且通过基因修饰还可用于神经系统疾病的基因治疗，表达外源性的神经递质、神经营养因子及代谢性酶，为许多难以治疗的神经系统疾病提供了新的治疗途径。

NSCs 来源较多，主要通过以下的途径获得：①来源于骨髓间质干细胞和多能成体祖细胞及脐血细胞，脐带血造血干细胞易分离，为神经干细胞移植较好的细胞来源；②来源于神经组织，已证实，成体哺乳动物中枢神经系统中存在两个神经干细胞聚集区，侧脑室下区和海马齿状回的颗粒下层；③从胚胎细胞和胚胎生殖细胞等经定向诱导分化而来。

NSCs 的具有多向分化潜能，通过不对称分裂分化成神经元、星形胶质细胞和少突胶质细胞三种主要神经组成部分；NSCs 具有自我复制和自我维持的能力，在一定条件下通过对称分裂维持干细胞库的稳定；NSCs 为未分化的原始细胞，不表达成熟细胞抗原，具有低免疫原性，故移植后相对较少发生异体排异反应，有利于其存活。

NSCs 的增殖、迁移和分化不仅受细胞自身基因调控，还与细胞所处的微环境密切相关，分化过程中需要多种生长因子的协同作用，中枢神经系统中各种因子对发育期细胞都有着非常重要的影响。

NSCs 由于具有增殖分化的可塑性，移植后的神经干细胞可以在神经系统内良好存活，能够大量增殖、迁移到不同的部位，分化成为相应的细胞类型，从而修复缺失的神经元和神经胶质，所以，NSCs 成为神经系统细胞移植的良好来源。成年人脑中确实存在神经干细胞，在一定的条件下（如注入诱导因子）可以进行增殖、迁移和分化，分化出新神经元，可替代损伤的神经元而发挥功能。而且还可以在体外通过转基因技术对 NSCs 进行基因转导，可携带多个外源基因到体内，整合到宿主脑组织中并在宿主脑内迁移，使其成为基因治疗的良好载体。

目前，使用 NSCs 移植治疗神经科疾病的尝试很多。颅脑外伤和脑血管病导致的神经系统的后遗症，目前缺乏好的治疗策略，NSCs 移植为此类疾病提供了新的思路。有学者已经通过动物实验证明，NSCs 移植对改善脑卒中后遗症，国内报道临床使用蛛网膜下隙注射 NSCs 可以改善卒中患者后遗症状。

NSCs 移植治疗帕金森病，不仅可以补充凋亡的多巴胺能神经元，而且可以分泌神经营养因子减缓多巴胺能神经元的凋亡，从而长期改善患者的症状，通过基因工程将神经营养基因转入 NSCs，经移植进入脑内可以增加 NSCs 的分泌，可促进多巴胺能神经元分泌多巴胺，还可对多巴胺能神经元起到保护作用。

国内外的神经科学工作者已经使用 NSCs 移植治疗中枢神经系统慢性退变性疾病（帕金森病、亨廷顿病、阿尔茨海默病）、癫痫、多发硬化、血管性痴呆以及中枢神经系统肿瘤等进行动物治疗试验，有的已经进行了有益的临床尝试，治疗效果尚可。

NSCs 移植虽然前景很令我们向往，但是有许多问题没有解决。缺乏足够的证据来评价 NSCs 移植在神经功能恢复方面所起的作用。没有直接证据证明移植后能获得成熟神经元的全部特征或者获得功能性神经元。NSCs 移植在动物实验及临床观察时，均发现移植细胞存活时间较短、存活率不高、治疗效果不确切等缺陷。

（王广强）

第七节　基因治疗

基因治疗（gene therapy）是指通过在特定靶细胞中表达该细胞本来不表达的基因，或采用特定方式关闭、抑制异常表达基因，达到治疗疾病目的的治疗方法。基因治疗中枢神经系统疾病作为一种新的治疗方法，具有广阔的研究、应用和开发前景。

但血－脑屏障的存在，许多具有潜在治疗价值的 siRNA 或 DNA 不能从外周循环顺利转运到脑内。常规的脑部基因治疗手段是将基因载体通过立体定位手术直接注射入脑内。这种方法的弊端是基因扩散范围小，且难以控制，不利于基因治疗在人体的应用。非侵入性的方法是将 siRNA 或 DNA 从外周血管转运入中枢神经系统内。

近些年，随着基因研究的发展，各国学者对神经系统疾病进行了大量的研究，目前主要集中于癫痫和帕金森病，亦有学者对脊髓损伤修复、神经胶质瘤治疗、肌萎缩侧索硬化、亨廷顿病、脊髓小脑性共济失调、家族性阿尔茨海默病等进行了动物实验研究。

癫痫发作是基因治疗的重要靶点，病毒载体介导的基因治疗能产生神经元的稳定转导，影响神经元的兴奋性。由于促生长激素神经肽和神经肽Y，能调节神经元的兴奋性，故很多学者把研究的方向放在两者的基因表达因子对抗癫痫方面的作用。有学者已经使用该种方法在动物实验中取得疗效。还有的学者通过病毒载体达到保护神经系统损伤的神经元凋亡和死亡的效果，特别是海马。基因治疗对癫痫的治疗将会主要集中于对难治性癫痫的治疗。

帕金森病病变部位局限，受累神经元较为单一，被认为是适合进行基因治疗。基因治疗帕金森病主要有3条途径：①引入保护基因，使多巴胺能细胞免受损害；②导入神经营养因子基因，维持多巴胺能细胞功能和延长寿命；③导入调控和（或）分泌基因，表达酪氨酸羟化酶分泌多巴胺。同时也可以进行多基因联合转移提高疗效。目前帕金森病基因治疗还处于动物实验阶段，常用转移载体包括病毒载体（腺病毒载体、单纯疱疹病毒载体、腺相关病毒载体以及反转录病毒载体）、质粒载体，转基因路径主要包括直接法和间接法，前者就是直接将目标基因转入动物治疗靶区，后者则将目标基因首先在体外转入适当的靶细胞，再将转基因靶细胞植入动物脑内，常用的是直接法。

基因治疗应用于临床治疗尚存在许多问题，如如何确定治疗时机、如何对目标基因进行调控。因此，这种新的治疗技术在临床的广泛应用仍需时日。

（王广强）

第三章

神经内科常见症状和体征

第一节 眩晕

关于眩晕尚无统一的定义，头昏、头晕与眩晕不是一种独立的疾病，而是一种十分常见的临床综合征，其发病率很高。头昏、头晕与眩晕是不同的概念。眩晕是空间定位觉障碍产生的一种运动幻觉或错觉，是人与周围环境的空间关系在大脑皮质反映的失真。眩晕具有周围环境或自身的运动幻觉，包括旋转感、滚翻感、倾倒感、摇摆感或上下浮沉感，同时伴有平衡障碍等感觉，与头昏和头晕不同，严格地说：头晕包括眩晕，而眩晕不能反过来说成头晕。

人体维持平衡主要依赖于前庭系统、视觉和本体感觉组成的平衡三联，眩晕的发生是由于前庭系统、视觉与本体感觉所传人的体位、空间、静态与动态的各种神经冲动的整合失谐所致。

当一侧迷路半规管系统受到病理或人为的刺激或两侧功能不平衡，且超越人们的自身耐受性时，常可引发下列临床症状：

1. 眩晕　患者常自觉自身和（或）外物按一定方向旋转、翻滚、左右移动或上下浮沉，其中以旋转性眩晕最为常见；重症者多伴有倾倒，以及恶心或呕吐等自主神经系统症状。

2. 眼球震颤　是一种不自主的节律性眼球颤动，双侧眼球先向一侧慢慢转动（称慢相运动），然后急速转回（称快相运动）。前者系迷路半规管系统受刺激时所引起的一种反射性眼球侧视运动，其方向指向受刺激（即功能增高）侧的对侧；后者是由眼球震颤慢相运动所引发的一种与眼球震颤慢相方向相反的大脑代偿性眼球运动，以保证眼球的快速复位。

3. 倾倒　因眩晕和眼球震颤导致患者对外物和自身体位往一侧（即向自感眩晕侧和眼球震颤快相侧）倾倒的幻觉，以及大脑受此幻觉影响所引起的错误纠正（自身不自觉地向自感眩晕侧的对侧和眼球震颤慢相侧倾倒）所致，即倾倒方向朝向半规管功能低下的一侧。

4. 自主神经症状　常见的有恶心、呕吐、心动过缓、血压降低、肠蠕动亢进以及便意感频繁等，甚至出现低血糖症和休克等。多见于重症患者和前庭神经系统外周病变，是因前庭 - 迷走神经功能亢进所致。

一、眩晕的分类

眩晕的分类比较复杂，尚无统一的分类标准，不同的文献分类标准不统一，有以下几种：

1. 真性与假性眩晕　由不同疾病所致。

（1）真性眩晕：由前庭系统、视觉及本体感觉的病变所致。

（2）假性眩晕：由全身性疾病所致。

2. 按解剖定位、定性（病因）进行分类　包括前庭性眩晕和非前庭性眩晕。

（1）前庭性眩晕：周围前庭性眩晕；中枢前庭性眩晕。

（2）非前庭性眩晕：眼源性眩晕；心血管性眩晕；代谢与中毒性眩晕；本体感觉系统病变；听神经瘤；其他躯体疾病。

3. 眩晕的病因　眩晕的病因诊断在临床工作中并不容易，因为引起眩晕症状的疾病并不是经常与特异性症状相关的，现将主要病因概括如下。

（1）前庭性眩晕：见表3-1。

表3-1　前庭性眩晕的病因

周围性	中枢性
1. 急性前庭病变	1. 多发性硬化
2. 内淋巴积水	2. 脑干病变（血管病．炎症，肿瘤）
（1）特发性（梅尼埃病）	3. 偏头痛
（2）继发性（风疹，流行性腮腺炎）	4. 癫痫
3. 淋巴周围瘘	5. 小脑病变（血管病，炎症，肿瘤）
4. 良性阵发性位置性眩晕	6. 头颅外伤
5. 听神经瘤	
6. 慢性化脓性中耳炎	
7. 畸形；外伤	

（2）非前庭性眩晕的病因：眼源性眩晕（如动眼神经麻痹、眼肌型重症肌无力、先天性眼球震颤、屈光不正、视力障碍、Cogan综合征及青光眼等）；心血管性眩晕（直立性低血压、心律失常、颈动脉窦过度敏感、血管迷走性晕厥，以及高血压、贫血和心力衰竭等）；代谢和中毒性眩晕（糖尿病、甲状腺功能减退和一氧化碳中毒等）：本体感觉系统病变（慢性乙醇中毒、梅毒、遗传性脊髓共济失调和多发性周围神经炎等）；听神经瘤。

二、眩晕的诊断思维程序

（一）首先应确定是不是眩晕

有些患者常将头昏、头晕和眩晕相混淆。临床医生必须详细询问病史，应让患者自己描述眩晕的严重程度及其性质，持续时间，若为多次发作性眩晕，应明确每次发作的持续时间，是否自行缓解。若为用药治疗而缓解，应明确用药后多长时间可缓解（以判断确为药物作用，而非自行缓解）。尽量询问清楚诱发因素和伴随症状，是否存在可能引发眩晕的其他病史，有无神经科、神经外科、耳鼻咽喉科及内科的疾病。在询问病史过程中注意鉴别。

头晕和头昏是一组无固定内容、杂乱无序的感觉和主诉，患者常将头昏和头晕描述为头昏脑涨、昏沉沉或头重脚轻等不适感觉，神经系统检查无明确的定位体征，常可伴有全身性疾病或表现有神经功能性障碍的症状和体征，且症状持续存在，不伴有运动幻觉或周围景物晃动。

眩晕多表现为周围物体或自身在旋转，左、右移动或上、下浮沉，还有平衡失调、站立不稳或行走偏斜，倾倒、恶心、呕吐、耳鸣、多汗、面色苍白、脉搏和血压改变，呈发作性。神经系统检查可见到眼球震颤、指物不准以及共济运动障碍等其他体征，多由前庭系统病变所致。

（1）周围前庭性眩晕与中枢前庭性眩晕的鉴别见表3-2。

表3-2　周围前庭性眩晕与中枢前庭性眩晕的鉴别

	周围前庭性眩晕	中枢前庭性眩晕
眩晕性质	多为旋转性呈上下左右摇晃感	旋转性、为固定物体向一侧运动感
起病特点	突然，呈阵发性	逐渐起病，呈持续性
持续时间	短，数小时，数日，最多数周	较长，可数月以上
眼震与眩晕程度	一致	可不一致
听觉障碍	常有	不明显
倾倒	常倒向眼震的慢相侧，与头位有一定的关系	倾倒方向不一定，与头位无一定关系

	周围前庭性眩晕	中枢前庭性眩晕
自主神经症状	有恶心呕吐，面色苍白，血压改变等	不明显
中枢神经系统体征	一般无	常有阳性体征
前庭功能	无反应或反应减弱	常呈正常反应

（2）眩晕症的诊断中不仅要明确是眩晕还是头昏、头晕，同时还必须明确有无平衡障碍。因为引起眩晕与不平衡症状的病因是不相同的。见表3-3。

表3-3 引起眩晕与不平衡症状的病因

旋转性症状	不平衡症状
内淋巴积水	急性前庭病变（晚期）
急性前庭病变（急性期）	听神经瘤
偏头痛	淋巴周围瘘
良性阵发性位置性眩晕（BPPV）	慢性化脓性中耳炎（CSOM）
多发性硬化	小脑病变（血管病、炎症、变性病、肿瘤）
脑干病变（血管病、炎症、肿瘤）	本体感觉病变（脊髓痨、变性病）

（二）要确定眩晕应根据病史做下一步检查

1. 体格检查 包括神经系统和除神经系统以外其他内科系统的检查。

（1）神经系统：除一般神经系统检查外，应特别注意眼底检查，注意有无自发性或诱发性眼球震颤，眼球震颤的检查主要根据眼球震颤的幅度、频率及类型大致确定病变的部位如：①水平眼球震颤多见于周围或中枢前庭病变；②水平、旋转性眼球震颤多见于周围前庭病变；③垂直性眼球震颤多见于脑干病变；④不规则眼球震颤多见于中枢病变；⑤单眼分离性眼球震颤多见于内侧纵束病变。所以眼球震颤的检查有助于眩晕的定位诊断。

（2）内科系统：注意除外心血管系统病变，有无全身性感染；代谢障碍性疾病，特别是有无甲状腺功能减退、糖尿病和低血糖。

2. 辅助检查 包括耳科听力学测定、有关平衡功能的检查以及其他常用辅助检查。

（1）耳科听力学测定：①音叉试验以大致了解听觉障碍情况；②电测听进一步了解听力障碍的性质、分类及程度，以便了解眩晕与听觉障碍的关系。

（2）有关平衡功能的检查：①Romberg征；②Mann试验；③单腿独立试验；④冷热试验；⑤直流电试验；⑥内耳瘘管试验。

（3）其他检查：①眼震电图；②耳蜗电图；前庭自旋功能检测（VAT）；③头颅、内耳道、乳突及颈椎X线片；④头颅CT、MRI或MRA；⑤经颅多普勒超声；⑥局部脑血流图；⑦脑电图；⑧脑脊液检查。

三、眩晕的治疗原则

1. 一般处理 急性发作者需卧床休息，避免声光刺激。频繁呕吐者除对症用药外还应补液，防止脱水，注意营养补充，纠正电解质紊乱及酸碱平衡，加强护理及心理治疗，消除患者恐惧心理。

2. 病因治疗 明确病因，针对病因进行治疗。

3. 药物治疗原则 应根据病情轻、重，药物作用强弱以及不良反应大小等合理选择，避免多种同类药物同时应用，如氟桂嗪与尼莫地平均为钙离子拮抗剂，重叠应用易引起药物超量，导致不良反应增加。

恢复期或慢性期应尽量早停用前庭神经镇静剂如地芬尼多（眩晕停）等，以免影响中枢及前庭神经的代偿，不利于眩晕及平衡障碍的恢复。

对老年患者尤应注意全身性疾病和药物不良反应。

（王素平）

第二节　耳鸣

一、概述

耳鸣是神经科和耳科临床上常见的症状之一，是指外界并无任何音响刺激而患者却有持续音响感觉而言。造成耳鸣的病因很多，发病机制尚不清楚，耳鸣多属主观症状，客观检查较为困难。耳鸣与幻听不同，幻听虽在早期也有以耳鸣为首发症状的，但经历一定时间后就可以有具体的声响出现，如谈话声、流水声、钟表声等。在听觉传导通路上任何部位的刺激性病变均可出现耳鸣。耳鸣可分为低音性和高音性两类。低音性耳鸣表现为嗡嗡之声，与神经系统疾患关系不大，多为外耳道、中耳部病变所致；而高音性耳鸣表现为吹口哨音或蝉鸣，多见于神经系统疾病的早期。神经系统疾病中以小脑脑桥角病变最为常见，如肿瘤（特别是听神经瘤）、蛛网膜炎等。当颅内压增高时，尤其是颅后窝病变，常有耳鸣，多为双侧性，严重程度与颅内压增高的症状平行，当颅内压缓解时，耳鸣也可消失。在面神经麻痹的恢复期，由于镫骨肌发生异常收缩，也可出现耳鸣，为低音调。此外，神经症和精神病也常有耳鸣症状。耳部疾患，特别是内耳眩晕症、耵聍栓塞、中耳炎、鼓膜凹陷等常可伴耳鸣症状，同时常伴耳聋。奎宁、水杨酸和链霉素等药物中毒时所致的耳鸣多为双侧性，高音调，常伴耳聋，且进行性加重。颈部疾病，如颈动脉瘤、颈动脉受压或狭窄、颈静脉球体瘤、颈椎病等所致的耳鸣称为颈性耳鸣，常位于同侧，多为低音调，可与心脏搏动一致，又称搏动性耳鸣，有时在颈部可听到血管性杂音，这种杂音可由于压迫颈动脉而暂时消失。椎基底动脉供血不足，特别是影响到内听动脉时常可引起耳鸣，常伴有眩晕、耳聋等。此外，噪声也是耳鸣的常见诱因。

二、治疗

（一）手术治疗

对颅后窝占位性病变，特别是小脑脑桥角肿瘤所致的耳鸣，进行手术治疗，切除肿瘤。对颈部的动脉瘤或静脉瘤所致的搏动性耳鸣，也应手术治疗，对用药物治疗无效的严重的内耳眩晕症所致的顽固性耳鸣、眩晕也可采用内淋巴囊减压术或前庭神经切断术等予以治疗。

（二）药物治疗

1. 双氯麦角碱　又称海特琴。日本报道用双氯麦角碱治疗各种原因所致的内耳性耳鸣获得良好效果。双氯麦角碱能改善或增加内耳血流而使症状改善，每次给予双氯麦角碱2mg，每日3次，饭后服用，连用2～8周，无明显不良反应。

2. 利多卡因　能改善内耳的微循环而使症状缓解或消失。1～3mg/kg稀释于25%葡萄糖20～40mL，以每分钟≤20mg的速度静脉注射。注完后卧床，每日1次，5d为一个疗程，2个疗程之间隔2d。Schmidt报道用利多卡因4mg/kg静脉点滴，每日1次，连用5d，共治疗108例耳鸣患者，其中持续耳鸣超过3个月的慢性耳鸣78例，急性耳鸣30例，结果84例耳鸣减轻，痛苦感严重的耳鸣患者从60例减少到32例。

3. 乙酰胆碱　除具有扩张末梢血管外，尚有抑制内耳毛细胞的作用，从橄榄核发出的橄榄耳蜗束的大部分末梢终止于毛细胞，毛细胞能分辨最微细的声波频率差异，因此它对耳鸣很敏感。乙酰胆碱能抑制由橄榄核传出的异常冲动，故用于治疗耳鸣。剂量为1～2mL，皮下注射，每日1次。

4. 卡马西平　该药对中枢神经和周围神经均有阻滞作用，可用来降低中枢神经系统兴奋性因而能治疗耳鸣。余增福报道用卡马西平治疗耳鸣50例（其中链霉素中毒4例、庆大霉素中毒6例）。剂量为每次100mg，每日2次。用于60岁以下的患者；或者每次100mg，每日1次，用于60岁以上的患者。

若耳鸣较重，可于当晚睡前加服 50mg，1 个月为一个疗程。总有效率为 80%。在治疗过程中可出现轻微的头晕、恶心、呕吐、上腹部不适、手麻、白细胞减少、嗜睡等不良反应。1~2d 可消失，若 3~5d 后仍不消失，即应减量或停药。

5. 弥可保　该药为维生素 B$_{12}$ 的一种新制剂，含有甲基 B$_{12}$，日本左藤报道用弥可保治疗 25 例耳鸣患者，发现与精神安定剂并用疗效较好。

6. 胞磷胆碱（CDP－胆碱）　所谓神经性耳聋包括老年性耳聋、暴发性耳聋、听神经损伤、头部外伤后耳聋、药物中毒以及内耳眩晕症等所致的耳聋。神经性耳聋常伴有耳鸣、眩晕等症状。Makishima 等报道用 CDP－胆碱治疗 41 例神经性耳聋患者，剂量为 CDP－胆碱 300mg 加入 25% 葡萄糖 20mL，静脉注射，每日 1 次，连用 12d 为一疗程。总有效率达 67.6%，好转率耳聋占 27%，耳鸣占 71.7%，眩晕占 100%。可见 CDP－胆碱对耳鸣和眩晕的效果更好些。

7. 其他药物　据文献报道用来治疗耳鸣的药物还有血管扩张剂，如尼莫地平每次 30mg，每日 3 次；盐酸倍他啶每次 4~8mg，每日 3 次；桂利嗪每次 25mg，每日 3 次；镇静剂，如丙氯拉嗪每次 5~10mg，每日 3 次；地西泮每次 2.5~5mg，每日 3 次；止吐剂可用甲氧氯普胺每次 10mg，每日 3 次；也可用三环抗抑郁剂，如阿米替林每次 25mg，每日 3 次或盐酸丙米嗪每次 25mg，每日 3 次。

（王素平）

第三节　意识障碍

一、意识障碍的概念

意识是中枢神经系统对内外环境中的刺激所做出的有意义的应答能力。它通过人的语言、躯体运动和行为表达出来。使人体能正确而清晰地认识自我和周围环境。对各种刺激能做出迅速、正确的反应。当这种应答能力减退或消失时就导致不同程度的意识障碍。

完整的意识由两个方面组成，即意识的内容和觉醒系统。意识的内容是大脑对来自自身和周围环境的多重感觉输入的高水平的整合，是高级的皮质活动，包括定向力、感知觉、注意、记忆、思维、情感、行为等，使人体和外界环境保持完整的联系。意识的觉醒系统是各种传入神经冲动激活大脑皮质，使其维持一定水平的兴奋性，使机体处于觉醒状态，临床上常说的昏迷、昏睡、嗜睡、警觉即视为不同的觉醒状态。

意识的改变从概念上分为两类，一类累及觉醒，即意识的"开关"，出现一系列从觉醒到昏迷的连续行为状态。临床上区别为清醒、嗜睡、昏睡及昏迷，这些状态是动态的，可随时间改变而改变，前后两者之间无截然的界限，其中昏睡和昏迷是严重的意识障碍；另一类累及意识的内容，即大脑的高级功能，涉及认知与情感，此类意识改变涉及谵妄、精神错乱、酩酊状态、痴呆和癔症等。

二、意识障碍的诊断

对意识障碍患者的评价首先要明确意识障碍的特点（如急性意识错乱状态、昏迷、痴呆、遗忘综合征等），其次就是明确病因。现将诊断步骤概括如下。

（一）病史采集

尤其对昏迷患者的病因判断极为重要，应尽可能地向患者的朋友、家属、目击者、救护人员询问患者发病当时的情况，既往病史以及患者的社会背景、生活环境。

1. 现病史　注意了解患者昏迷起病的缓急。急性起病，昏迷为首发症状，历时持久常为脑卒中、脑创伤、急性药物中毒、急性脑缺氧等。急性昏迷、历时短暂，提示痫性发作、脑震荡、高血压脑病、阿－斯综合征等。慢性昏迷或在某些疾病基础上逐渐发展变化而来，提示脑膜脑炎、脑肿瘤、慢性硬膜下血肿、感染中毒性脑病、慢性代谢性脑病（如尿毒症、肝性脑病、肺性脑病）等。

注意了解昏迷前出现的症状：昏迷前有突然剧烈头痛的，可能为蛛网膜下隙出血。昏迷前有突然眩晕、恶心、呕吐的，可能为脑干或小脑卒中。昏迷前伴有偏瘫的，可能为脑卒中、脑脓肿、脑肿瘤或某些病毒性脑炎、脱髓鞘脑病等。昏迷前伴有发热的，可能为脑膜脑炎、某些感染中毒性脑病、中暑、甲状腺危象、癌肿恶病质等。昏迷前伴有抽搐，可能为脑卒中、脑动静脉畸形、脑肿瘤、中枢神经系统感染、高血压性脑病、癫痫、妊娠子痫、脑缺氧、尿毒症、药物或乙醇戒断。昏迷前伴有精神症状，可能为肝性脑病、尿毒症、肺性脑病、血电解质紊乱、某些内分泌性脑病（肾上腺危象和甲状腺功能减退）或 Wernicke 脑病、脑炎、药物戒断。昏迷前伴有黑便的常见于上消化道出血，肝硬化患者常可诱发肝性脑病。昏迷前有恶心呕吐的，应考虑有无中毒的可能。

2. 既往史　更能提供意识障碍的病因线索。应尽可能地向家属，有时是通过既往的经治医生来询问。

（1）心血管系统：卒中、高血压、血管炎或心脏病或许能提示意识错乱状态和多发梗死性痴呆的血管性原因。

（2）糖尿病史：糖尿病患者认知紊乱常由高渗性酮症状态或胰岛素诱发低血糖所致。

（3）癫痫发作：癫痫病史对持续痫性发作、发作后意识模糊状态或意识障碍伴有脑外伤患者可能提供病因诊断。

（4）脑外伤史：近期脑外伤常致颅内出血，时间久些的脑外伤可产生遗忘综合征或慢性硬膜下血肿伴痴呆。

（5）乙醇史：对乙醇依赖的患者更易出现急性意识错乱状态，原因有乙醇中毒、戒断、醉酒后、醉酒后脑外伤、肝性脑病及 Wernicke 脑病。酗酒患者慢性记忆障碍可能为 Korsakoff 综合征。

（6）药物史：急性意识错乱状态也常常由药物所致。如胰岛素、镇静催眠剂、鸦片、抗抑郁药、抗精神病药、致幻觉剂或镇静药物的戒断。老年人对某些药物认知损害的不良反应更为敏感。而年轻人往往有很好的耐受性。

（7）精神疾病史：有精神障碍病史的患者出现的意识障碍常常是由于治疗精神病药物过量。如苯二氮䓬类药、抗抑郁药、抗精神病药。

（8）其他：对于性乱者、静脉注射药物者、输入被感染的血液及凝血因子血制品者及上述这些人的性伴侣、感染母亲的婴儿都有感染 AIDS 的危险。

发病时的周围环境和现场特点也应在病史中问及：①冬季，如北方冬天屋内生活取暖易导致 CO 中毒。②晨起发现昏迷的患者，应想到心脑血管病、CO 中毒、服毒、低血糖昏迷。③注意可能发生头部外伤的病史和现场。④注意患者周围的药瓶、未服完的药片、应收集呕吐物并准备化验。⑤周围温度环境，如高温作业、中暑等。

（二）一般体格检查

目的在于寻找昏迷的可能病因。

（1）生命体征：注意血压、脉搏、体温和呼吸变化。

（2）皮肤及黏膜。

（3）头部及颈部。

（4）口部及口味异常。

（5）胸、腹、心脏及肢体。

（三）神经系统检查

仔细查体，搜寻定位体征，以确定病变的部位。

（四）观察患者

观察患者是否处于一种自然、合适的体位，如果和自然的睡眠一样，意识障碍的程度可能不深。哈欠、喷嚏也有助于判断意识障碍的深浅。张口及下颌脱落常提示患者的意识障碍可能较重。

意识状态有以下几种情况。

（1）意识模糊：是一种常见的轻度意识障碍。有觉醒和内容两方面的变化，表现为淡漠、嗜睡、注意力不集中，思维欠清晰，伴有定向障碍。常见的病因为中毒、代谢紊乱，也有部分患者可以表现大脑皮质局灶损害的特征，尤其当右侧额叶损害较重时。

（2）谵妄：是一种最常见的精神错乱状态，表现为意识内容清晰度降低。特点为急性起病，病程波动的注意力异常，睡眠觉醒周期紊乱，语无伦次、情绪不稳，常有错觉和幻觉。临床上，谵妄必须与痴呆、感觉性失语及精神病相鉴别。

（3）嗜睡：觉醒的减退，是意识障碍的早期表现。对言语刺激有反应，能被唤醒，醒后能勉强配合检查，简单地回答问题，刺激停止后又入睡。

（4）昏睡：较重的痛觉或大声地语言刺激方可唤醒，并能做简短、含糊而不完全的答话，当刺激停止时，患者立即又进入昏睡。

（5）浅昏迷：仍有较少的无意识自发动作，对疼痛刺激有躲避反应及痛苦表情，但不能回答问题或执行简单的命令。各种反射存在，生命体征无明显改变。

（6）深昏迷：自发性动作完全消失，肌肉松弛，对外界刺激均无任何反应，各种反射均消失，病理征继续存在或消失，生命体征常有改变。

三、昏迷的鉴别诊断

（一）判断是否为昏迷

通过病史询问和体格检查，判断患者是否有昏迷。一般不会很困难，但一些精神病理状态和闭锁综合征，也可对刺激无反应，貌似昏迷，需加以鉴别。

（1）醒状昏迷：患者表现为双目睁开，眼睑开闭自如，眼球可以无目的的活动，似乎意识清醒，但其知觉、思维、语言、记忆、情感、意识等活动均完全丧失。呼之不应，而觉醒 – 睡眠周期保存。临床上包括：①去皮质综合征。多见于缺氧性脑病和脑外伤等，在疾病的恢复过程中皮质下中枢及脑干因受损较轻而先恢复，皮质广泛损害重仍处于抑制状态。②无动性缄默症。病变位于脑干上部和丘脑的网状激活系统，大脑半球及其传出通路则无病变。

（2）持久植物状态：是指大脑损害后仅保存间脑和脑干功能的意识障碍，多见于脑外伤患者，经去大脑皮质状态而得以长期生存。

（3）假性昏迷：意识并非真正消失，但不能表达和反应的一种精神状态，维持正常意识的神经结构并无受损，心理活动和觉醒状态保存。临床上貌似昏迷。

（4）心因性不反应状态：见于癔症和强烈的精神创伤之后，患者看似无反应，生理上觉醒状态保存，神经系统和其他检查正常。在检查者试图令患者睁开双眼时，会有主动的抵抗，脑电图检查正常。

（5）木僵状态：常见于精神分裂症，患者不言、不动、不食，甚至对强烈的刺激亦无反应。常伴有蜡样弯曲、违拗症等，并伴有发绀、流涎、体温过低、尿潴留等自主神经功能紊乱，缓解后患者可清晰回忆起发病时的情况。

（6）意志缺乏症：是一种严重的淡漠，行为上表现不讲话，无自主运动，严重的病例类似无动性缄默症，但患者能保持警觉并意识到自己的环境。

（7）癫痫伴发的精神障碍：可出现在癫痫发作前、发作时和发作后，也可以单独发生，表现有精神错乱、意识模糊、定向障碍、反应迟钝、幻觉等。

（8）闭锁综合征：见于脑桥基底部病变，患者四肢及脑桥以下脑神经均瘫痪，仅能以眼球运动示意。因大脑半球及脑干背盖部网状激活系统无损，故意识保持清醒，因患者不动不语而易被误诊为昏迷。

（二）判断病变部位

根据昏迷患者有无神经系统损害表现、颅内压增高和其他系统的表现，可推测导致昏迷的病因是在颅内还是颅外，颅内病变又可根据其范围和性质分为幕上、幕下，局灶性病变还是弥漫性病变。

四、昏迷的病因

昏迷是最严重的意识障碍，并不都是原发于中枢神经系统的损害，也多见于其他各科疾病中。了解昏迷可能的病因对于临床医生工作中配合抢救、处理昏迷患者具有指导意义。

五、昏迷的实验室检查

（一）常规检查

有助于昏迷病因的定性和鉴别诊断。包括血、尿、便分析，尿素氮和肌酐的测定，快速血糖、血钙、血钠检测及血气分析、肝功能、酶学、渗透压、心电图和胸片等。

（二）毒物的筛查

可对患者的尿、胃肠内容物进行毒物的检测。包括鸦片、巴比妥盐、镇静剂、抗抑郁药、可卡因和乙醇等。

（三）特殊检查

1. 头颅 X 线片　因价廉、操作简便、快速而不失为基层医院常用的检查手段，对脑外伤具有重要的诊断价值。能发现颅骨骨折，有无颅内异物和颅内积气。如果见到脑回压迹、颅缝分离、蝶鞍吸收和扩大、颅骨普遍性吸收萎缩、蛛网膜粒压迹增大等常提示有颅内压增高。

2. 脑电图　疑似脑炎、癫痫发作后昏迷状态的患者，可行脑电图检查。此外还有助于昏迷与闭锁综合征、癔症、紧张症的鉴别及脑死亡的判定。

3. 腰椎穿刺　高热伴脑膜刺激征者或暂时原因不明的昏迷患者应做腰椎穿刺以明确诊断。颅内压增高行腰椎穿刺后脑疝的发生率为 1%～12%，如怀疑患者脑疝形成，应先行头颅 CT 检查，各好静脉注射甘露醇及抢救措施，以防发生脑疝。颅内压显著增高者，留取 2～3mL 脑脊液供生化、常规、涂片、培养用。对有出血倾向患者，穿刺可诱发脊髓硬膜外血肿。

4. 头颅 CT 检查　能迅速显示颅内结构，特别适用于颅脑外伤的急诊检查。在脑卒中的鉴别诊断中更有意义，虽然在脑梗死早期（24h 以内）可能难以完全显示梗死的部位，但对有无出血、出血的范围、中线结构有无移位、是否破入脑室等信息的提供有高度的准确性。不足之处对幕下结构显示不佳，对早期脑梗死、脑炎及等密度硬膜下出血等易漏诊。

5. 磁共振成像（MRI）　对后颅凹病变、脑肿瘤及脱髓鞘病灶比 CT 具有更高的灵敏度和准确度，尤其对脑肿瘤的诊断要优于 CT。对急性脑出血不如 CT，检查时间较长，因躁动或呼吸困难常使头位改变而影响图像质量。

6. 数字减影脑血管造影（DSA）　适用于疑似蛛网膜下腔出血的患者，可发现有无颅内动脉瘤或动静脉畸形。DSA 为有创性检查，并有一定的风险性。

（王素平）

第四节　智能障碍

智能是人认识客观事物、积累经验、运用以往经验解决当前问题、适应新环境的能力。它是学习能力、概括能力、抽象思维和适应新环境能力的综合，往往通过观察、记忆、想象、思考、判断和概括等表现出来。测智能最常用的项目是智商（IQ），正常人群的智商呈常态曲线分布，多数人的智商值为 100 ± 15。智商高于 130 者为超常智能，而低于 70 者为低智能，即智能障碍，包括精神发育迟滞和痴呆。

智能障碍可由多种原因引起。在大脑发育完善以前引起的称为精神发育迟滞，可因遗传性疾病、胎儿期疾病、围产期疾病、婴幼儿疾病及儿童期疾病所引起。大脑发育完善以后，如果罹患严重脑部疾病，智能可以退化，这种情况称为痴呆。无论何种智能障碍，其主要表现是智能低下，记忆力、思维能力、注意力、理解力、反应能力等降低。预后因病因和疾病严重程度而异，轻、中度精神发育迟滞随年龄的增长，智力可逐渐有所改善，但仍低于同龄正常人。

精神发育迟滞患者人数众多，国内调查其平均患病率为4.3‰，有些学者甚至认为，任何时候人群中都有近乎1%的人符合精神发育迟滞，故此病被认为是导致人类伤残的最大一类疾病，本病患者男性比女性约多二倍。痴呆主要发生在老年期，年龄越大患病率越高，65岁以上老人中，中重度痴呆的患病率约为3%~5%，80岁以上的老人中，患病率可达20%或更高。

一、诊断

诊断智能障碍首先要确定是否存在智能低下，其次要确定病因。为此应做到以下几方面。

1. 智力测验 如智商低于70，可以认为智力低下。目前国际上通用的智力测验工具有盖塞尔、丹佛发育筛选法、画人测验、Peabody图像词汇测验（PPVV）、韦克斯勒智力测验、斯坦福－比奈智力测验等。根据测得智商判断患者的智力水平。

2. 全面了解病史 双亲家族中是否有遗传病，代谢缺陷患者，近亲婚配，多胎生育史，母孕期情况，患者出生时情况，生长发育过程中是否有落后的迹象。

3. 躯体检查 有无畸形和神经系统症状。

4. 实验室检查 测定某些代谢酶和内分泌水平，24h尿氨基酸层析，颅骨拍片，超声波检查，脑电图和CT检查，染色体核型分析，必要时借助于基因分析。

5. 评定患者的社会适应能力 包括自我料理生活能力、学习能力、处理人际关系和事物的能力。可用美国智力低下协会适应行为量表或用湖南医科大学附二院心理室姚树桥编制的儿童适应行为量表来评定。

二、鉴别诊断

1. 内分泌功能障碍 具体如下。

（1）地方性呆小症（endemic cretinism）：发生于甲状腺肿流行地区。全世界除冰岛外，各国几乎都有轻重不等的流行区。中度和重度智力低下者占60%以上。患者的表情淡漠或呈傻笑痴呆面容。大多安静，活动少，反应迟钝，精神萎靡。部分患者性情暴躁，哭闹无常，显露原始情绪反应。几乎都有不同程度的言语障碍，而听力障碍也十分常见。身体发育迟缓及发育不良是本病的另一特征，患者身体多矮小且不匀称，身体上部量长于下部量。体重低于同龄正常人。骨骼发育延迟，表现为骨核出现迟，发育小，掌指骨细小，骨骼愈合迟。不少患者合并瘫痪及运动功能不良，性发育迟缓，只有轻度患者性发育完全并有生殖能力。脑电图检查显示基本频率偏低，节律不整，大多有阵发性双侧 θ 波，可无 α 波。甲状腺吸^{131}碘率增高，呈碘饥饿曲线。

（2）垂体性侏儒症（pituitary dwarfism）：是由于垂体前叶功能不足引起的一种疾病。患者出生时及婴儿期生长发育尚正常，自幼儿期开始，与同龄儿童相比，显示发育落后，但其躯体各部的发育则对称均衡，精神发育大多正常，部分智力低下，情绪欣快，性腺发育缓慢或不全。

2. 颅脑畸形 具体如下。

（1）先天性脑积水（congenital hydrocephalus）：脑积水主要是脑脊液在脑室内大量增加。临床表现主要是头颅迅速增大，颅缝分开，囟门扩大，头部透光试验阳性，根据病程长短有不同程度的智力障碍及神经系统其他体征。

（2）颅狭窄症（craniosynostosis）：由于颅骨骨缝过早闭合所致，可为遗传性疾病，亦可散发发病。临床表现颅围小，形成尖颅畸形，常有颅内压增高症及智力障碍。

（3）脑穿通畸形（brain perforating deformation）：病变为大脑半球有一处或多处漏斗样空腔，可与脑室或蛛网膜下隙相通。症状为明显智能障碍及神经系统其他症状。

（4）大头畸形（macrocephaly）：为罕见情况，头大，脑大（部分由胶质细胞增生所致）。智力可低下、正常或超常。

（5）小头畸形（microcephaly）：原发性者为常染色体隐性遗传所致，继发性者因孕妇病毒感染或其他原因所致。前者多伴有中、重度智力低下，后者的智力水平视病因及头小的程度而定。

（6）脑回畸形（gyrus deformation）：包括无脑回，脑回大或小等畸形，均有明显的智能及情绪障碍。

3. 营养性疾病　具体如下。

（1）糙皮病：该病是由于烟酸缺乏引起，通常与慢性酒精中毒、甲亢、怀孕、应激等有关。有典型的"3D"症状：皮炎（dermatitis）、腹泻（diarrhea）、痴呆（dementia）。早期症状主要为：易激惹、失眠、乏力、记忆力减退、感觉异常等，一些患者表现为痴呆，而大多数则表现为精神错乱，如果不治疗则会发生不可逆转的智能减退。

（2）韦－科综合征：由于维生素 B_1 缺乏引起，通常是慢性酒精中毒所致，有时饥饿状态也可引起，分为两类综合征。

1）Wernick 脑病：又称高位出血性脑灰质炎，一次过量饮酒后突然发生震颤性谵妄、嗜睡、眼肌麻痹及共济失调。有时可出现瞳孔反射障碍，即缩瞳、瞳孔大小不等、绝对迟钝或凝滞，也可出现痉挛发作，急性起病，有生命危险。

2）科萨科夫综合征：缓慢起病，常在一次或多次震颤性谵妄发作后发生，其特点是识记能力障碍，时间定向力障碍，虚构症，顺行性或逆行性遗忘。常见病因是脑炎、脑中风后、颅脑外伤，也可因为慢性或者反复维生素 B_1 缺乏引起。

（3）维生素 B_{12} 缺乏：有时在血液或脊髓出现异常之前就引起了皮质下痴呆，因此所有痴呆患者均应检测血清维生素 B_{12} 水平，如果结果正常而高度怀疑该病时应测血清甲基丙二酸、高半胱氨酸，如果升高反映了细胞内维生素 B_{12} 异常。

4. 慢性代谢性损害　低血糖、低氧血症、尿毒症、肝功能衰竭等慢性代谢性损害均可导致智能障碍，其程度与代谢所致的大脑损害程度有关，代谢紊乱纠正后患者可能还会留下永久的智力缺陷。

（王素平）

第五节　睡眠障碍

睡眠不仅是一种生理性的抑制，也是一种复杂的节律性的生理现象。睡眠是由于抑制过程广泛扩散至整个大脑皮层和皮层下中枢的结果。睡眠和觉醒是两种截然不同的生理节律，各自受机体神经生物体系的支配和调节。

一、睡眠不足

（一）睡眠不足的原因

失眠是常见临床表现。失眠症一般分为入睡困难、间断觉醒和早醒三种形式。除增龄引起的失眠外，引起失眠的原因也是多方面的。

1. 心理生理性失眠　心理生理性失眠是一种与行为有关的睡眠障碍，多发生在情感上的紧张，心理不适应和躯体的各种疾病等情况下。多功能睡眠图常显示客观睡眠紊乱、睡眠潜伏期延长和频发的夜间觉醒。

2. 外源性失眠　该失眠是由许多影响睡眠的外界因素所致，多发生在不适宜的睡眠环境和条件下，如嘈杂的环境和外界各种不良的刺激。

3. 药物或酒精性失眠　某些药物可直接影响睡眠，如某些兴奋性药物如苯丙胺、利他林（Ritalin）等。

4. 高原性失眠　失眠是高原地区常出现的睡眠障碍。由于高原的缺氧和过度通气导致低碳酸血症，以及周期性呼吸节律的改变导致失眠。

（二）睡眠不足的治疗

治疗失眠最主要的应是消除导致失眠的各种因素，较理想的是综合治疗，涉及教育、行为疗法和药物手段。

1. 非药物性治疗　具体如下。

（1）睡眠卫生教育：指导失眠者养成良好的睡眠习惯，睡眠量适度，睡和醒要有规律，卧室温度和光线适宜，避免睡前兴奋性活动及饮用干扰夜眠的饮料如咖啡、茶等及食用干扰夜眠的药物等。

（2）刺激控制训练：包括只在有睡意时才上床；若上床 15 ~ 20min 不能入睡，则应起床；无论夜间睡多久，清晨应准时起床。研究发现，此法明显缩短睡眠潜伏期，并可减少药物治疗的用量。

（3）睡眠约束：即限制睡眠，是指导失眠者减少花在床上的非睡眠的时间。当睡眠效率超过 90% 时，允许增加 15 ~ 20min 卧床时间，睡眠效率低于 80%，应减少 15 ~ 20min 卧床时间，睡眠效率在 80% ~ 90% 则保持卧床时间不变。

（4）放松训练：放松方法有肌肉放松训练，生物反馈，沉思，瑜伽，气功和太极拳等。

（5）光疗：定时暴露于强光下 2 ~ 3 天，可以改善睡眠 - 觉醒节律。对治疗睡眠 - 觉醒节律障碍如睡眠时相延迟或提前综合征特别有效。

（6）时相疗法：适用于睡眠时相延迟综合征的患者。嘱患者每日将睡眠时间提前数小时，直到睡眠 - 觉醒周期符合一般社会习惯，需要一周左右的时间。

2. 药物治疗　药物治疗失眠，尤其是慢性成人和老年患者的失眠，应遵循以下基本原则：①应用最小有效剂量；②间断用药（每周 2 ~ 4 次）；③短期用药（常规不要超过 3 ~ 4 周）；④逐渐停药；⑤防止停药后复发。

目前用于治疗失眠的药物种类繁多，可分为五类：①苯二氮䓬类（BZD）；②抗抑郁药，如阿米替林、多虑平；③抗组胺类，如安泰乐；④巴比妥及非巴比妥类，如巴比妥、苯巴比妥；⑤精神病药物及其他镇静药，如氯丙嗪。应用最广泛的是 BZD，一般说来，半衰期短的安眠药比半衰期长的显效快，抑制呼吸弱，没有或只有轻微的白日残留作用，但是短效 BZD 容易成瘾，撤药时容易发生反跳性失眠。这种反跳与用药剂量无关，有的人在服药几日，甚至一到两日后就会产生。虽然半衰期长的安眠药比半衰期短的成瘾性和反跳要小，但显效慢，抑制呼吸，白日残留作用是它的不足之处。其他抗失眠药物如褪黑素是松果体分泌的主要激素，其独特作用是转换光周期调节睡眠节律信号，可以用来治疗由于生理节律紊乱（诸如跨时区飞行旅游，轮班工作）引起的周期性失眠。Zolpi - dem 是属咪唑吡啶类药物，近来发现具有和 BZD 相似的作用，被用来治疗暂时性和慢性失眠。尽管它与 BZD 都是通过调节 GABA 受体复合体的途径发挥作用，但它没有像 BZD 类那样会影响睡眠结构，不会引起认知和精神运动障碍的副作用，并且停药后不会出现反跳现象。尽管如此，专家仍建议服用此药不要超过 4 周以上。

二、睡眠过多

（一）发作性睡病

是一种原因不明的白昼困倦和难以控制的睡眠发作，同时伴有夜间睡眠障碍和猝倒发作。多数患者病因不明。部分患者是由于丘脑下部或中脑灰质被盖网状结构的损害所致。也有文献强调发作性睡病是由于网状激活系统病变或神经体液缺陷所致。

本病好发年龄在 10 ~ 20 岁，由若干症状所组成，主要症状为嗜睡和猝倒。睡眠发作多在白天正常人不易入睡的场合。睡眠发作时有一种难以控制的睡意迫使患者立刻入睡。睡眠的深度和持续时间以及发作的次数因人而异，一般能够唤醒。猝倒多发生在情绪激动时，突然出现全身肌肉软弱无力，肌张力和腱反射低下或消失，软瘫倒地不能活动。除此之外还有患者出现睡眠瘫痪症，多发生在入睡或觉醒时，持续数秒或数分钟后消失。部分患者还存在入睡幻觉。

发作性睡病的诊断应具备以下内容：①白昼过分嗜睡；②发作性猝倒；③入睡幻觉；④睡眠麻痹。在鉴别诊断中应与 Kleine - Levin 和 Pickwichian 综合征相鉴别。

治疗：①苯丙胺：可以抑制快动眼睡眠（REM）。10～20mg，每日2～3次。为了避免难以入睡的不良反应，睡前不宜服用。此前尚有紧张、焦虑、心悸等不良反应。成瘾是值得重视的问题。②哌醋甲酯（Ritalin，利他林）：可抑制REM。5～10mg，每日2～3次。不良反应偶有眩晕、失眠、心悸、厌食及头痛。③盐酸丙咪嗪：对猝倒效果明显。与哌醋甲酯合用，可控制猝倒与发作性入睡。25mg，每日3次。④单胺氧化酶抑制剂：可以减少发作性入睡。对猝倒、睡眠幻觉及睡眠瘫痪也有效。不良反应：低血压、阳痿、水肿、体重增加等。停药后出现失眠、抑郁、焦虑。⑤其他：L-精氨酸每日9g，可减少睡眠发作；麻黄碱、氯化钾、氟哌啶醇等对猝倒有效。

（二）Kleine-Levin 综合征

又称周期期性嗜睡-贪食综合征或周期性嗜睡-病态综合征。本症是以周期性发作性嗜睡合并贪食，同时伴有运动不安、精神兴奋和轻度意识障碍的一组病症。

临床多见于10～20岁的男性青少年，典型的临床表现分为4期。①前驱期，多有心身方面的疲劳和疾病，发作前2～3天常有头痛乏力、情绪不稳、思维紊乱或轻度嗜睡。②嗜睡期，嗜睡可在昼间或傍晚急速起病，极度困倦迅速入睡，呼之不应，持续时间长短不一。表现食欲亢进，烦渴多饮，性行为释放，表情抑郁或意识蒙眬，清醒后能回忆。③反跳期或恢复期，发作症状消失后2～7天内可出现过度觉醒或躁狂样状态，夜间不眠仍保持精神爽快。④间歇期，一般无症状如同健康人。

治疗：发作期可用哌醋甲酯或苯丙胺治疗，也可用三环类抗抑郁剂。文献报道也可用碳酸锂治疗本病可预防复发，也有不治自愈倾向。

三、睡眠相关障碍

（一）Pickwichian 综合征

又称肥胖-肺换气综合征，多见于体形过度肥胖而又无心肺疾病的健康者，表现嗜睡、入睡后呼吸暂停、发绀，严重者来不及抢救可导致死亡。

治疗：应设法降低体重，包括饮食控制，加强体育锻炼或科学减肥法降低体重。注意解除呼吸道梗阻，必要时可行气管切开，对个别严重的病例应行人工辅助呼吸。

（二）睡眠呼吸暂停综合征

该综合征是指在睡眠状态下，气流在口鼻腔至少持续10秒钟，并在睡眠中反复发生呼吸暂停、憋醒，形成周期性呼吸节律伴发绀、换气功能低下，称为睡眠呼吸暂停综合征。临床主要表现为无节制的响亮鼾声，这种咽喉鼾鸣常被20秒或更长时间的无呼吸期所打断。睡眠中的行为异常出现在呼吸恢复之前，如拍击样震颤，突然起坐或下床，甚至跌倒中断睡眠。睡眠较深，唤醒困难，疼痛刺激无反应，迷惘，不能回忆伴夜间遗尿，晨起头痛。

治疗：因气道阻塞或呼吸暂停应给氧，但效果较差。对阻塞型呼吸暂停患者可行气管造口术有一定疗效，但关闭造口易复发；也可采用气管内插入活瓣装置。鼻腔持续正压气道通气可减少呼吸暂停次数，改善睡眠和缺氧。药物方面的治疗可选用丙咪嗪或盐酸可乐宁。

（三）梦游

是指患者在睡眠状态下，可以完成简单甚至是复杂的自主运动，也可重复生活中的某些习惯动作，如开抽屉、解纽扣，不但难以唤醒甚至可发生意外。梦游全过程3～5min，以学龄期儿童最为常见，少数患儿可反复发作并伴有遗尿症。

治疗：首要措施在于保证安全，免出意外，如夜间锁好门窗等。此病往往随年龄增长而趋于好转。必要时睡前口服丙咪嗪25～50mg，疗效显著。

（四）夜惊

也称梦惊，是觉醒异常的一种表现。主要见于幼小儿童，多发生在入睡后数小时，主要表现患儿在夜间睡眠中突然起坐尖叫，神情惊恐不安，双目直视，意识蒙眬，定向障碍和幻觉，还可出现其他复杂的无目的的动作，可自动清醒。因此在治疗中应首先消除家长的疑虑和担心，随增龄而发作的次数也自然会减少。治疗与梦游症相同。

（五）夜尿症

俗称尿床，好发于儿童。主要因睡眠中大脑对膀胱的控制能力减弱而发生遗尿。5～6岁前的遗尿被认为是儿童发育过程中的正常现象，随年龄的增长遗尿随之消失，仅有少数可发生在青少年。继发性夜尿主要由精神因素、泌尿和神经系统器质性病变所致。

治疗：首先要安排好患者的作息制度。白天不要过度劳累、睡前少喝水并排空小便。习惯性遗尿者应设法在前半夜唤醒后排尿。有器质性病变者先治疗原发病。药物可用丙咪嗪25～50mg，睡前2h口服，可使69%的患者遗尿次数减少，但其作用不能持久，需辅以心理治疗。三环类药物阿米替林、去甲替林也可选用。

（六）睡眠磨牙症

是一种在睡眠中发生的不自主用力磨牙。患者不知道存在本病。常在夜间大声磨牙被同屋或同床者发现，发病年龄多在17～20岁。其病因可能与牙本质异常有关，如咬牙合不正常、心理因素或精神紧张也起一定作用。轻者不需治疗，重者可用橡皮牙托治疗，防止牙齿损害。

（王素平）

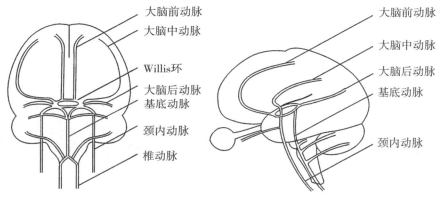

第四章

脑血管疾病

脑血管病（cerebrovascular disease，CVD）是指各种原因导致脑血管损害从而引起的脑组织病变。急性发病并迅速出现脑功能障碍的脑血管疾病称为急性脑血管病，也称脑卒中（stroke）或脑血管意外（cerebral vascular accident），多表现为突然发生的脑部受损征象，如意识障碍、局灶症状和体征。

一、脑部血液供应及其特征

脑的血管系统大体可分为动脉系统和静脉系统。动脉系统又可分为颈动脉系统和椎-基底动脉系统，颅脑的血液供应主要来自颈前的两根颈总动脉和颈后的两根椎动脉（图4-1）。脑血管的最大特点是颅内动脉与静脉不伴行。

大脑前动脉
大脑中动脉
Willis环
大脑后动脉
基底动脉
颈内动脉
椎动脉

大脑前动脉
大脑中动脉
大脑后动脉
基底动脉
颈内动脉

图4-1 脑的主要供血动脉

（一）颈动脉系统（前循环）

颈动脉系统包括颈总动脉、颈外动脉和颈内动脉及其分支（图4-2）。

颈总动脉，左右各一根，分别提供一侧颅脑的供血。右侧的颈总动脉起自头臂干动脉，左侧的颈总动脉直接起自主动脉弓。双侧颈总动脉在气管两侧向上走行，在甲状软骨略上水平分为颈内动脉和颈外动脉，在颈部可以触摸到颈总动脉及其分叉部。

颈外动脉在其经过途中发出9个分支。向前3支：甲状腺上动脉、舌动脉和面动脉。向后3支：胸锁乳突肌动脉、枕动脉和耳后动脉。向内1支：咽升动脉；向上2支：上颌动脉与颞浅动脉。颈外动脉分支供应头皮、颅骨、硬膜及颌面部器官，颈内动脉则向上走行穿颅骨进入颅内，分支供应垂体、眼球及大脑等。

颈内动脉的主要延续性分支为大脑前动脉和大脑中动脉，此外还有眼动脉、脉络膜前动脉等。颈动脉系统主要供应大脑半球前3/5的血液，故又称为前循环。颈内动脉包括颈内动脉颅外段和颈内动脉颅外段，颈内动脉颅外段没有分支，但通常不是笔直的，而是有一定的弧度。在颅外段的起始处有梭形膨大，为颈动脉窦，是压力感受器，可调节血压。在颈总动脉分叉处后壁上，有一扁椭圆形小体借结缔组织附于壁上，是颈动脉体，可感受血液中的 O_2 和 CO_2，调节呼吸。

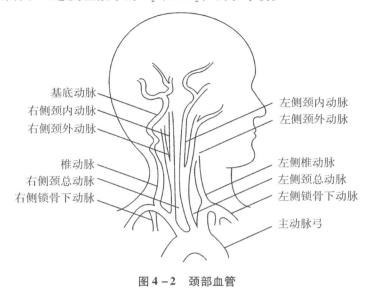

图 4-2　颈部血管

大脑前动脉于视交叉外侧、嗅三角后方，以近乎直角的方向自颈内动脉发出，向中线走行，直至大脑纵裂，后在胼胝体上方折向后走行。左右大脑前动脉由前交通动脉相连。大脑前动脉皮质支供应大脑半球内侧面、额叶底面的一部分和额、顶叶上外侧面的上部，中央支供应内囊前肢、部分膝部、尾状核、豆状核前部等。

大脑中动脉是颈内动脉的直接延续，在颈内动脉的分支中最为粗大。大脑中动脉在视交叉外下方向横过前穿质进入大脑外侧沟，再向后外，在岛阈附近分支。大脑中动脉皮质支供应大脑半球上外侧面的大部分和岛叶，中央支供应尾状核、豆状核、内囊膝和后肢的前部。

脉络膜前动脉从颈内动脉或大脑中动脉主干向下发出，沿视束下面向后行，经大脑脚与海马旁回沟之间进入侧脑室下角，终止于脉络丛。供应外侧膝状体、内囊后肢的后下部、大脑脚底的中 1/4 及苍白球等。

（二）椎-基底动脉系统（后循环）

椎-基底动脉系统的主要来源血管为椎动脉，左右各一。

右侧椎动脉发自头臂干动脉，左侧椎动脉发自左锁骨下动脉。椎动脉逐节穿过颈椎横突孔向上走行，至颅骨和第一颈椎之间进入颅内。两侧的椎动脉入颅后汇合形成基底动脉。椎动脉主要分支有脊髓前、后动脉和小脑后下动脉。小脑后下动脉供应小脑下面后部。

基底动脉在脑干的前方向上走行，至大脑半球的底部分叉为双侧的大脑后动脉。主要分支有：①小脑下前动脉，供应小脑下部的前部。②内听动脉，供应内耳迷路。③脑桥动脉，供应脑桥基底部。④小脑上动脉，供应小脑上部。

大脑后动脉在脑桥上缘，由基底动脉发出，绕大脑脚向后，沿海马旁回的沟转至颞叶和枕叶内侧面。皮质支供应颞叶的内侧面、底面和枕叶。中央支供应背侧丘脑、内侧膝状体、下丘脑和底丘脑等。

（三）脑动脉的侧支循环

1. 脑底动脉环　包括 Wills 环和延髓动脉环。

（1）Wills 环（大脑动脉环）：位于脑底面下方、蝶鞍上方，下视丘及第三脑室下方，灰结节、垂体柄和乳头体周围，由前交通动脉、两侧大脑前动脉始段、两侧颈内动脉末段、两侧后交通动脉和两侧大脑后动脉始段吻合而成（图 4-3）。将颈内动脉和椎-基底动脉相互联系，继而将前后循环以及左右两侧大脑半球的血液供应相互联系，对调节、平衡这两大系统和大脑两半球的血液供应起着重要作用。当某一动脉血流减少或被阻断时，血液借此得以重新分配和平衡。

— 53 —

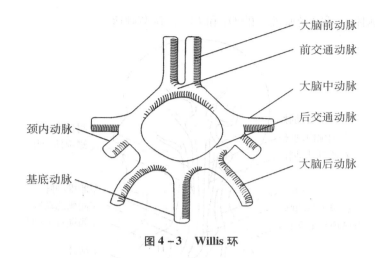

图 4－3　Willis 环

（2）延髓动脉环：延髓动脉环为左右椎动脉与脊髓前动脉共同构成。因脊髓前动脉细小，代偿潜能不大。

2. 软脑膜内吻合　在大脑半球软膜内，大脑前动脉、大脑中动脉、大脑后动脉皮质支末梢存在着丰富的侧支吻合。吻合网呈带状分布，位于 3 条大脑动脉供血的交错区。

在小脑表现，一侧小脑上动脉、小脑下前动脉和小脑下后动脉分支之间存在着广泛吻合。两侧对应的小脑动脉之间也存在着丰富的吻合。

此外，大脑前动脉胼胝体动脉和大脑后动脉的胼胝体背侧动脉于胼胝体背侧也有侧支血管吻合，称胼周吻合。

3. 脑内动脉吻合　大脑各动脉的中央支从脑底进入脑的深部，供应基底节、后脑、内囊等部位，各中央支之间存在侧支血管吻合，但这些吻合血管属于微动脉吻合和前毛细血管吻合，不足以建立有效的侧支循环，临床上某中央支突然闭塞常表现出相应的功能障碍。若闭塞形成缓慢，可发展侧支循环起到一定的代偿功能。

4. 颈内动脉和颈外动脉分支间的吻合　头皮、颅骨、硬膜和脑的动脉系统既相对分隔，又存在着广泛的吻合。在正常情况下，这些吻合血管的血流量很小。当某些血管狭窄或闭塞时，这些吻合血管则起到一定的代偿作用，是调节脑部血液分配的另一重要途径。如颈内动脉分出的眼动脉与颈外动脉分出的颞浅动脉相吻合，大脑前、中、后动脉的皮质支与脑膜中动脉相吻合（图 4－4）。

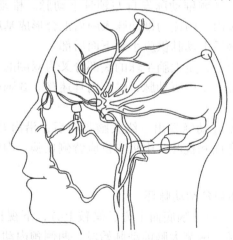

图 4－4　颈内动脉和颈外动脉分支间的吻合

5. 颈内动脉与基底动脉间的胚胎遗留血管　在人类胚胎早期，颈内动脉系和椎－基底动脉系之间有原始三叉动脉、原始耳动脉和原始舌下动脉等，这些动脉有的可保留到生后。

（四）静脉系统

脑静脉多不与动脉伴行，其管壁较薄，且无瓣膜。大脑的静脉分为浅深两组，浅组收集脑浅层的血液；深组收集脑深部实质内的血液。两组静脉经硬脑膜静脉窦最终回流至颈内静脉。

浅组分为 3 组：大脑上静脉有 6～12 条，引流大脑半球上外侧面和上内侧面的血液，入上矢状窦，其中以中央沟静脉（Golando 静脉）和上吻合静脉（Trolard 静脉）较为粗大；大脑中静脉有浅、深之分，大脑中浅静脉引流外侧裂附近的静脉血注入海绵窦，大脑中深静脉引流脑岛的血液注入基底静脉，大脑中浅静脉还借上吻合静脉（Trolard 静脉）注入上矢状窦，借一些吻合支与大脑下静脉相连；大脑下静脉有 1～7 条，引流半球上外侧面、内侧面和下面的血液，注入海绵窦、横窦、岩上窦和基底静脉。

深组主要有 3 个大干：大脑大静脉（Galen 静脉）由两侧大脑内静脉合成一条粗短的深静脉干，最后注入直窦；大脑内静脉由透明隔静脉和丘脑纹状体静脉汇合而成，位于第三脑室顶部两侧的脉络丛内，左右各一，收集胼胝体、透明隔、尾状核、豆状核、丘脑、侧脑室和第三脑室脉络丛的血液；基底静脉又称 Rosenthal 静脉，由大脑前静脉和大脑中深静脉汇合而成，最后注入大脑大静脉。

人的硬脑膜静脉窦可分为后上群与前下群。后上群包括上矢状窦、下矢状窦、左右横窦、左右乙状窦、直窦、窦汇及枕窦等；前下群包括海绵窦、海绵间窦、左右岩上、岩下窦、左右蝶顶窦及基底窦等（图 4 - 5）。硬脑膜窦的血液流向方向，见图 4 - 6。

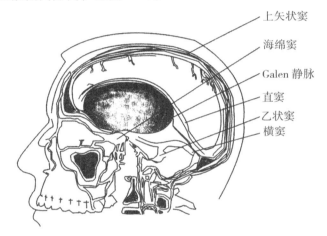

图 4 - 5　颅脑的静脉系统

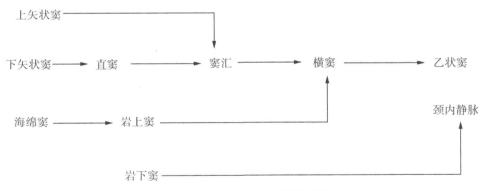

图 4 - 6　硬脑膜窦的血液流向方向

二、脑血管病的分类

临床常见的急性脑血管病，主要是动脉血管的病变，分为两大类：缺血性脑血管病和出血性脑血管病。前者依据发作形式和病变程度分为脑梗死和短暂性脑缺血发作；后者根据出血部位不同，主要分为脑出血和蛛网膜下隙出血。静脉血管的病变以静脉窦血栓形成较常见。

三、脑血管病的危险因素

与脑血管病发生有密切因果关系的因素称为危险因素，其可以是一种疾病或生理状态。脑血管病的危险因素又可分为可干预与不可干预两种，其中可干预的危险因素根据证据强度的不同，又分为证据充分的可干预危险因素、证据不充分或潜在的可干预危险因素。

不可干预的危险因素系指不能控制和治疗的危险因素，包括：①年龄：是最重要的独立危险因素。如55岁以后，每增加10岁，脑血管疾病发病率增加1倍以上。②性别：男性脑血管疾病的危险度较女性高。③低出生体重。④人种/种族：如黑种人脑血管疾病的发生率明显高于白种人。亚洲人群脑血管病发病率也相对较高。⑤遗传：家族中有脑血管疾病的子女发生脑血管疾病的可能性明显升高。

证据充分的可干预的危险因素包括：①高血压：血压和心血管病的风险呈线性相关，且独立于其他危险因素。②吸烟：吸烟导致脑血管疾病的危险性与吸烟的量成正比，最高可达不吸烟人群的6倍。戒烟可以降低脑血管病的危险性。③糖尿病：系脑血管病常见的独立危险因素。糖尿病患者发生缺血性脑血管病的危险性是普通人群的2~3倍。④心房颤动：心房颤动可以单独增加卒中的风险3~4倍。⑤其他心脏事件：其他类型心脏病也可能增加血栓性卒中的危险，包括扩张型心肌病、瓣膜性心脏病（例如二尖瓣脱垂、心内膜炎、瓣膜修复），以及先天性心脏缺陷（如卵圆孔未闭、房间隔缺损、房间隔动脉瘤）。⑥血脂异常：系脑血管病的重要危险因素。⑦无症状颈动脉狭窄：当狭窄程度加重或发生血流动力学改变时，则可发生缺血性脑血管病。⑧镰状细胞病：20岁镰状细胞病患者卒中的发生率至少为11%，其中相当一部分是通过大脑磁共振发现的"静息"卒中。幼童时期卒中的发生率最高。⑨绝经后激素疗法：绝经后如大量使用激素治疗，卒中危险性升高约40%。⑩饮食和营养：钠的摄入量多伴随卒中危险性增高。同时钾摄入量的增多伴随卒中危险性降低。增加水果和蔬菜的摄入量与降低卒中的危险性之间存在着剂量效应方式。⑪缺乏锻炼：体育锻炼被证实对卒中能够起到有益的作用，体育活动的部分保护效应可能是通过降低血压，控制心血管疾病其他危险因素，控制糖尿病等机制发挥作用。

证据不充分或潜在可干预的危险因素包括：①代谢综合征：代谢综合征能够预测冠心病，心血管疾病（包括冠心病和卒中）以及因此产生的死亡率。然而，并没有关于卒中特异性危险方面的充分证据。②酗酒：长期、轻中度地饮用葡萄酒可以降低卒中的危险度，而重度饮酒增加其危险度。③药物滥用：包括可卡因、苯丙胺、二醋吗啡，与卒中的危险性增加有关。④口服避孕药：与卒中危险性的相关性不高，一些女性特别是既往有血栓病史，可能表现出高危险性。⑤睡眠呼吸紊乱：和一系列其他卒中危险因素相关，对心血管事件不利并且独立作用于卒中危险性。有效地治疗呼吸睡眠暂停综合征可以降低血压，有可能预防卒中。⑥偏头痛：在年轻女性中偏头痛和卒中之间存在关联。⑦高同型半胱氨酸血症：流行病学和前瞻性研究表明血浆同型半胱氨酸水平和卒中之间存在正相关。⑧高脂蛋白a：脂蛋白a类似低密度脂蛋白微粒，可以促进动脉粥样硬化的形成。⑨脂蛋白相关性磷脂酶A2升高：脂蛋白相关性磷脂酶A2是一种与人血浆中的低密度蛋白相关的钙依赖性血清脂肪酶。脂蛋白相关性磷脂酶A2在血浆中水平升高会导致心血管意外的增加，也可能是卒中的危险因素。⑩高凝状态：缺血性卒中的年轻女性患者血中抗磷脂抗体浓度容易较高。大量的病例对照研究并没有发现其他遗传性血液高凝状态和卒中的关系。⑪炎症：在动脉粥样硬化性心血管疾病病理生理学机制中，炎症反应所起的作用正在研究中。⑫感染：尽管在冠状动脉及颈动脉的斑块中发现了多种细菌，但使用抗生素治疗并未被证实可以降低卒中的风险。

四、脑血管病的诊断

脑血管病的诊断依赖于准确的病史采集、临床及辅助检查。但脑血管病的诊断与其他疾病存在一些差异。

（一）病史采集

根据临床是否需要对脑血管病患者紧急处理，可以采取有针对性的病史采集策略。

1. **系统化的病史采集**　系统的病史采集对于判断脑血管病的病因、发病机制以及采取个体化的诊断和治疗是必不可少的。在脑血管病的病史采集中，应着重下列几点。

（1）要问清首次发作的起病情况：确切的起病时间；起病时患者是在安静的状态还是在活动或紧张状态；是急性起病，还是逐渐起病；有无脑血管病的先兆发作——短暂脑缺血发作；患者有多少次发作，如为多次发作，应问清首次发作的详细情况，以及最近和最严重的发作情况，每次发作后有无意识障碍、智力和记忆力改变、说话及阅读或书写困难、运动及感觉障碍、视觉症状、听力障碍、平衡障碍以及头痛、恶心、呕吐等症状。

（2）询问前驱症状及近期事件：在脑血管病的形成过程中，常有脑血液循环从代偿阶段到失代偿阶段的变化过程，代偿阶段的改变表现在临床上就是本病的前驱症状。如能仔细询问这些前驱症状，找到症状的诱发因素以及病因线索，给予合理治疗，有时可避免或延缓完全性卒中的发生，或可减少病情进展。

（3）伴随疾病：患者有无高血压病、糖尿病、心脏病、高脂血症、吸烟和饮酒情况、贫血等。

（4）用药情况：对有脑血管病病史的患者询问服用药物情况，有些药物可诱发低血压和短暂脑缺血发作，如降压药物、吩噻嗪类衍生物；有的药物可并发脑内出血，如抗凝剂；有时可并发高血压危象和脑血管病。还有一些药物如酒精、降血糖药物、黄体酮类避孕药等也可引起脑血管病，故在询问脑血管病患者时，要仔细询问服用药物情况。

2. **快速判断卒中方法**　急诊处理时，由于时间紧迫，难以进行详细的病史采集，当患者或家属主诉以下情况时，常提示卒中的可能，应及时采取有效的处理措施，待病情平稳后，再进行详细的病史采集。

提示患者卒中发作的病史：

（1）症状突然发生。

（2）一侧肢体（伴或不伴面部）无力、笨拙、沉重或麻木。

（3）一侧面部麻木或口角歪斜，说话不清或理解语言困难，双眼向一侧凝视。

（4）一侧或双眼视力丧失或视物模糊。

（5）视物旋转或平衡障碍。

（6）既往少见的严重头痛、呕吐。

（7）上述症状伴意识障碍或抽搐。

（二）脑血管病的特殊检查

脑血管病除了进行内科系统及神经科查体外，还有特殊的检查。

1. **神经血管检查**　神经血管学检查是临床脑血管病检查的最基本内容，是血管检查的开始。标准的临床神经血管检查包括：①供血动脉相关的触诊，主要是颈动脉和桡动脉的触诊，获得动脉搏动强度和对称性的信息。②双上肢血压的同时测量，了解双上肢血压的一致性。③脑血管的听诊，选择钟形听诊器对脑动脉主要体表标志进行听诊，主要听诊区包括颈动脉听诊区、椎动脉听诊区、锁骨下动脉听诊区和眼动脉听诊区，了解血管搏动的声音对称性以及有无杂音。听诊时要注意找到准确的体表标志，杂音的最强部位，通过适当加压可以判断。

2. **临床严重程度的评估**　准确记录患者的病情严重程度，是有效观察患者病情变化的前提。临床上，常采取一些量表来记录患者的病情。如NIHSS（美国国立卫生研究院卒中量表）是一个省时方便、可信有效且内容较全面的综合性脑卒中量表（表4-1），它所评定的神经功能缺损范围大，在脑血管病的病情判断中被广泛采用。

表 4 - 1　美国国立卫生研究院卒中量表（简表）

检查项目	名称	反应和评分
1A	意识水平	0 - 清醒
		1 - 嗜睡
		2 - 昏睡
		3 - 昏迷/无反应
1B	定向力提问（2 个问题）	0 - 回答都正确
		1 - 1 个问题回答正确
		2 - 2 个问题回答都不正确
1C	指令反应（2 个指令）	0 - 2 个任务执行正确
		1 - 1 个任务执行正确
		2 - 2 个任务都不执行
	2　凝视	0 - 水平运动正常
		1 - 部分凝视麻痹
		2 - 完全凝视麻痹
	3　视野	0 - 无视野缺损
		1 - 部分偏盲
		2 - 完全偏盲
		3 - 双侧偏盲
	4　面部运动	0 - 正常
		1 - 轻微面肌无力
		2 - 部分面肌无力
		3 - 完全单侧面瘫
	5　运动功能（臂）	0 - 无漂移
	a. 左	1 - 不到 5s 即漂移
	b. 右	2 - 不到 10s 即落下
		3 - 不能对抗重力
		4 - 不能活动
	6　运动功能（腿）	0 - 无漂移
	a. 左	1 - 不到 5s 即漂移
	b. 右	2 - 不到 5s 即落下
		3 - 不能对抗重力
		4 - 不能活动
	7　肢体共济失调	0 - 无共济失调
		1 - 1 个肢体共济失调
		2 - 2 个肢体共济失调
	8　感觉	0 - 无感觉缺失
		1 - 轻度感觉缺失
		2 - 重度感觉缺失
	9　语言	0 - 正常
		1 - 轻度失语
		2 - 重度失语
		3 - 缄默或完全失语
	10　发声	0 - 正常

检查项目	名称	反应和评分
		1 - 轻度构音障碍
		2 - 重度构音障碍
11	感觉消退或忽视	0 - 无
		1 - 轻度（丧失 1 种感觉模态）
		2 - 重度（丧失 2 种感觉模态）

3. 影像学检查　脑血管病的影像学检查最近几年来，得到了长足的进步。尤其在急性期，早期、快速的影像学检查对急性脑血管病患者的诊治至关重要。脑血管病的影像学检查需要注意，不仅需要进行结构影像学的评估，还应进行血管影像学与灌注影像学的评估，主要的检查方法有以下 4 种。

（1）头颅 CT：平扫 CT 由于应用广泛、检查时间短、检查费用较低，以及可准确检出蛛网膜下隙出血和脑实质出血等优点，仍是评估急性脑血管病最常用的影像学方法。平扫 CT 还有助于提示由于动脉再灌注损伤而出现的出血转化。在大多数情况下，CT 能为急诊治疗的决策提供重要信息。

多模式 CT 可以提供更多信息，细化脑血管病的诊断。多模式 CT 通常包括 CT 平扫（noncontrast CT，NCCT）、CT 灌注成像（CT perfusion，CTP）和 CT 血管成像（CT angiography，CTA）。CTP 有助于显示梗死区和缺血半暗带。CTA 有助于显示颈内动脉、大脑中动脉、大脑前动脉、基底动脉和大脑后动脉的血管狭窄或闭塞状况，显示颅内动脉瘤和其他血管畸形。

（2）磁共振：在急性脑血管病中，MR 平扫用于排除脑内出血以及其他病变，明确有无新梗死灶。磁共振因为限制因素较多，一般不作为检查脑内出血的首选检查。

在急性脑血管病，尤其是缺血性脑血管病中，多模式 MRI 可以提供更多信息，改善脑血管病的诊断。多模式 MRI 通常包括 T_1 加权成像（T_1WI）、T_2 加权成像（T_2WI）、T_2^*WI、FLAIR、MR 血管成像（MR angiography，MRA）、弥散加权成像（DWI）和灌注加权成像（PWI）。MRA 能显示潜在的脑动脉形态异常。PWI 有助于显示梗死区和缺血半暗带。

CEMRA 用以显示主动脉弓至颅内动脉的形态异常。

MRV 用于显示上矢状窦、直窦、横窦、乙状窦及大脑大静脉的狭窄或闭塞的部位和程度。

（3）超声检查：颈动脉彩色超声检查和经颅多普勒超声检查用于筛查动脉血管内病变。

（4）数字减影血管造影（DSA）：DSA 能动态全面地观察主动脉弓至颅内的血管形态，包括动脉和静脉，是脑血管检查的金标准。

目前，随着影像学技术的快速发展，影像学资料可以为急性脑血管病，尤其是缺血性脑卒中患者的个体化治疗方案提供越来越多的依据。

五、治疗原则

急性脑血管病起病急、变化快、异质性强，其预后与医疗服务是否得当有关，在急性脑血管病的处理时，应注意：①遵循"循证医学（evidence - based medicine，EBM）与个体化分层相结合"的原则；②按照"正确的时间顺序"提供及时的评价与救治措施；③系统性，即应整合多学科的资源，如建立组织化的卒中中心或卒中单元系统模式。

1. 临床指南　循证医学是通过正确识别、评价和使用最多的相关信息进行临床决策的科学。循证医学与传统医学相比，最大特点是以科学研究所获得的最新和最有力的证据为基础，开展临床医学实践活动。以循证医学为指导，能够保证临床决策的规范化。但再好的证据也不一定适合所有患者。临床决策的最高原则仍然是个体化。循证医学时代衡量临床医生专业技能的标准是能否将个人的经验与所获取的最新证据有机地结合起来，为患者的诊治做出最佳决策。合格的临床医生应该对研究对象、研究方案、研究结果进行辨证的分析和评价，结合具体病例采用有效、合理、实用和经济可承受的证据。必须真心诚意地服务于患者，临床决策时理应充分考虑患者的要求和价值取向。

2. 急诊通道　急性脑血管病是急症，及时的治疗对于病情的发展变化影响明显。

缺血性卒中溶栓治疗的时间窗非常短暂。脑卒中发病后能否及时送到医院进行救治，是能否达到最好救治效果的关键。发现可疑患者应尽快直接平稳送往急诊室或拨打急救电话由救护车运送至有急救条件的医院。在急诊，应尽快采集病史、完成必要的检查、做出正确判断，及时进行抢救或收住院治疗。通过急诊绿色通道可以减少院内延误。

因为紧急医疗服务能提供最及时的治疗，所有发生急性卒中的患者应启用这一服务，如拨打120或999电话。患者应被快速转运到能提供急诊卒中治疗的最近的机构以便评估和治疗。对于疑似卒中的患者，紧急医疗服务（EMS）应当绕过没有治疗卒中资源的医院，赶往最近的能治疗急性卒中的机构。但据调查，急性卒中患者接受 EMS 的比例较低仅约29%。

初步评价中最重要的一点，是患者的症状出现时间。

不能为了完成多模式影像检查而延误卒中的急诊治疗。

3. 卒中单元　卒中单元（stroke unit）是一种多学科合作的组织化病房管理系统，旨在改善住院卒中患者管理，提高疗效和满意度。卒中单元的核心工作人员包括临床医生、专业护士、物理治疗师、职业治疗师、语言训练师和社会工作者。它为卒中患者提供药物治疗、肢体康复、语言训练、心理康复和健康教育。

卒中单元被认为是治疗脑卒中最有效的办法。哥本哈根一项权威性的临床对照研究试验证实：卒中单元和普通病房比较，住院期死亡的危险性降低了40%，尤其严重卒中患者可降低86%，丧失生活能力的危险性降低50%，严重患者达83%，并且缩短了患者的平均住院时间2周。卒中单元对任何卒中患者都有好处，治疗和康复的有效性明显，这与溶栓、抗凝及神经保护剂等受治疗时间窗限制明显不同。Meta 分析发现在目前所有缺血性脑卒中的治疗中，最为有效的方法是卒中单元（OR 值为0.71），其次是溶栓（OR 值为0.83）、抗血小板（OR 值为0.95）和抗凝（OR 值为0.99）。另外，卒中单元有利于二期预防的宣教。

按照收治的患者对象和工作方式，卒中单元可分为以下4种基本类型。

（1）急性卒中单元（acute stroke unit）：收治急性期的患者，通常是发病1周内的患者。强调监护和急救，患者住院天数一般不超过1周。

（2）康复卒中单元（rehabilitation stroke unit）：收治发病1周后的患者。由于病情稳定，康复卒中单元更强调康复，患者可在此住院数周，甚至数月。

（3）联合卒中单元（combined acute and rehabilitation stroke unit）：也称综合卒中单元（comprehensive stroke unit），联合急性和康复的共同功能。收治急性期患者，但住院数周，如果需要，可延长至数月。

（4）移动卒中单元（mobile stroke unit）：也称移动卒中小组（mobile stroke team），此种模式没有固定的病房。患者收到不同病房，由一个多学科医疗小组去查房和制订医疗方案，因此没有固定的护理队伍。也有学者认为，此种形式不属于卒中单元，只是卒中小组。

六、预防

与卒中的治疗相比，脑血管病的预防对人类健康的影响更大。Sacco 在 2006 年的 Feoberg 论坛上，提出了新的脑血管病的预防策略，应进行全面的血管危险评估。完善如下几个方面的评价：

（1）心脑血管疾病传统的危险因素（例如吸烟、缺乏锻炼、高血压病和糖尿病等）。

（2）亚临床事件的评估，包括亚临床脑损害（例如无症状梗死、白质高信号和微出血等）和亚临床血管疾病（例如颈动脉斑块、动脉内－中膜增厚等），这些亚临床的表现可能是从无症状性血管事件至症状性血管事件的中间环节，有利于准确评估疾病的进展情况。

（3）与血管疾病相关的生物标记物和基因指标（例如纤维蛋白原、C－反应蛋白、同型半胱氨酸等），也有利于对血管危险因素的全面评估。

根据全面的血管评估结果，建议一个准确预测卒中发生的测量方法，有益于识别哪些人群是卒中的高危人群，并对所有可干预的危险因素进行适当的干预。

脑血管病的预防包括一级预防和二级预防。

脑血管病的一级预防系指发病前的预防，即通过早期改变不健康的生活方式，积极主动地控制各种危险因素，从而达到使脑血管病不发生或推迟发病年龄的目的。我国是一个人口大国，脑血管病的发病率高。为了降低发病率，必须加强一级预防。

脑卒中的复发相当普遍，卒中复发导致患者已有的神经功能障碍加重，并使死亡率明显增加。首次卒中后 6 个月内是卒中复发危险性最高的阶段，所以在卒中首次发病后有必要尽早开展二级预防工作。

二级预防的主要目的是为了预防或降低再次发生卒中的危险，减轻残疾程度，提高生活质量。针对发生过一次或多次脑血管意外的患者，通过寻找脑卒中发生的原因，治疗可逆性病因，纠正所有可预防的危险因素，这在相对年轻的患者中显得尤为重要。

此外，要通过健康教育和随访，提高患者对二级预防措施的依从性。

（王素平）

第五章

周围神经疾病

第一节　概述

　　周围神经系统（peripheral nervous system，PNS）包括神经根组成的脊神经和脑干腹外侧发出的脑神经，但不包括嗅神经和视神经，后者是中枢神经系统的特殊延伸。周围神经系统的功能或结构损害称为周围神经疾病。

一、解剖与生理

　　周围神经系统包括位于脑干和脊髓的软膜所包被部分以外的全部神经结构，即与脑干和脊髓相连的脑神经、脊神经的根和神经节、神经干、神经末梢分支以及自主神经。周围神经系统与中枢神经系统的分界，从大体上看在脑干和脊髓的表面。从组织结构上看，由神经膜细胞（Schwann cell）包绕着的神经结构属于周围神经系统。如图5－1所示，与脊髓腹侧面相连接部分，称为前根（或腹根），主要包括前角运动细胞发出的纤维及自主神经纤维；与背侧面相连的部分称为后根（或背根）。主要包括进入脊髓的感觉神经纤维。后根在椎间孔处有膨大的脊神经节（也称背根神经节），在其稍远端，前根与后根汇合成脊神经。神经根位于椎管的脊髓蛛网膜下隙，浸泡于脑脊液中。脊神经干很短，出椎间孔后随即再分为细小的背支与粗大的前支。背侧支分布于颈部和躯干背部的深层肌肉及皮肤。前支中除胸神经尚保持着明显的节段性，分布在胸部肌肉皮肤外，其他部分分别参与颈丛、臂丛和腰骶丛的形成。从这些神经丛发出主要的周围神经干，分布于颈部、腹部、会阴及四肢的肌肉和皮肤。

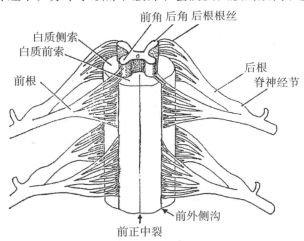

图5－1　脊神经根模式图

　　脊神经以相对规则的间隔与脊髓相连，共31对，包括8对颈神经、12对胸神经、5对腰神经、5对骶神经和1对尾神经。其中颈$_{1-7}$对颈神经自相应椎体上缘的椎间孔穿过，第8对颈神经自第7颈体下缘的椎间孔穿过。其余均自相应椎体下缘的椎间孔穿过。

与脊神经不同，附着于脑干的10对脑神经，间隔不规则，无前根、后根之分。一些脑神经有一个或多个神经节，一些脑神经则没有神经节。运动、感觉和自主神经元都可以分为胞体和突起两部分。神经元的胞体具有胞核及胞质；神经元突起包括树突和轴突。胞体与树突可接受来自于之联系的神经轴突传来的冲动，而轴突则将自身的电活动输出到其效应细胞。突起的生长、再生以及正常功能的维持依赖于胞体合成的蛋白质、神经递质等向突起的运输。神经元胞体向轴突输送其合成的物质，轴突内物质也可向胞体输送，这个现象称为轴浆运输。

神经纤维一般是指轴突，可分为有髓鞘和无髓鞘两种。周围神经纤维的髓鞘是由神经膜细胞产生的鞘状被膜一层层环绕轴突所形成。每个神经膜细胞包绕一小段轴突，因而在一段段髓鞘之间的部分存在细小的间隔，称作郎飞结（node of Ranvier）。无髓鞘纤维则是几个裸露的轴突形成小束，每一小束的轴突外由神经膜细胞包绕。无髓鞘纤维的直径远小于有髓鞘纤维。神经纤维传导冲动，就是电兴奋沿轴突全长传导的过程，依赖于细胞内外液的离子浓度差。在有髓纤维，由于髓鞘来源于多层细胞膜的包绕，含有丰富的脂类物质，具有很好的绝缘性，因而只有郎飞结处的轴突与细胞外液接触，仅在相邻的郎飞结处形成兴奋传导的电位差，所以电兴奋的传导由一个郎飞结跳跃到下一个郎飞结，速度较快；相对而言，无髓纤维兴奋的传导是不断地使相邻部位膜电位变化，顺序地沿着轴索传导而完成的，它比有髓鞘纤维传导速度慢。

二、病理改变

周围神经的病理改变包括：①沃勒变性；②轴突变性；③神经元变性；④节段性脱髓鞘（图5－2）。

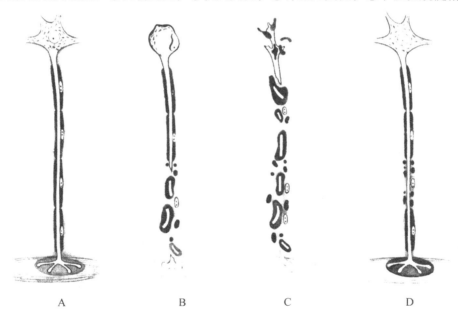

图 5－2　周围神经病理改变

A. 正常；B. 沃勒变性与轴突变性的病变发展方向不同，但病理所见相似；C. 神经元变性；D. 节段性脱髓鞘

1. 沃勒变性（wallerian degeneration）　是指神经轴突因外伤断裂后，其远端的神经纤维发生的顺序性变化。由于轴浆运输被阻断，轴突断端远侧的部分很快自近端向远端发生变性、解体。这些碎片由神经膜细胞和巨噬细胞吞噬。断端近侧的轴突和髓鞘也发生同样的变化，但通常只向近端继续1、2个郎飞结即不再进展。神经膜细胞增殖，在基底层内组成 Bungner 带的神经膜管，断端近侧轴突的再生支芽借此向远端延伸，如果轴突的断裂靠近胞体，则导致胞体的坏死。

2. 轴突变性（axonal degeneration）　是周围神经疾病，特别是中毒、代谢性神经病中最常见的一种病理变化。主要是在致病因素影响下，胞体内营养物质合成障碍或轴浆运输阻滞，最远端的轴突营养障碍最严重，因而变性通常从轴突的最远端开始，向近端发展，故也称"逆死"（dying back）。轴突变性的病理改变与沃勒变性基本相同，但沃勒变性一般特指外伤性轴突断裂所致；轴突变性则是中毒、代谢、自身免疫病等因素所致。另一方面，病变发展的方向通常有所区别。因而也将轴突变性称为沃勒样变性（wallerian - like degeneration）。

3. 神经元变性（neuronal degeneration）　是指发出轴突组成周围神经的神经元胞体变性坏死，并继发其轴突在短期内变性、解体。临床上称为神经元病（neuronopathy）。运动神经元损害见于运动神经元病、急性脊髓灰质炎等，神经节的感觉神经元损害见于有机汞中毒、癌性感觉神经元病等。

4. 节段性脱髓鞘（segmental demyelination）　指髓鞘破坏而轴突相对保持完整的病变。病理上表现为神经纤维全长上不规则分布的长短不等的节段性髓鞘破坏，而轴突相对保留，吞噬细胞与增殖的神经膜细胞吞噬髓鞘碎片。可见于炎性神经病，如 Guillain - Barre 综合征、中毒、遗传性或代谢性疾病。病变引起的损害在较长的神经纤维更易于达到发生传导阻滞的程度，因此，临床上常见运动与感觉障碍的表现以四肢的远端更明显。

神经元的胞体与轴突、轴突与神经膜细胞依存关系密切，神经元胞体的坏死导致其轴突的变性坏死，沃勒变性如果发生在接近胞体的轴突也可使胞体坏死；轴突变性总是使其膜外包绕的髓鞘崩解破坏，而严重的脱髓鞘病变经常导致轴突的继发变性。

周围神经具有较强的再生修复能力，神经元胞体的完好是再生修复的基础。沃勒变性的神经纤维，其与胞体相连的轴突远端以芽生的方式沿 Bungner 带向远端生长，最终部分神经纤维可对其效应细胞再支配。急性脱髓鞘病变的髓鞘再生较迅速而完全，未继发轴突变性时一般功能恢复良好。髓鞘脱失与再生反复发生并有轴突继发变性时，功能难于恢复。

三、分类

由于周围神经疾病的病因、受累范围及病程不同，分类很难涵盖所有的病种。临床常用以下分类方法。

（一）按病理分类（见前述）

（二）按病因分类

如感染性、中毒性、营养缺乏和代谢性、遗传性、自身免疫性及副肿瘤性等。

（三）按起病方式和病程演变分类

1. 急性　病情在数秒至 1 周左右进展达到高峰，可见于外伤、缺血、中毒、免疫等因素致病者。

2. 亚急性　病情在 1 个月内进展达到高峰，可见于中毒、营养缺乏、代谢异常以及副肿瘤性周围神经病。

3. 慢性　病情进展超过 1 个月以上，主要见于遗传性和免疫性周围神经病。

4. 复发性　同一疾病在主要症状、体征及理化检查指标恢复后再次明显进展加重者称作复发。我们将具有这类复发特点者描述为复发性。主要见于遗传性和免疫性周围神经病。

（四）按受损神经功能分类

（1）感觉性周围神经病。

（2）运动性周围神经病。

（3）自主神经病。

（五）按受累神经分布形式分类

1. 单神经病（mononeuropathy）　也称局灶性神经病（focal neuropathy），表现单根神经分布区的功能障碍。可因局部性原因或全身性原因引起。局部性原因主要有急性创伤、机械性嵌压、高温、电击和射线损伤等；全身性原因可为代谢性或中毒性疾病，如糖尿病、铅中毒等。

2. 多发性单神经病（multiple mononeuropathy or mononeuropathy multiplex）　　也称多灶性神经病（multifocal neuropathy），表现多根神经分布区功能障碍且分布不对称。一部分多灶性神经病呈神经丛病变的表现。其病因与单神经病相同。

3. 多发性神经病（polyneuropathy）　　以两侧对称分布的功能障碍和末梢神经受损较重为主要特点。常是中毒、某些营养物质缺乏、全身代谢性疾病或自身免疫病所致。

4. 多发性神经根病（polyradiculopathy）　　为广泛的脊神经根损害所致的多发性神经病，此时若合并周围神经干的病变，则称为多发性神经根神经病（polyradiculoneuropathy）。其病因与多发性神经病相同。

（六）结合病因、症状和病变分布

可将大多数周围神经病分类如下（根据 Victor M 的分类标准）。这一分类有临床实用性，有利于临床鉴别诊断。主要的周围神经疾病及综合征分类如下。

（1）急性运动麻痹综合征伴各种感觉及自主神经功能障碍

1）Guillain‑Barre 综合征（急性炎症性脱髓鞘性多发性神经病）。

2）Guillain‑Barre 综合征的急性轴索型。

3）急性感觉性神经（元）病综合征。

4）白喉性多发性神经病。

5）卟啉病性多发性神经病。

6）中毒性多神经病（铊、三磷羟甲苯基磷酸盐）。

7）副肿瘤性多发性神经病。

8）急性全自主神经功能不全性神经病。

9）蜱咬伤性麻痹。

10）危重疾病伴发多发性神经病。

（2）亚急性感觉运动性麻痹综合征

1）对称性多发性神经病

a. 维生素缺乏所致，如酒精中毒、脚气病、糙皮病、维生素 B_{12} 缺乏、慢性胃肠疾病。

b. 重金属和有机溶剂中毒所致，如砷、铅、汞、铊、有机磷、丙烯酰胺等。

c. 药物中毒，如异烟肼、肼屈嗪、呋喃妥因及其他呋喃类、戒酒硫、二硫化碳、长春新碱、顺铂、氯霉素、苯妥英钠、阿米替林、氨苯砜等。

d. 尿毒症性多发性神经病。

e. 亚急性炎症性多发性神经病。

2）不对称性神经病或多数性单神经病

a. 糖尿病性神经病。

b. 结节性多动脉炎及其他炎症性血管病变性神经病（Churg‑Strauss 综合征、嗜酸性细胞增多症、类风湿病、系统性红斑狼疮、Wegener 肉芽肿病、孤立性周围神经系统血管炎）。

c. 混合性冷球蛋白血症。

d. Sjogren‑Sicca 干燥综合征。

e. 类肉瘤病。

f. 周围血管病的缺血性神经病。

g. Lyme 病多发性神经病。

3）不常见的感觉性神经病

a. Wartenberg 游走性感觉性神经病。

b. 感觉性神经束膜炎。

4）脊膜神经根病或多发性神经根病

a. 新生物浸润。

b. 肉芽肿及炎性浸润（Lyme 病、类肉瘤）。

c. 脊髓病，如骨关节性脊柱炎。

d. 特发性多发性神经根病。

（3）慢性感觉运动性多发性神经病综合征

1）亚慢性获得型

a. 副肿瘤性，如癌、淋巴瘤、骨髓瘤和其他恶性肿瘤。

b. 慢性炎症性脱髓鞘性多发性神经病（CIDP）。

c. 副蛋白血症。

d. 尿毒症（偶尔为亚急性）。

e. 脚气病（通常为亚急性）。

f. 糖尿病。

g. 结缔组织病。

h. 淀粉样变性。

i. 麻风病。

j. 甲状腺功能减退。

k. 老年的良性感觉型。

2）慢性确定的遗传性多发性神经病综合征（主要为感觉型遗传性多发性神经病）

a. 成年人不全显性感觉性神经病。

b. 儿童不全隐性感觉性神经病。

c. 先天性痛觉不敏感。

d. 其他遗传性感觉性神经病，如伴发于脊髓小脑变性、Riley - Day 综合征和全身感觉缺失综合征。

3）感觉运动混合型遗传性多发性神经病

a. 特发性：①腓骨肌萎缩症（Charcot - Marie - Tooth 病，遗传性感觉运动性神经病Ⅰ型和Ⅱ型）。②Dejerine - Sottas 肥大性多发性神经病，成年人型及儿童型。③Roussy - Levy 多发性神经病。④多发性神经病伴有视神经萎缩、痉挛性截瘫、脊髓小脑变性、精神发育迟滞和痴呆。⑤遗传性压迫易感性麻痹。

b. 遗传性多发性神经病伴已知的代谢障碍：①Refusum 病。②异染性白质营养不良。③球样体白质营养不良或 KrabbE 病。④肾上腺白质营养不良。⑤淀粉样多发性神经病。⑥卟啉性多发性神经病Ⅱ。⑦Anderson - Fabry 病。⑧无 β - 脂蛋白血症和 Tangier 病。

（4）线粒体病伴发神经病。

（5）再发性或复发性多发性神经病综合征

1）Guillain - Barre 综合征。

2）卟啉病。

3）慢性炎症性脱髓鞘性多发性神经病。

4）某些类型的多数性单神经病。

5）脚气病或中毒。

6）Refusum 病、Tangier 病。

（6）单神经病或神经丛病综合征

1）臂丛神经病。

2）臂丛单神经病。

3）灼性神经痛。

4）腰骶神经丛病。

5）下肢单神经病。

6）游走性感觉神经病。

7）嵌压性神经病。

四、临床表现

周围神经损害的临床表现是受损神经支配区的运动、感觉及自主神经功能异常，运动障碍和感觉障碍又可根据病理生理改变分为刺激性症状和麻痹性症状。自主神经功能异常的表现较复杂，依照交感、副交感神经对效应器官的不同作用，出现规律性变化。

1. 运动障碍　包括刺激性症状和麻痹性症状。

（1）刺激性症状：①肌束震颤（fasciculation）是骨骼肌放松状态下，肌束出现不自主的抽动，它由一个或多个运动单位和自发性放电所致，可见于各种下运动神经元损伤的疾病，但也可见于正常人。②肌痉挛（myospasm）也称肌纤维颤搐（myokymia），表现同一运动单位复杂的重复放电，临床所见为该部位肌纤维颤搐导致上覆皮肤出现蠕动样运动。可见于多发性硬化、Guillain - Barre 综合征、放射性神经丛病变支配面部肌肉的神经受累。③痛性痉挛（cramp）发生于一块肌肉或一个肌群的短暂的、不随意地收缩，伴有疼痛。在正常人，常见于小腿后部肌群，肌肉用力收缩时易诱发。在盐分丢失、低血钠、低血钙及许多神经疾病中出现率增加。

（2）麻痹性症状：①肌力减低，即瘫痪，受累程度上可为完全性或不完全性。受累范围上符合神经支配区域，如面神经麻痹时只引起其支配一侧的面部表情肌瘫痪；Guillain - Barre 综合征（GBS）是广泛的周围神经与神经根病变，所有运动性脑神经、脊神经支配的骨骼肌均可受累，且远端受累常比近端早而严重。②肌张力减低，周围神经的传导障碍使维持肌张力的牵张反射弧中断，表现为肌张力减低或消失。因而周围神经病变引起的瘫痪具有弛缓性的特点。③肌萎缩，轴突变性或神经断伤后，肌肉由于失去神经的营养作用而萎缩。肌萎缩在神经损伤后数周内出现并进行性加重，而且若 12 个月内未能建立神经再支配，则难以完全恢复。脱髓鞘性神经病不伴有轴突变性时，肌萎缩不明显。

2. 感觉障碍　包括刺激性症状和感觉缺失症状。

（1）刺激性症状：①感觉异常。在无外界刺激的情况下出现针刺感、麻木感、蚁行感等，自发感觉一般出现于四肢远端，是多发性神经病的常见表现。②感觉过敏。轻微的刺激引起强烈的感觉体验，易于双下肢远端出现，可见于某些代谢性疾病和中毒引起的周围神经病。③自发痛。没有外界刺激存在而感到疼痛称为自发痛。神经不同部分病变时，疼痛特点不同。神经末梢病变时多为局部性疼痛（local pain），多见于肢体远端；神经干、神经根病变时可出现沿神经走行的自发痛，即神经痛（neuralgia）。疼痛的特点多为放射性疼痛（radiating pain），表现是疼痛不局限于局部，而是扩展到受累神经的感觉支配区。疼痛性质多为电击样、撕裂样、切割样或刺痛。根据疼痛发生的神经不同，冠以神经名而命名，如三叉神经痛、枕大神经痛、肋间神经痛、坐骨神经痛等。引起神经痛的原因如果是脊神经后根病变，则称为根痛，如腰椎间盘突出压迫组成坐骨神经的腰神经后根时产生根性坐骨神经痛。④刺激性疼痛。当压迫或牵拉病变的神经干时产生的疼痛，如压迫颈部风池穴检查枕大神经压痛。Lasegue 征就是用直抬腿动作牵拉坐骨神经检查有无疼痛。

（2）感觉缺失症状：即感觉减退或丧失。神经干及其分支的病变，感觉缺失发生于支配区，但由于相邻神经对交界区的重叠支配，使感觉缺失区比受损神经真正的分布区小；多发性神经病时较长的神经纤维最先受累，因而表现为手套或袜套样感觉缺失，即末梢型感觉缺失。遗传性感觉神经病可表现为分离性感觉缺失。

3. 腱反射减低或消失　周围神经病变同时损害感觉纤维和运动纤维，腱反射弧的向心径路与离心径路同时受损，因而表现为腱反射的减低或消失。如坐骨神经痛可出现患侧踝反射的减低或消失；多发性神经病可出现双侧踝反射消失；Guillain - Barre 综合征则为四肢腱反射的减低或消失。

4. 自主神经障碍　自主神经障碍的程度与神经内自主神经纤维多寡有关，正中神经、尺神经、坐骨神经内有大量交感神经纤维，因而自主神经障碍的症状较突出。自主神经障碍的主要表现是血管舒缩功能受损引起的皮肤发绀、无汗或多汗，皮温低，皮肤、皮下组织萎缩变薄，指甲变脆失去光泽。血管舒缩障碍突出时，可有高血压或直立性低血压。迷走神经损害时常出现心律失常和心动过速。也可出现无泪、无涎、阳痿及排尿、排便障碍。

5. 其他　麻风、遗传性和获得性慢性脱髓鞘性神经病、神经纤维瘤病和神经膜细胞瘤可有周围神经增粗、变形。严重的多发性周围神经损害，尤其是发生于生长发育期，可致手、足和脊柱的畸形如爪形手、足下垂、马蹄足和脊柱侧弯等。由于感觉丧失，生理性自我保护机制不健全，加上失神经支配引起的营养障碍，可造成皮肤的营养性溃疡及 Charcot 关节。

五、辅助检查

1. 神经电生理检查　神经传导速度（NCV）和肌电图（EMG）检查对诊断有重要意义。测定末端潜伏期（DL）、神经干的运动神经传导速度（MCV）和复合肌肉动作电位（CMAP）、感觉神经传导速度（SCV）和感觉神经动作电位（SNAP）、F 波等数据可以较全面地反映周围神经根、丛、干、末梢等部分运动和感觉神经受损情况。结合 EMG 改变，可推断神经病变的性质是轴突变性还是脱髓鞘。对鉴别运动神经纤维损害与肌病也有重要价值。NCV 属于无创性检查，EMG 为微创性检查，适于对周围神经病进行动态跟踪随访研究。

2. 影像学检查　对探寻病因有较大价值，也是选择治疗方法的依据。如坐骨神经痛可疑神经根受累时，可经腰椎及间盘的 CT 扫描或腰部 MRI 检查，诊断或排除间盘突出、肿瘤等神经根的压迫性病变。

（解学军）

第二节　脑神经疾病

一、三叉神经痛

三叉神经痛（trigeminal neuralgia）是指三叉神经分布区反复发作的短暂性剧痛。

（一）病因与病理

三叉神经痛分为原发性和继发性两种类型，继发性是指有明确的病因，如邻近三叉神经部位发生的肿瘤（胆脂瘤）、炎症、血管病等引起三叉神经受累，多发性硬化的脑干病灶亦可引起三叉神经痛；原发性是指病因尚不明确者，但随着诊断技术的发展与提高，研究发现主要由伴行小血管（尤其是小动脉）异行扭曲压迫三叉神经根，使局部产生脱髓鞘变化所引起；三叉神经节的神经细胞因反复缺血发作而受损导致发病；其他还有病毒感染、岩骨嵴异常变异产生机械性压迫等。

（二）临床表现

1. 年龄、性别　70%～80% 发生于 40 岁以上中老年，女性略多于男性，约为 3∶2。

2. 疼痛部位　限于三叉神经分布区内，以第二、三支受累最为常见，95% 以上为单侧发病。

3. 疼痛性质　常是电灼样，刀割样、撕裂样或针刺样，严重者伴同侧面肌反射性抽搐，称为"痛性抽搐（tic douloureux）"。发作时可伴有面部潮红、皮温增高、球结膜充血、流泪等。由于疼痛剧烈，患者表情痛苦，常用手掌或毛巾紧按、揉搓疼痛部位。

4. 疼痛发作　常无先兆，为突然发生的短暂性剧痛，常持续数秒至 2min 后突然终止。间歇期几乎完全正常。发作可数天 1 次至每分钟发作数次不等。大多有随病程延长而发作频度增加的趋势，很少自愈。

5. 扳机点　在疼痛发作的范围内常有一些特别敏感的区域，稍受触动即引起发作，称为"扳机点"，多分布于口角、鼻翼、颊部或舌面，致使患者不敢进食、说话、洗脸、刷牙，故面部及口腔卫生差，情绪低落，面色憔悴，言谈举止小心翼翼。

6. 神经系统检查　原发性三叉神经痛者，神经系统检查正常；继发性三叉神经痛者可有分布区内面部感觉减退、角膜反射消失，也可表现疼痛呈持续性，可合并其他脑神经麻痹。

（三）诊断与鉴别诊断

根据疼痛发作的部位、性质、扳机点等即可诊断。但需注意原发性与继发性的鉴别以及与其他面部疼痛的鉴别。

（1）继发性三叉神经痛，应做进一步检查，如脑 CT 或 MRI，必要时进行脑脊液检查，以寻找病因。沿三叉神经走行的 MRI 检查，可发现某些微小病变对三叉神经的压迫等。

（2）与其他头面部疼痛鉴别：①牙痛，一般为持续性钝痛，可因进食冷、热食物而加剧。②副鼻窦炎，也表现持续钝痛，可有时间规律，伴脓涕及鼻窦区压痛，鼻窦摄 X 线片有助诊断。③偏头痛，以青年女性多见，发作持续时间数小时至数天，疼痛性质为搏动性或胀痛，可伴恶心呕吐。先兆性偏头痛患者发作前有眼前闪光、视觉暗点等先兆。④舌咽神经痛，疼痛部位在舌根、软腭、扁桃体、咽部及外耳道，疼痛性质与三叉神经痛相似，也表现短暂发作的剧痛。局麻药喷涂于咽部，可暂时镇痛。⑤蝶腭神经痛，又称 Sluder 综合征，鼻与鼻旁窦疾病易使翼腭窝上方的蝶腭神经节及其分支受累而发病，表现鼻根后方、上颌部、上腭及牙龈部发作性疼痛并向额、颞、枕、耳等部位扩散，疼痛性质呈烧灼样、刀割样，较剧烈，可持续数分钟至数小时，发作时可有患侧鼻黏膜充血、鼻塞、流泪。

（四）治疗

原发性三叉神经痛首选药物治疗，无效时可用封闭、神经阻滞或手术治疗。

1. 药物治疗 ①卡马西平：为抗惊厥药，作用于网状结构－丘脑系统，可抑制三叉神经系统的病理性多神经元反射。初始剂量为 0.1g，bid，以后每天增加 0.1g，分 3 次服用，最大剂量为 1.0g/d，疼痛停止后，维持治疗剂量 2 周左右，逐渐减量至最小有效维持量。不良反应有头晕、嗜睡、走路不稳、口干、恶心、皮疹等。少见但严重的不良反应是造血系统功能损害，可发生白细胞减少，甚至再生障碍性贫血。罕见的有剥脱性皮炎等。②苯妥英钠：初始量为 0.1g，tid，可每天增加 50mg，最大剂量为 0.6g/d，疼痛消失 1 周后逐渐减量。不良反应有头晕、嗜睡、牙龈增生及共济失调等。③治疗神经病理性疼痛的新型药物有加巴喷丁、普瑞巴林、奥卡西平等，具有疗效肯定、较少不良反应等优势，可结合患者病情、经济情况及个人意愿选用。④辅助治疗可应用维生素 B_1、维生素 B_{12}，疗程 4~8 周。

2. 封闭治疗 将无水乙醇或其他药物如甘油、维生素 B_{12}、泼尼松龙等注射到三叉神经分支或半月神经节内，可获镇痛效果。适应证为药物疗效不佳或不能耐受不良反应；拒绝手术或不适于手术者，疗效可持续 6~12 个月。

3. 半月神经节射频热凝治疗 在 X 线或 CT 导向下，将射频电极经皮插入半月节，通电加热 65~80℃，维持 1min，适应证同封闭治疗。不良反应有面部感觉障碍、角膜炎和带状疱疹等。疗效可达 90%，复发率为 21%~28%，重复应用仍有效。

4. 手术治疗 用于其他治疗方法无效的原发性三叉神经痛，手术方式有：①三叉神经显微血管减压术：近期疗效可达 80% 以上，并发症有面部感觉减退，听力障碍，滑车、外展或面神经损伤等。②三叉神经感觉根部分切断术。③三叉神经脊髓束切断术。

5. γ 刀或 X 线刀治疗 药物与封闭治疗效果不佳，不愿或不适于接受手术的，也可以采用 γ 刀或 X 线刀治疗，靶点是三叉神经感觉根。起效一般开始于治疗后 1 周。由于靶点周围重要结构多，毗邻关系复杂，定位需要特别精确。

二、特发性面神经麻痹

特发性面神经麻痹（idiopathic facial palsy）又称 Bell 麻痹或面神经炎，为面神经管中的面神经非特异性炎症引起的周围性面肌瘫痪。

（一）病因、病理与发病机制

病因尚不完全清楚，多认为当风寒、病毒感染和自主神经功能障碍致面神经内的营养血管痉挛，引起面神经缺血、水肿。由于面神经通过狭窄的骨性面神经管出颅，故受压而发病。另外，神经病毒感染一直是被怀疑的致病因素，如带状疱疹、单纯疱疹、流行性腮腺炎、巨细胞病毒等。近年的研究用不同的手段如病毒分离与接种、病毒基因组检测等证实了受损面神经存在单纯疱疹病毒感染。病理变化主要是神经水肿，有不同程度的脱髓鞘。由于面神经管为骨性腔隙，容积有限，如果面神经水肿明显，则使面神经的神经纤维受压，可致不同程度轴索变性，这可能是部分患者恢复不良的重要原因。

（二）临床表现

任何年龄均可发病，男性略多于女性。发病前常有受凉史。部分患者起病前后有患病一侧的耳后乳突区轻度疼痛。起病迅速，一侧面部表情肌瘫痪为突出表现。患者常于清晨洗漱时发现一侧面肌活动不利，口角歪斜，症状在数小时至数天内达到高峰。查体可见一侧面部额纹消失，睑裂变大，鼻唇沟变浅变平，病侧口角低垂，示齿时口角歪向健侧，做鼓腮和吹口哨动作时，患侧漏气。颊肌瘫痪使食物常滞留于齿颊之间。不能抬额、皱眉，眼睑闭合无力或闭合不全。闭目时眼球向上外方转动而露出巩膜，称Bell征。由于眼睑闭合不全，易并发暴露性角膜炎。下眼睑松弛、外翻，使泪点外转，泪液不能正常引流而表现流泪。

由于面神经病变部位的差别，可附加其他症状：

（1）茎乳孔处面神经受损，仅表现同侧周围性面瘫。

（2）面神经管内鼓索神经近端的面神经受损，除面神经麻痹外，还有同侧舌前2/3味觉丧失，唾液减少，为鼓索神经受累引起。

（3）如果在镫骨肌神经近端面神经受损除面神经麻痹外，还表现同侧舌前2/3味觉丧失和重听（听觉过敏）。

（4）病变在膝状神经节时，除表现为面神经麻痹、同侧舌前2/3味觉丧失和重听（听觉过敏）外，还有患侧乳突部疼痛、耳郭和外耳道感觉减退，外耳道或鼓膜出现疱疹，见于带状疱疹病毒引起的膝状神经节炎，称Hunt综合征。

（三）辅助检查

为除外桥小脑角肿瘤、颅底占位病变、脑桥血管病等颅后窝病变，部分患者需做颅脑MRI或CT扫描。

（四）诊断与鉴别诊断

根据急性发病、一侧的周围性面瘫，而无其他神经系统阳性体征即可诊断，但需与下列疾病鉴别。

1. 吉兰-巴雷综合征　可有周围性面瘫，但多为双侧性。少数在起病初期也可表现为单侧，随病程逐渐发展为双侧。其他典型表现如对称性四肢弛缓性瘫痪与脑脊液蛋白-细胞分离等。

2. 面神经附近病变累及面神经　急、慢性中耳炎，乳突炎，腮腺炎或肿瘤可侵犯面神经，邻近组织如腮腺肿瘤、淋巴结转移瘤的放射治疗可损伤面神经。应有相应原发病病史。

3. 颅后窝肿瘤压迫面神经　如胆脂瘤、皮样囊肿、颅底的肉芽肿、鼻咽癌侵犯颅底等均可引起面神经损害。但起病较慢，有进行性加重的病程特点，且多伴有其他神经系统受累的症状及体征。

4. 脑桥内的血管病　可致面神经核损害引起面瘫。但应有脑桥受损的其他体征如交叉性瘫痪等。

5. 莱姆病（Lyme disease）　是由蜱传播的螺旋体感染性疾病，可引起脑神经损害，以双侧面神经麻痹常见，常伴皮肤红斑、肌肉疼痛、动脉炎、心肌炎、脾大等多系统损害表现。

（五）治疗

1. 急性期治疗　治疗原则是减轻面神经水肿、改善局部血液循环与防治并发症。①起病2周内多主张用肾上腺皮质激素治疗。地塞米松10~15mg/d，静脉滴注，连用1周后改为泼尼松30mg/d，顿服，1周后逐渐减量。泼尼松30~60mg，晨1次顿服，连用7~10d，以后逐渐减量。但近来国外学者对激素治疗有争议，故其有效性尚待循证医学研究的进一步证实。②补充B族维生素，如口服维生素B_1，腺苷辅酶B_{12}或肌内注射维生素B_1、维生素B_{12}等。③Hunt综合征的抗病毒治疗可用阿昔洛韦（acyclovir）10~20mg/（kg·d），分2~3次静脉滴注，连用2周。或更昔洛韦（Ganciclovir）5~10mg/（kg·d）静脉滴注，分1~2次，连用7~14d，并注意血象、肝功能变化。④在茎乳孔附近行超短波透热、红外线照射或局部热敷治疗。注意保护角膜、结膜，预防感染，可采用抗生素眼水、眼膏点眼，带眼罩等方法。

2. 恢复期治疗　病后第 3 周至 6 个月以促使神经功能尽快恢复为主要原则。可继续给予 B 族维生素治疗，可同时采用针灸、按摩、碘离子透入等方法治疗。

3. 后遗症期治疗　少数患者在发病 2 年后仍留有不同程度后遗症，严重者可试用面 – 副神经、面 – 舌下神经吻合术，但疗效不肯定。

三、面肌痉挛

面肌痉挛（facial spasm）又称面肌抽搐，以一侧面肌阵发性不自主抽动为特点。

（一）病因

面肌痉挛的异常神经冲动可能是面神经通路的某个部位受到压迫而发生水肿、脱髓鞘等改变。病变处纤维"短路"形成异常兴奋。国内外报道，经手术证实部分患者在面神经近脑干部分受邻近血管的压迫，以小脑后下动脉和小脑前下动脉压迫最多见。这与三叉神经痛有着相似的病理解剖机制。部分患者的病因为邻近面神经的肿瘤、颅内感染、血管瘤等累及面神经而引起。少数病例是面神经炎的后遗症。

（二）临床表现

多在中年以后发病，女性多于男性。多数患者首先从一侧眼轮匝肌的阵发性抽动开始，逐渐累及一侧的其他面肌，特别是同侧口角部肌肉最易受累。说话、进食或精神紧张、情绪激动可诱发症状加剧。入睡后抽动停止，神经系统检查可见一侧面部肌肉阵发性抽动，无其他阳性体征。

（三）辅助检查

肌电图于受累侧面肌可记录到同步阵发性高频率发放的动作电位。

（四）诊断与鉴别诊断

以单侧发作性面部表情肌的同步性痉挛为特点，神经系统检查无其他阳性体征，即可诊断。肿瘤、炎症、血管瘤引起的面肌抽搐多伴有其他神经症状和体征，应做 X 线片、脑 CT 或 MRI 检查，以明确病因。还应除外以下疾病：

1. 习惯性抽动症　多见于儿童及青壮年，为短暂的眼睑或面部肌肉收缩，常为双侧，可由意志暂时控制。其发病与精神因素有关。脑电图、肌电图正常，抽动时的肌电图所见，与正常肌肉主动收缩波形一致。

2. 部分性运动性癫痫　面肌抽搐幅度较大，多同时伴有颈部肌肉、上肢或偏身的抽搐。脑电图可有癫痫波发放。脑 CT 或 MRI 可能有阳性发现。

3. Meige 综合征　即睑痉挛 – 口下颌肌张力障碍综合征。老年女性多发，表现为双侧眼睑痉挛，伴口舌、面肌、下颌及颈肌肌张力障碍。

4. 功能性眼睑痉挛　常见于女性患者，多局限于双侧眼睑肌，下部面肌不受累。可伴有其他癔症症状，其发生、消失与暗示有关。

（五）治疗

1. 病因治疗　病因明确者应针对病因积极治疗。

2. 药物治疗　①可用抗癫痫药、镇静药，如卡马西平 0.1g，bid 开始，渐增量至 0.2g，tid，或苯妥英钠 0.1g，tid，或地西泮 2.5mg，tid，可能出现头晕、乏力、嗜睡等不良反应。②近年来发展的 A 型肉毒毒素（botulinum toxin type A，BTX）注射方法可用于治疗包括本病在内的多种局限性异常或过度肌肉收缩，是目前治疗本病的主要方法之一。其作用机制是选择性作用于局部外周胆碱能神经末梢的突触前膜，抑制乙酰胆碱囊泡的量子性释放，使肌肉收缩力减弱，缓解肌肉痉挛，注射部位常为眼轮匝肌、颊肌、颧大小肌和颏肌。多数报道有效率在 90% 以上，并发症主要是面神经炎和暴露性角膜炎。

3. 理疗　可选用直流电钙离子透入疗法、红外线疗法或平流电刺激等。可起到缓解肌肉痉挛的作用。

4. 显微神经血管减压术　自乳突后开颅，在手术显微镜下将血管与神经分开并垫入涤纶片、吸收性明胶海绵或筋膜等，多能收到较好的疗效。少数可并发面神经麻痹、听力下降及眩晕等。

四、多数脑神经损害

多数脑神经损害是指一侧或双侧多个脑神经同时受病变累及出现功能障碍或结构破坏。病变部位的不同可导致临床上形成特定的综合征。临床常见的多数脑神经损害综合征，见表 5 - 1。

表 5 - 1　临床常见的多数脑神经损害综合征

综合征	受累脑神经	临床表现	常见病因
眶上裂综合征	Ⅲ、Ⅳ、Ⅵ、V₁	①全部眼肌麻痹，表现上睑下垂，眼球固定于正中位，瞳孔散大，对光反射消失，伴调节反应障碍；②眼裂以上的面部皮肤感觉障碍	眶上裂局部的骨折、垂体瘤、蝶骨嵴脑膜瘤、脊索瘤、动脉瘤或受鼻窦炎症波及
眶尖综合征	Ⅱ、Ⅲ、Ⅳ、Ⅵ、V₁	眶上裂综合征的表现加上视力障碍即构成眶尖综合征。视力损害可表现中心暗点与周边视野缺损	眶尖部外伤、炎症与肿瘤
海绵窦综合征	Ⅲ、Ⅳ、Ⅵ、V₁ 或伴有 V₂、V₃	眶上裂综合征的表现之外，眼部静脉回流障碍所致眼睑、结膜水肿充血及眼球突出	继发于蝶窦或面部感染后的感染性海绵窦血栓形成、外伤性海绵窦动静脉瘘及邻近部位的肿瘤侵犯
岩尖综合征	V、Ⅵ	外直肌麻痹，出现眼球内斜及复视；眼球后部、额部及面颊中部疼痛、感觉异常或减退	乳突炎、中耳炎、岩尖部肿瘤或外伤
脑桥小脑角综合征	V、Ⅶ、Ⅷ可伴Ⅵ、Ⅸ、Ⅹ	耳鸣、耳聋、眼震、眩晕与平衡障碍；面部感觉障碍，角膜反射减低或消失；周围性面瘫	听神经瘤最常见，也见于局部炎症及其他占位病变、动脉瘤与血管畸形
颈静脉孔综合征	Ⅸ、Ⅹ、Ⅺ	同侧声带麻痹而声音嘶哑，咽部肌肉麻痹而咽下困难，同侧咽反射消失，向对侧转颈无力同侧耸肩不能	局部肿瘤、炎症

多数脑神经损害治疗措施主要是针对病因治疗。

（解学军）

第三节　脊神经疾病

脊神经疾病的主要临床表现是按照受损神经支配区分布的运动、感觉和自主神经功能障碍。肌力减退是运动功能障碍的最常见表现，可由轴索变性或神经传导阻滞引起，运动功能障碍还可表现为痛性痉挛、肌阵挛、肌束震颤等；大多数脊神经疾病可累及所有直径的感觉纤维，某些疾病会选择性破坏粗或细的感觉纤维，出现共济失调和深浅反射消失提示粗纤维受损；痛温觉损害提示细纤维受损；自主神经功能障碍见于无髓鞘纤维受损。

一、单神经病及神经痛

（一）正中神经麻痹

正中神经由来自 $C_5 \sim T_1$ 的纤维组成，沿肱二头肌内侧沟伴肱动脉下降至前臂分支，支配旋前圆肌、桡侧腕屈肌、各指屈肌、掌长肌、拇对掌肌及拇短展肌。

1. 病因　正中神经的常见损伤原因是肘前区静脉注射时，药物外渗引起软组织损伤，或腕部割伤，或患腕管综合征。

2. 临床表现 正中神经不同部位受损表现如下。

（1）正中神经受损部位在上臂时，前臂不能旋前，桡侧三个手指屈曲功能丧失，握拳无力，拇指不能对掌、外展。大鱼际肌出现萎缩后手掌平坦，拇指紧靠示指，若并发尺神经受损则呈现典型"猿手"。掌心、大鱼际、桡侧三个半手指掌面和2、3指末节背面的皮肤感觉减退或丧失。由于正中神经富含植物性纤维，损伤后常出现灼性神经痛。

（2）当损伤位于前臂中下部时，运动障碍仅有拇指的外展、屈曲与对指功能丧失。

（3）正中神经在腕部经由腕骨与腕横韧带围成的管状结构——腕管中到达手部，当腕管先天性狭窄或腕部过度运动而致摩擦损伤时，正中神经可受累，产生桡侧手掌及桡侧三个半指的疼痛、麻木、感觉减退、手指运动无力和大鱼际肌麻痹、萎缩，称为腕管综合征（carpal tunnel syndrome）。通常夜间症状加重，疼痛可放射到前臂甚至肩部。多见于女性，常双侧发病，但利手侧可能发生更早且症状较重。

3. 治疗 轻症采用局部夹板固定制动，服用非甾体类抗炎药物，如布洛芬0.2g，tid，配合腕管内注射泼尼松0.5mL，加2%普鲁卡因0.5mL，每周1次，2次无效者考虑手术切断腕横韧带以解除正中神经受压。

（二）尺神经麻痹

尺神经由 $C_7 \sim T_1$ 的纤维组成，初在肱动脉内侧下行，继而向后下进入尺神经沟，再沿前臂掌面尺侧下行，主要支配尺侧腕屈肌、指深屈肌尺侧半、小鱼际肌、拇收肌与骨间肌，还支配手掌面1个半指，背面2个半指的皮肤感觉。

1. 病因 尺神经损伤的常见病因是腕、肘部外伤，尺骨鹰嘴部骨折、肘部受压等。

2. 临床表现 尺神经损伤的主要表现为手部小肌肉的运动丧失，精细动作困难；屈腕能力减弱并向桡侧偏斜；拇指不能内收，其余各指不能内收和外展；多数手肌萎缩，小鱼际平坦，骨间肌萎缩，骨间隙加深。拇指以外和各掌指关节过伸，第4、5指的指间关节弯曲，形成"爪形手"。感觉障碍以小指感觉减退或丧失最明显。

尺神经在肘管内受压的临床表现称为肘管综合征。肘管是由肱骨内上髁、尺骨鹰嘴和肘内侧韧带构成的纤维-骨性管道，其管腔狭窄，屈肘时内容积更小，加之位置表浅，尺神经易于此处受到嵌压。主要表现手部尺侧感觉障碍，骨间肌萎缩，肘关节活动受限，肘部尺神经增粗以及肘内侧压痛等。

3. 治疗 治疗主要包括肘关节制动、应用非甾体类抗炎药物及手术减压。

（三）桡神经麻痹

桡神经源自 $C_5 \sim T_1$ 神经根，初行于腋动脉后方，继而与肱深动脉伴行入桡神经沟，转向外下至肱骨外上髁上方，于肱桡肌与肱肌间分为浅、深两终支分布于前臂及手背，支配肱三头肌、肘肌、肱桡肌、旋后肌、伸指肌及拇长展肌等，所支配各肌的主要功能是伸肘、伸腕及伸指。由于其位置表浅，是臂丛神经中最易受损的神经。

1. 病因 桡神经损伤的常见病因是骨折、外伤、炎症或睡眠时以手代枕、手术中上肢长时间外展和受压、上肢被缚过紧及铅中毒和酒精中毒等。近年来，醉酒深睡导致的桡神经受压损伤发病率有所增加，在病史询问中应予重视。

2. 临床表现 桡神经损伤的典型表现是腕下垂，但受损伤部位不同，症状亦有差异。

（1）高位损伤时（如腋部损伤），上肢所有伸肌瘫痪，肘关节、腕关节和掌指关节均不能伸直。前臂不能旋后，手呈旋前位，垂腕致腕关节不能固定，因而握力减弱。

（2）上臂中1/3以下损伤时，伸肘功能保留。

（3）肱骨下端、前臂上1/3损伤时伸肘、伸腕功能保留。

（4）腕关节部损伤时仅出现感觉障碍。

桡神经损伤的感觉障碍一般轻微，多仅限于手的虎口区，其他部位因邻近神经的重叠支配而无明显症状。

3. 治疗 桡神经再生能力较好，治疗后可恢复功能，预后良好。

（四）腓总神经麻痹

腓总神经源自 $L_4 \sim S_3$ 神经根，在大腿下 1/3 从坐骨神经分出，是坐骨神经的两个主要分支之一。其下行至腓骨头处转向前方，分出腓肠外侧皮神经支配小腿外侧面感觉，在腓骨颈前分为腓深和腓浅神经，前者支配胫骨前肌、趾长伸肌、蹈长伸肌、蹈短伸肌和趾短伸肌，后者支配腓骨长肌和腓骨短肌及足背 2 ~ 5 趾背面皮肤。

1. 病因　腓总神经麻痹的最常见原因为各种原因的压迫，如两腿交叉久坐，长时间下蹲位，下肢石膏固定不当及昏迷、沉睡者卧姿不当等；也可因腓骨头或腓骨颈部外伤、骨折等引起；糖尿病、感染、酒精中毒和铅中毒也是致病的原因。在腓骨颈外侧，腓总神经位置表浅，又贴近骨面，因而最易受损。

2. 临床表现　腓总神经麻痹（common peroneal nerve palsy）的临床表现包括足与足趾不能背屈，足下垂并稍内翻，行走时为使下垂的足尖抬离地面而用力抬高患肢，并以足尖先着地呈跨阈步态。不能用足跟站立和行走，感觉障碍在小腿前外侧和足背。

3. 治疗　治疗除针对病因外，可用神经营养药、理疗等。

（五）胫神经麻痹

胫神经由 $L_4 \sim S_3$ 神经根组成。在腘窝上角自坐骨神经分出，在小腿后方下行达内踝后方，分支支配腓肠肌、比目鱼肌、腘肌、蹈肌、趾长屈肌和蹈长屈肌以及足底的所有短肌。其感觉分支分布于小腿下 1/3 后侧与足底皮肤。

1. 病因　胫神经麻痹多为药物、酒精中毒，糖尿病等引起，也见于局部囊肿压迫及小腿损伤。当胫神经及其终末支在踝管处受压时，可引起特征性表现——足与踝部疼痛及足底部感觉减退，称为踝管综合征。其病因包括穿鞋不当、石膏固定过紧、局部损伤后继发的创伤性纤维化以及腱鞘囊肿等。

2. 临床表现　胫神经损伤的主要表现是足与足趾不能屈曲，不能用足尖站立和行走，感觉障碍主要在足底。

3. 治疗　治疗除针对病因外，可用神经营养药、理疗等。

（六）枕神经痛

枕大神经、枕小神经和耳大神经分别来自 C_2、C_3 神经，分布于枕部、乳突部及外耳。

1. 病因　枕神经痛可由感染、受凉等引起，也见于颈椎病、环枕畸形、枕大孔区肿瘤等引起。

2. 临床表现　其分布区内的发作性疼痛或持续性钝痛，伴阵发性加剧为枕神经痛（occipital neuralgia）。多为一侧发病，可为自发性疼痛，亦可因头颈部的运动、喷嚏、咳嗽诱发或使疼痛加剧，部位多起自枕部，沿神经走行放射，枕大神经痛向头顶部放射，枕小神经痛、耳大神经痛分别向乳突部、外耳部放射，重时伴有眼球后疼痛感。枕大神经的压痛点位于乳突与第 1 颈椎水平后正中点连线的 1/2 处（相当风池穴）。枕部及后颈部皮肤常有感觉减退或过敏。

3. 治疗　治疗主要是针对病因，对症处理可采用局部热敷、封闭，局部性理疗等。药物可口服镇痛药、B 族维生素。疼痛较重时局部封闭效果较好。

（七）臂丛神经痛

臂丛由 $C_5 \sim T_1$ 脊神经的前支组成，包含运动、感觉和自主神经纤维，主要支配上肢的运动和感觉。5 个脊神经前支经反复组合与分离在锁骨上方形成上干、中干和下干，在锁骨下方每个干又分成前股、后股，之后由上、中干的前股合成外侧束，下干的前股自成内侧束，三个干的后股汇合为后束。外侧束先分出一支组成正中神经，而后延续为肌皮神经，内侧束也有部分纤维参与正中神经，而后延续为尺神经。后束则分成一较细小的腋神经和一较粗大的桡神经。一些重要的神经分支起源于臂丛的最近端，靠近神经根的水平，如 C_5、C_6 和 C_7 的前根发出胸长神经支配前锯肌；C_5 发出的肩胛背神经支配菱形肌。

1. 病因　常见的病因是臂丛神经炎、神经根型颈椎病、颈椎间盘突出、颈椎及椎管内肿瘤、胸出口综合征、肺尖部肿瘤以及臂丛神经外伤。

2. 临床表现 臂丛神经痛是由多种病因引起的臂丛支配区的以疼痛、肌无力和肌萎缩为主要表现的综合征。

（1）臂丛神经炎（brachial neuritis）：也称为原发性臂丛神经病（idiopathic brachial plexopathy）或神经痛性肌萎缩（neuralgic amyotrophy），多见于成年人，男性多于女性。约50%患者有前驱感染史如上感、流感样症状，或接受免疫治疗、外科手术等。因而多数学者认为是一种变态反应性疾病。少数有家族史。

起病呈急性或亚急性，主要是肩胛部和上肢的剧烈疼痛，常持续数小时至2周，而后逐渐减轻，但肌肉无力则逐渐加重。大多数患者的无力在2~3周时达高峰。颈部活动、咳嗽或喷嚏一般不会使疼痛加重，但肩与上肢的活动可明显加重疼痛。肌无力多限于肩胛带区和上臂近端，臂丛完全损害者少见。数周后肌肉有不同程度的萎缩及皮肤感觉障碍。部分患者双侧臂丛受累。

（2）继发性臂丛神经痛：主要由于臂丛邻近组织病变压迫，神经根受压有颈椎病、颈椎间盘突出、颈椎结核、颈髓肿瘤、硬膜外转移瘤及蛛网膜炎等。神经干受压有胸出口综合征、颈肋、颈部肿瘤、结核、腋窝淋巴结肿大及肺尖部肿瘤。主要表现颈肩部疼痛，向上臂、前臂外侧和拇指放射，臂丛神经分布区内有不同程度的麻痹表现，可伴有局限性肌萎缩、上肢腱反射减弱或消失。病程长者可有自主神经障碍。神经根型颈椎病是继发性臂丛神经痛最常见的病因。主要症状是根性疼痛，出现颈肩部疼痛，向上肢放射。感觉异常见于拇指与示指；可有肌力减弱伴局限性肌萎缩、患侧上肢腱反射减弱或消失。

3. 辅助检查 为判定臂丛损伤的部位和程度，可根据患者情况选择脑脊液化验、肌电图与神经传导速度测定、颈椎摄X线片、颈椎CT或MRI检查可为诊断与鉴别诊断提供重要依据。

4. 治疗 臂丛神经炎急性期治疗可用糖皮质激素，如泼尼松20~40mg/d，口服，连用1~2周或地塞米松10~15mg/d，静脉滴注，待病情好转后逐渐减量。应合用B族维生素如维生素B$_1$、维生素B$_{12}$等。可口服非甾体抗炎药，也可应用物理疗法或局部封闭疗法止痛。恢复期注意患肢功能锻炼，给予促进神经细胞代谢药物以及针灸等。约90%患者在3年内康复。

颈椎病引起的神经根损害大多数采用非手术综合治疗即可缓解，包括卧床休息、口服非甾体类抗炎药如布洛芬、双氯芬酸钠等。疼痛较重者，可用局部麻醉药加醋酸泼尼松龙25mg在压痛点局部注射。理疗、颈椎牵引也有较好效果。有以下情况可考虑手术治疗：①临床与放射学证据提示伴有脊髓病变；②经适当的综合治疗疼痛不缓解；③受损神经根支配的肌群呈进行性无力。

（八）肋间神经痛

1. 病因 肋间神经痛（intercostal neuralgia）是肋间神经支配区的疼痛，分原发性和继发性。原发性者罕见，继发性者可见于邻近组织感染（如胸椎结核、胸膜炎、肺炎）、外伤、肿瘤（如肺癌、纵隔肿瘤、脊髓肿瘤）、胸椎退行性病变、肋骨骨折等。带状疱疹病毒感染也是常见原因。

2. 临床表现 主要临床特点有：①由后向前沿一个或多个肋间呈半环形的放射性疼痛。②呼吸、咳嗽、喷嚏、哈欠或脊柱活动时疼痛加剧。③相应肋骨边缘压痛。④局部皮肤感觉减退或过敏。带状疱疹病毒引起者发病数天内在患处出现带状疱疹。

3. 辅助检查 胸部与胸椎影像学检查、腰穿检查可提示继发性肋间神经痛的部分病因。

4. 治疗 包括以下几种治疗方式。

（1）病因治疗：继发于带状疱疹者给予抗病毒治疗，阿昔洛韦（acyclovir）5~10mg/kg静脉滴注，8h 1次；或更昔洛韦（Ganciclovir）5~10mg/（kg·d），分1~2次静脉滴注，连用7~14d。肿瘤、骨折等病因者按其治疗原则行手术、化学药物治疗及放射治疗。

（2）镇静镇痛：可用地西泮、布洛芬、双氯芬酸钠、曲马朵等药物。

（3）B族维生素与血管扩张药物：如维生素B$_1$、维生素B$_{12}$、烟酸、地巴唑。

（4）理疗：可改善局部血液循环，促进病变组织恢复，但结核和肿瘤患者不宜使用。

（5）封闭：局部麻醉药行相应神经的封闭治疗。

（九）股外侧皮神经病

股外侧皮神经病（lateral femoral cutaneous neuropathy）也称为感觉异常性股痛（meralgia paresthetica)、股外侧皮神经炎。股外侧皮神经由 L_{2-3} 脊神经后根组成,是纯感觉神经,发出后向外下斜越髂肌深面达髂前上棘,经过腹股沟韧带下方达股部。在髂前上棘下 5～10cm 处穿出大腿阔筋膜,分布于股前外侧皮肤。

1. 病因　股外侧皮神经病的主要病因是受压与外伤,如穿着紧身衣,长期系用硬质腰带或盆腔肿瘤、妊娠子宫等均是可能的因素。其他如感染、糖尿病、酒精及药物中毒以及动脉硬化等也是常见病因。部分患者病因不明。

2. 临床表现　起病可急可缓,多为单侧;大腿前外侧面皮肤感觉异常,包括麻木、针刺样疼痛、烧灼感,可有局部感觉过敏,行走、站立时症状加重,某些患者仅偶尔发现局部感觉减退。查体可有髂前上棘内侧或其下方的压痛点,股外侧皮肤可有限局性感觉减退或缺失。

3. 辅助检查　对症状持续者应结合其他专业的检查及盆腔 X 线检查,以明确病因。

4. 治疗　治疗除针对病因外,可给予口服 B 族维生素,也可给予镇痛药物。局部理疗、封闭也有疗效。疼痛严重者可手术切开压迫神经的阔筋膜或腹股沟韧带。

(十) 坐骨神经痛 (sciatica)

坐骨神经痛是沿着坐骨神经径路及其分布区域内以疼痛为主的综合征。坐骨神经是人体中最长的神经,由 $L_4 \sim S_3$ 的脊神经前支组成,经梨状肌下孔出盆腔,在臀大肌深面沿大腿后侧下行达腘窝,在腘窝上角附近分为胫神经和腓总神经,支配大腿后侧和小腿肌群,并传递小腿与足部的皮肤感觉。

1. 病因　坐骨神经痛有原发性和继发性两类,原发性坐骨神经痛也称为坐骨神经炎,为感染或中毒等原因损害坐骨神经引起,多与受凉、感冒等感染有关。病原体或毒素经血液播散而致坐骨神经的间质性炎症;继发性者临床多见,是因坐骨神经通路受病变的压迫或刺激所致。根据发病部位可分为根性、丛性和干性。根性坐骨神经痛病变主要在椎管内以及脊椎,如腰椎间盘突出、椎管内肿瘤、脊椎骨结核与骨肿瘤,腰椎黄韧带肥厚、粘连性脊髓蛛网膜炎等;丛性、干性坐骨神经痛的病变主要在椎管外,常为腰骶神经丛及神经干邻近组织病变,如骶髂关节炎、盆腔疾病(肿瘤、子宫附件炎)、妊娠子宫压迫、臀部药物注射位置不当以及外伤等。

2. 临床表现　如下所述。

(1) 青壮年男性多见,急性或亚急性起病。

(2) 沿坐骨神经走行区的疼痛,自腰部、臀部向大腿后侧、小腿后外侧和足部放射,呈持续性钝痛并阵发性加剧。也有呈刀割样或烧灼样疼痛者。往往夜间疼痛加剧。

(3) 患者为减轻疼痛,常采取特殊姿势。卧位时卧向健侧,患侧下肢屈曲;平卧位欲坐起时先使患侧下肢屈曲;坐下时以健侧臀部着力,站立时腰部屈曲,患侧屈髋屈膝,足尖着地;俯身拾物时,先屈曲患侧膝关节。以上动作均是为避免坐骨神经受牵拉而诱发疼痛加重所采取的强迫姿势。

(4) 如为根性坐骨神经痛,常伴有腰部僵硬不适,在咳嗽、喷嚏及用力排便时疼痛加剧,患侧小腿外侧和足背可有针刺麻木等感觉。如为干性坐骨神经痛,其疼痛部位主要沿坐骨神经走行,并有几个压痛点:①腰椎旁点,在 L_4、L_5 棘突旁开 2cm 处;②臀点,坐骨结节与股骨大粗隆之间;③腘点,腘窝横线中点上 2cm;④腓肠肌点,腓肠肌中点;⑤踝点,外踝后边。

(5) 神经系统检查可有轻微体征,Lasegue 征阳性,患侧臀肌松弛、小腿轻度肌萎缩,踝反射减弱或消失。小腿外侧与足背外侧可有轻微感觉减退。

3. 辅助检查　辅助检查的主要目的是寻找病因,包括腰骶部 X 线平片、腰部脊柱 CT、MRI 等影像学检查;脑脊液常规、生化及动力学 (Queckenstedt test) 检查;肌电图与神经传导速度测定等。

4. 诊断与鉴别诊断　根据疼痛的分布区域、加重的诱因、可以减轻疼痛的姿势、压痛部位、Lasegue 征阳性及踝反射减弱或消失等,坐骨神经痛的诊断一般并无困难,但应注意区分是神经根还是神经干受损。诊断中的重点是明确病因,应详细询问病史、全面的体格检查、注意体内是否存在感染病灶、重点检查脊柱、骶髂关节、髋关节及盆腔内组织的情况,有针对性地进行有关辅助检查。

鉴别诊断:主要区别局部软组织病变引起的腰背、臀部及下肢疼痛。腰肌劳损、急性肌纤维组织炎、髋关节病变引起的局部疼痛不向下肢放散,无感觉障碍、肌力减退、踝反射减弱消失等神经体征。

5. 治疗　首先应针对病因。如局部占位病变者，应尽早手术治疗。结核感染者需抗结核治疗，腰椎间盘突出引起者大多数经非手术治疗可获缓解。对症处理包括：①卧硬板床休息。②应用消炎镇痛药物如布洛芬 0.2g 口服，tid。③B 族维生素，维生素 B₁100mg 肌内注射，qd；维生素 B₁₂针剂 250～500μg 肌内注射，qd。④局部封闭。⑤局部理疗可用于非结核、肿瘤的患者。⑥在无应用禁忌的前提下可短期口服或静脉应用糖皮质激素治疗，如泼尼松 30mg 顿服，qd，地塞米松 10～15mg 加氯化钠注射液 250mL 静脉滴注，连用 7～10d。

二、多发性神经病

多发性神经病（polyneuropathy）曾称作末梢神经炎，是由不同病因引起的、以四肢末端对称性感觉、运动和自主神经功能障碍为主要表现的临床综合征。

（一）病因与发病机制

引起本病的病因都是全身性的。

1. 代谢障碍与营养缺乏　糖尿病、尿毒症、血卟啉病、淀粉样变性等疾病由于代谢产物在体内的异常蓄积或神经滋养血管受损均可引起周围神经功能障碍；妊娠、慢性胃肠道疾病或胃肠切除术后，长期酗酒、营养不良等均可因维持神经功能所需的营养物质缺乏而致病。

2. 中毒　①药物：呋喃唑酮、呋喃西林、异烟肼、乙胺丁醇、甲硝唑、氯霉素、链霉素、胺碘酮、甲巯咪唑、丙米嗪、长春新碱、顺铂等。②化学毒物：丙烯酰胺、四氯化碳、三氯乙烯、二硫化碳、正己烷、有机磷和有机氯农药、砷制剂、菊酯类农药等。③重金属：铅、汞、铊、铂、锑等。④生物毒素：白喉、伤寒、钩端螺旋体病、布氏杆菌病等。

3. 结缔组织病　系统性红斑狼疮、结节性多动脉炎、类风湿关节炎、硬皮病和结节病等可继发多发性神经病。

4. 遗传性疾病　遗传性运动感觉性神经病（hereditary motor sensory neuropathy，HMSN）、遗传性共济失调性多发性神经病（Refsum 病）、遗传性淀粉样变性神经病、异染性白质营养不良等。

5. 其他　恶性肿瘤、麻风病、莱姆病（Lyme disease）与 POEMS 综合征等亦可出现多发性神经病，其机制与致病因子引起自身免疫反应有关。

（二）病理

主要病理改变是轴索变性与节段性脱髓鞘，以轴索变性更为多见。通常轴索变性从远端开始，向近端发展，即逆死性或称为远端轴索病（distal axonopathy）。

（三）临床表现

可发生于任何年龄。由于病因不同，起病可表现为急性和慢性过程。部分患者有缓解 - 复发。病情可在数周至数月达高峰。主要症状体征包括：

1. 感觉障碍　呈手套袜套样分布，为肢体远端对称性感觉异常和深浅感觉缺失，常有感觉过敏。感觉异常可表现为刺痛、灼痛、蚁行感、麻木感等。

2. 运动障碍　肢体远端不同程度肌力减弱，呈对称性分布，肌张力减低。病程长者可有肌肉萎缩，常发生于骨间肌、蚓状肌、大小鱼际肌、胫前肌和腓骨肌。可有垂腕、垂足和跨阈步态。

3. 腱反射减低或消失　以踝反射明显且较膝腱反射减低出现得早。上肢的桡骨膜、肱二头肌、三头肌反射也可减低或消失。

4. 自主神经功能障碍　肢体远端皮肤变薄、干燥、苍白或青紫、皮温低。

由于病因不同，临床表现也略有不同，将常见的几种分述如下。

（1）呋喃类药物中毒：常见的呋喃类药物有呋喃唑酮（痢特灵）、呋喃妥因（呋喃坦丁）等。症状常在用药后 5～14d 出现。首先表现为肢体远端感觉异常、感觉减退和肢端疼痛。肢端疼痛剧烈者不敢穿鞋穿袜，怕风吹，怕盖被。肢端皮肤多汗，可有色素沉着。肌肉无力与肌萎缩相对较轻。应用此类药物时应密切观察周围神经症状。尤应注意不可超过正常剂量及长时间使用此类药物。

（2）异烟肼中毒：多发生于长期服用异烟肼的患者。临床表现以双下肢远端感觉异常和感觉缺失为主。可有肌力减弱与腱反射消失。其发病机制与异烟肼干扰维生素 B_6 的正常代谢有关。

（3）糖尿病：可继发中枢神经、神经根、神经丛及周围神经干的多种损害，但以周围神经为多；本节只讨论糖尿病性多发性神经病；本病表现为感觉、运动、自主神经功能障碍，通常感觉障碍较突出，如出现四肢末端自发性疼痛呈隐痛、刺痛、灼痛，可伴有麻木、蚁行感，夜间症状更重，影响睡眠。症状以下肢更多见。查体可有手套袜套样痛觉障碍，部分患者振动觉与关节位置觉消失，腱反射减弱或消失。也可出现肌力减低和肌萎缩。

（4）尿毒症：尿毒症引起的周围神经病，男性多于女性。运动与感觉神经纤维均可受累，呈对称性。早期可仅表现双下肢或四肢远端的感觉异常，如刺痛、灼痛、麻木与痛觉过敏。症状发生于足踝部者称烧灼足（burning feet），发生于双小腿者可表现为不安腿综合征。病情继续进展则出现双下肢麻木、感觉缺失、肌力减弱，严重者可有四肢远端肌肉萎缩。

（5）维生素 B_1 的缺乏：可因消化系统疾病引起的吸收功能障碍、长期酗酒、剧烈的妊娠呕吐、慢性消耗性疾病等导致维生素 B_1 缺乏。表现两腿沉重感、腓肠肌压痛或痛性痉挛。可有双足踝部刺痛、灼痛及蚁行感，呈袜套样改变。病情进展可出现小腿肌肉无力，表现垂足，行走时呈跨阈步态。腱反射早期亢进，后期减弱或消失。

（6）POEMS 综合征：为一种累及周围神经的多系统病变。病名由 5 种常见临床表现的英文字头组成，即多发性神经病（polyneuropathy）、脏器肿大（organomegaly）、内分泌病（endocrinopathy）、M 蛋白（M－protein）和皮肤损害（skin changes）。也有称本病为 Crow－Fukase 综合征。多中年以后起病，男性较多见。起病隐袭、进展慢。依照症状、体征、出现频率可有下列表现：①慢性进行性感觉运动性多神经病，脑脊液蛋白含量增高。②皮肤改变：因色素沉着变黑，并有皮肤增厚与多毛。③内分泌改变：男性出现阳痿、女性化乳房，女性出现闭经、痛性乳房增大和溢乳，可合并糖尿病。④内脏肿大：肝脾大，周围淋巴结肿大。⑤水肿：视盘水肿，胸腔积液，腹腔积液，下肢指凹性水肿。⑥异常球蛋白血症，血清蛋白电泳出现 M 蛋白（monoclonal protein），尿检可有本－周（Bence－Jones）蛋白。⑦骨骼改变：可在脊柱、骨盆、肋骨及肢体近端发现骨硬化性改变，为本病影像学特征。也可有溶骨性病变，骨髓检查可见浆细胞增多或骨髓瘤。⑧低热、多汗、杵状指。

（四）辅助检查

1. 电生理检查　以轴索变性为主的周围神经病表现为运动诱发波幅的降低和失神经支配肌电图表现，以脱髓鞘为主者则主要表现神经传导速度减慢。

2. 血生化检测　重点注意检查血糖、尿素氮、肌酐、T_3、T_4、维生素 B_{12} 等代谢物质及激素水平。可疑毒物中毒者需做相应的毒理学测定。

3. 免疫学检查　对疑有自身免疫性疾病者可做自身抗体系列检查，疑有生物性致病因子感染者，应做病原体或相应抗体测定。

4. 脑脊液常规与生化检查　大多正常，偶有蛋白增高。

5. 神经活体组织检查　疑为遗传性疾病者可行周围神经活体组织检查，可提供重要的诊断证据。

（五）诊断与鉴别诊断

1. 诊断　根据四肢远端对称性运动、感觉和自主神经功能障碍可诊断。

2. 查找病因　主要依靠详细的病史、病程特点、伴随症状和辅助检查结果。

3. 鉴别诊断　亚急性联合变性发病早期表现与多发性神经病相似，随病情进展逐渐出现双下肢软弱无力，走路不稳，双手动作笨拙等；早期 Babinski 征可为阴性，随病情进展转为阳性；感觉性共济失调是其临床特点之一；肌张力增高、腱反射亢进、锥体束征阳性及深感觉性共济失调是区别于多发性神经病的主要鉴别点。

（六）治疗

1. 病因治疗　毒物中毒引起者应尽快停止与毒物的接触，应用补液、解毒剂等促进体内毒物的清除；药物引起者需停药，异烟肼引起者如神经病变较轻，而抗结核治疗必须继续应用时，可不停药，加用维生素 B_6 治疗；代谢性疾病与营养缺乏所致者应积极控制原发病；与自身免疫病相关者需采用糖皮质激素，重症者用地塞米松 10mg 加氯化钠注射液 250mL 静脉滴注，连用 7~10d，继续用泼尼松 30mg清晨顿服，qd，依据病情逐渐减量。免疫球蛋白治疗按 0.15~0.4g/（kg·d），连用 5~7d，或应用血浆置换疗法；恶性肿瘤所致者可用手术、化疗、放射治疗等手段治疗。

2. 一般治疗　急性期应卧床休息，补充水溶性维生素，维生素 B_1 100mg 肌内注射，qd；甲钴胺或氰钴胺 250~500μg 肌内注射，qd；维生素 B_6 及辅酶 A。选择使用各种神经生长因子。严重疼痛者可用抗癫痫药物，如加巴喷丁、普瑞巴林等。恢复期可增加理疗、康复训练及针灸等综合治疗手段。

（解学军）

第四节　吉兰-巴雷综合征

一、概述

吉兰-巴雷综合征（Guillain-Barre syndrome，GBS），以往多译为格林-巴利综合征，是世界范围内引起急性弛缓性瘫痪最常见的疾病之一。临床呈急性起病，症状多在 2 周内达到高峰。主要表现为多发的神经根和周围神经损害，常见四肢对称性、弛缓性瘫痪。免疫治疗可以缩短病程，改善症状。主要包括以下几种亚型：急性炎症性脱髓鞘性多发性神经病（acute inflammatory demyelinating polyneuropathy，AIDP）、急性运动性轴索型神经病（acute motor axonal neuropathy，AMAN）、急性运动感觉性轴索型神经病（acute motor sensory axonal neuropathy，AMSAN）、Miller Fisher 综合征（Miller Fisher syndrome，MFS）、急性泛自主神经病（acute panautonomic neuropathy）和急性感觉神经病（acute sensory neuropathy，ASN）。

GBS 的研究史可分为三个阶段：第一阶段是 1916 年之前的时期，认识到急性弛缓性瘫痪的病因可以由周围神经疾病所致，并经病理学证实；第二阶段从 1916—1969 年，定义了 GBS 这种疾病，并且制定了诊断标准；第三阶段 1969 年至今，提出了疾病的主要病理特点，确认了该病是自身免疫性疾病，对该病的不同症状和治疗有了更多的理解。20 世纪 90 年代初，国内李春岩等与 Asbury、Mckhann、Griffin 等合作研究了河北省中南部地区本病的电生理学、病理学与流行病学表现，经 19 例尸体解剖，发现一组临床表现符合 GBS 而病理学表现以脊神经运动根原发性轴索损害为特征的病例，在 1996 年提出急性运动性轴索型神经病（acute motor axonal neuropathy，AMAN）的概念，并认为是 GBS 的一个亚型。同时，对运动、感觉神经根均受累的轴索型 GBS 也作了概念限定，称为急性运动感觉性轴索型神经病（acute motor sensory axonal neuropathy，AMSAN），这些研究丰富了 GBS 的内涵。

二、流行病学

GBS 的年发病率（0.6~2.4）/10 万人，男性略多于女性，各年龄组均可发病。欧美的发病年龄在 16~25 岁和 45~60 岁出现两个高峰，我国尚缺乏系统的流行病学资料，但本病住院患者年龄资料分析显示，以儿童和青壮年多见。在北美与欧洲发病无明显的季节倾向，但亚洲及墨西哥以夏秋季节发病较多。

三、病因与发病机制

虽然 GBS 的病因尚未确定，但大多认为是多因素的。可从机体内外两个方面探讨。

（一）外在致病因素

超过 2/3 的患者发病前 4 周内有呼吸道或胃肠道感染症状。曾发现的前驱感染病原体包括空肠弯曲菌、巨细胞病毒、EB 病毒、肺炎支原体、乙型肝炎病毒和人类免疫缺陷病毒等。1982 年，有学者注意到了空肠弯曲菌（Campylobacter jejuni，Cj）感染与 GBS 发病有关，此后的研究发现在许多国家和地区

Cj 感染是最常见的 GBS 发病前驱因素，特别是以腹泻症状为前驱感染的 GBS 患者有 Cj 感染证据者高达 85％，从 AMAN 型 GBS 患者肠道分离出 Cj 更多见。

Cj 为一种革兰阴性弯曲菌，微需氧，适于在 40℃ 左右生长。按照菌体表面脂多糖 "O" 抗原的抗原性不同，Penner 血清分型方法可将 Cj 划分为多种血清型。从 GBS 患者肠道分离的 Cj，集中在 Penner O：2、O：4、O：5，O：19 型，我国以 O：19 型最常见。国外曾对 Penner O：19 型 Cj 的纯化脂多糖进行结构分析，发现其与人类神经组织中富含的神经节苷脂（GM_1、GD_{1a}、GT_{1a}、和 GD_3）有相同的抗原决定簇，这为以分子模拟学说解释 GBS 的发病机制奠定了重要的实验基础。

分子模拟（molecular mimicry）学说认为外来致病因子因具有与机体某组织结构相同或相似的抗原决定簇，在刺激机体免疫系统产生抗体后，这种抗体既与外来抗原物质结合，又可发生错误识别，与体内具有相同抗原决定簇的自身组织发生免疫反应，从而导致自身组织的免疫损伤。

依照分子模拟学说已经成功地建立了不同病理表现的 GBS 动物模型。应用周围神经髓鞘抗原 P2 蛋白可诱发实验性自身免疫性神经炎（experimental autoimmune neuritis，EAN）；应用 P1 可同时诱发 EAN 和实验性自身免疫性脑脊髓炎（EAE）；EAN 的病理改变与人类 AIDP 病变相似。应用神经节苷脂 GM_1 或混合的神经节苷脂，可诱发病理改变与 AMAN 相似的动物模型。

（二）机体因素

人所共知，对某种疾病是否易患，在不同的个体是有差别的。这在一定程度上与免疫遗传因素有关。与免疫相关的基因群结构和功能复杂，基因多态性的存在，使得不同个体对特定抗原物质的识别提呈及引起免疫反应的强弱存在差别。目前尚无公认的 GBS 易感基因被发现。

虽然 GBS 的确切发病机制仍不明确，但本病是由细胞免疫和体液免疫共同介导的自身免疫病这一观点已得到公认。证据如下：

（1）AIDP 的典型病变中存在大量淋巴细胞浸润，巨噬细胞也参与了病变的形成。

（2）电子显微镜观察 AMAN 患者周围神经，可见巨噬细胞自郎飞结处攻击裸露的轴突，进而继续移行至相对完整的髓鞘内，直接破坏轴突。

（3）早在光学显微镜没有可见的病理改变时，免疫电镜即可发现 AMAN 患者周围神经郎飞结部位出现抗原抗体复合物及补体的沉积。

（4）GBS 患者血中存在特异的循环抗体，部分患者的循环抗体与 GM_1 等神经节苷脂产生抗原抗体结合反应或与 Cj 的抗原成分有交叉反应；Fisher 综合征常有 GQ_{1b} 抗体存在并与 Cj 感染关系密切。

（5）将病人或动物模型的血清被动转移至健康动物的周围神经可引起与前者相似的病变，而将上述血清用 Cj 的抗原吸附后再转移至健康动物则不再产生病变。

四、病理学

AIDP 的主要病理改变是周围神经组织中小血管周围淋巴细胞与巨噬细胞浸润以及神经纤维的节段性脱髓鞘，严重病例出现继发轴突变性。Schwann 细胞于病后 1～2 周开始增殖以修复受损的髓鞘，此时致病因素对髓鞘的破坏可能尚未停止。

AMAN 的主要病变是脊神经前根和周围神经运动纤维的轴突变性及继发的髓鞘崩解，崩解的髓鞘形成圆形、卵圆形小体，病变区内少见淋巴细胞浸润。早期病变组织的电子显微镜观察可见巨噬细胞自朗飞结处移行至相对完整的髓鞘内破坏轴突。

AMSAN 的病理特点与 AMAN 相似，但脊神经前后根及周围神经纤维的轴突均可受累。

五、临床表现

多数患者起病前 4 周内有胃肠道或呼吸道感染症状，少数有疫苗接种史。该病呈急性起病，病情多在 2 周内达高峰。弛缓性瘫痪是最主要的特点，多数患者肌无力从双下肢向双上肢发展；少数严重病例，肌无力症状最早出现在双上肢或四肢同时出现，两侧相对对称，数日内逐渐加重。腱反射减低或消失，无病理反射。约 25％ 病情严重者，出现呼吸肌麻痹，需要辅助呼吸。约 1/3 患者出现颈后部或四肢肌肉疼痛，有的出现脑膜刺激征。尤其在儿童，肌肉疼痛更为常见，并且常为首发症状。部分患者有不同程度的脑神经损害，可为首发症状而就诊，以双侧周围性面瘫最常见，其次为咽喉部肌肉瘫痪。眼球运动、舌肌及咬肌的瘫痪少见。部分患者有四肢远端感觉障碍，如手套袜套样分布的感觉减退；或感觉异常如刺痛、麻木、烧灼感等。部分患者有自主神经症状，如多汗、皮肤潮红，严重病例出现心动过速、期前收缩等心律失常，高血压或直立性低血压、一过性尿潴留等。AIDP、AMAN 和 AMSAN 的临床表现相似，只是 AMAN 没有明显的感觉异常。如果没有电生理或充分的病理资料，AMAN 和 AMSAN 与 AIDP 很难区分。

起病后症状迅速进展，50% 患者在 2 周内达高峰，约 90% 患者病后 4 周症状不再进展。多在症状稳定 1~4 周后开始恢复，肢体无力一般从近端向远端恢复，往往需要数周到数月的时间。本病的主要危险是呼吸肌麻痹。肺部感染、严重心律失常及心力衰竭等并发症也是致死的重要因素。

Fisher 综合征以眼外肌麻痹、共济失调和腱反射消失三联征为主要临床表现。其占 GBS 的 5% 左右，在亚洲报道较多前驱感染可有呼吸道感染、腹泻和空肠弯曲菌感染。急性起病，病情在数天至数周内达到高峰。多以复视起病，少数以肌痛、四肢麻木、眩晕和共济失调起病。在发病数天内出现进行性加重的眼外肌麻痹，对称或不对称，部分患者可伴有眼睑下垂，瞳孔对光反应多正常，部分患者可有瞳孔散大。躯干性共济失调或上下肢共济失调。腱反射减低或消失，而肌力正常或轻度减退。部分患者伴有其他脑神经麻痹，包括球部肌肉和面部肌肉无力。部分患者伴有感觉异常，表现为四肢远端和面部麻木和感觉减退。少数患者伴有膀胱功能障碍。病程有自限性，多在发病 2 周到 2 个月恢复，多数无残留症状。

六、实验室检查

1. 脑脊液检查 典型的表现是蛋白细胞分离现象，即蛋白含量增高而白细胞数正常。蛋白增高常在起病后第 2~4 周出现，但较少超过 1.0g/L；白细胞计数一般 $<10 \times 10^6$/L；糖和氯化物正常。部分患者脑脊液出现寡克隆区带。部分患者脑脊液神经节苷脂抗体阳性。

2. 神经电生理 通常选择一侧正中神经、尺神经、胫神经和腓总神经进行测定。电生理改变的程度与疾病严重程度相关，在病程的不同阶段电生理改变特点也有所不同。

中国专家推荐的各型 GBS 神经电生理诊断指南如下。

AIDP 诊断标准：①运动神经传导，至少有两条运动神经存在至少一项异常。a. 远端潜伏期较正常值延长 25% 以上；b. 运动神经传导速度比正常值减慢 20% 以上；c. F 波潜伏期比正常值延长 20% 以上和（或）出现率下降；d. 运动神经部分传导阻滞：周围神经远端与近端比较，复合肌肉动作电位（CMAP）负相波波幅下降 20% 以上，时限增宽 <15%；e. 异常波形离散：周围神经近端与远端比较，周围神经近端与远端比较，CMAP 负相波时限增宽 15% 以上。当 CMAP 负相波波幅不足正常值下限的 20% 时，检测传导阻滞的可靠性下降。远端刺激无法引出 CMAP 波形时，难以鉴别脱髓鞘和轴索损害。②感觉神经传导：一般正常，但异常时不能排除诊断。③针电极肌电图：单纯脱髓鞘病变肌电图通常正常，如果继发轴索损害，在发病 10d 至 2 周后肌电图可出现异常自发电位。随着神经再生则出现运动单位电位时限增宽、高波幅、多相波增多及运动单位丢失。

AMAN 的电生理诊断标准：电生理检查内容与 AIDP 相同，诊断标准如下：①运动神经传导：a. 远端刺激时 CMAP 波幅较正常值下限下降 20% 以上，严重时引不出 CMAP 波形，2~4 周后重复测定 CMAP 波幅无改善。b. 除嵌压性周围神经病常见受累部位的异常外，所有测定神经均不符合 AIDP 标准中脱髓鞘的电生理改变（至少测定 3 条神经）。②感觉神经传导测定：通常正常。③针电极肌电图：早期即可见运动单位募集减少，发病 1~2 周后，肌电图可见大量异常自发电位，此后随神经再生则出现运动单位电位的时限增宽、波幅增高、多相波增多。

AMSAN 的电生理诊断标准：除感觉神经传导测定可见感觉神经动作电位波幅下降或无法引出波形外，其他同 AMAN。

MFS 的电生理诊断标准感觉神经传导测定可见动作电位波幅下降，传导速度减慢；脑神经受累者可出现面神经 CMAP 波幅下降；瞬目反射可见 R1、R2 潜伏期延长或波形消失。运动神经传导和肌电图一般无异常。电生理检查非诊断 MFs 的必需条件。

3. 神经活组织检查　不需要神经活组织检查确定诊断。腓肠神经活检可见有髓纤维脱髓鞘现象，部分出现吞噬细胞浸润，小血管周围可有淋巴细胞与巨噬细胞浸润，严重病例出现继发轴索变性。

4. 严重病例可有心电图改变　以窦性心动过速和 ST - T 改变最常见。

5. 血清学检查　AIDP 部分患者血清可检测到特殊抗体，如抗微管蛋白（tubulin）IgM、IgG 抗体、IgG 型抗神经节苷脂（GM_1、GM_{1b}、$G_{a1}NAc - GD_{1a}$）抗体。部分患者血清检测到抗空肠弯曲菌抗体，抗巨细胞病毒抗体等。

AMAN 部分患者血清中可检测到 IgG 型抗神经节苷脂 GM_1 抗体和（或）GM_{1b} 抗体，IgM 型抗神经节苷脂 GM_1 抗体阳性，少数可检测到 IgG 型抗 GD_{1a} 抗体，IgG 型抗 $G_{a1}NAc - GD_{1a}$ 抗体。部分患者血清空肠弯曲菌抗体阳性。

AMSAN 部分患者血清中可检测到抗神经节苷脂 GM_2 抗体。

MFS 大多数患者血清 GQ_{1b} 抗体阳性。部分患者血清中可检测到空肠弯曲菌抗体。

6. 细菌学检查　部分患者可从粪便中分离和培养出空肠弯曲菌。

七、诊断及鉴别诊断

首先临床医师需要进行定位诊断，分析病变是在周围神经、还是脑干、脊髓、传导束，神经肌肉接头、肌肉等部位。一旦定位在周围神经，GBS 最常见，但需要排除低钾性周期麻痹、重症肌无力、中毒性神经病、脊髓灰质炎等。在实际工作中，对于 GBS 的诊断主要依靠临床，以便对病情典型且迅速加重的患者尽快诊断，尽快开始免疫治疗。因此，在没有电生理和脑脊液检查时机和检查条件的时候，临床拟诊十分重要。而临床加实验室检查有助于最终确诊、进行临床研究、对不典型患者进行最终诊断以及区分不同亚型。

1. 中国专家推荐的诊断指南（2010 年）　①常有前驱感染史，急性起病，进行性加重，多在 2 周左右达高峰。②对称性肢体和延髓支配肌肉、面部肌肉无力，重症者可有呼吸肌无力，四肢腱反射减低或消失。③可伴轻度感觉异常和自主神经功能障碍。④脑脊液出现蛋白细胞分离现象。⑤电生理检查提示运动神经传导速度减慢、末端潜伏期延长、F 波异常、传导阻滞、异常波形弥散等。⑥病程有自限性。

2. 国际上广泛采用的 Asbury（1990 年）修订诊断标准　如下所述。

（1）GBS 必备诊断标准：①超过 1 个以上肢体出现进行性肌无力，从轻度下肢力弱，伴或不伴共济失调，到四肢及躯干完全性瘫，以及延髓性麻痹、面肌无力和眼外肌麻痹等；②腱反射完全消失，如具备其他特征，远端腱反射丧失，肱二头肌反射及膝腱反射减低，诊断也可成立。

（2）高度支持诊断标准：①按重要性排序的临床特征：a. 症状和体征迅速出现，至 4 周时停止进展，约 50% 的病例在 2 周、80% 在 3 周、90% 在 4 周时达到高峰。b. 肢体瘫痪较对称，并非绝对，常见双侧肢体受累。c. 感觉症状、体征轻微。d. 脑神经受累，50% 的病例出现面神经麻痹，常为双侧性，可出现眼球麻痹及眼外肌麻痹；约 5% 的病例最早表现眼外肌麻痹或其他脑神经损害。e. 通常在病程进展停止后 2~4 周开始恢复，也有经过数月后开始恢复，大部分患者功能可恢复正常。f. 可出现自主神经功能紊乱，如心动过速、心律失常、直立性低血压、高血压及血管运动障碍等，症状可为波动性，应除外肺栓塞等可能性。g. 发生神经症状时无发热。②变异表现（不按重要性排序）：a. 发生神经症状时伴发热；b. 伴疼痛的严重感觉障碍；c. 进展超过 4 周，个别患者可有轻微反复；d. 进展停止但未恢复或遗留永久性功能缺损；e. 括约肌通常不受累，但疾病开始时可有一过性膀胱括约肌障碍；f. 偶有 CNS 受累，包括不能用感觉障碍解释的严重共济失调、构音障碍、病理反射及不确切的感觉平面等，但其他症状符合 GBS，不能否定 GBS 诊断。

（3）高度支持诊断的脑脊液特征：①主要表现 CSF 蛋白含量发病第 1 周升高，以后连续测定均升高，CSF 单个核细胞（MNC）数 $10 \times 10^6/L$ 以下。②变异表现发病后 1~10 周蛋白含量不增高，CSF -

MNC 数（11～50）×10⁶/L。

（4）高度支持诊断的电生理特征：约80%的患者显示 NCV 减慢或阻滞，通常低于正常的60%，但因斑片样受累，并非所有神经均受累；远端潜伏期延长可达正常3倍，F 波反应是神经干近端和神经根传导减慢的良好指标；约20%的患者传导正常，有时发病后数周才出现传导异常。

（5）怀疑诊断的特征：①明显的持续不对称性力弱；②严重的膀胱或直肠功能障碍；③发病时就有膀胱或直肠功能障碍；④CSF－MNC 数在50×10⁶/L 以上；⑤CSF 出现多形核白细胞；⑥出现明显感觉平面。

（6）除外诊断的特征：①有机物接触史；②急性发作性卟啉病；③近期白喉感染史或证据，伴或不伴心肌损害；④临床上符合铅中毒或有铅中毒证据；⑤表现单纯感觉症状；⑥有肯定的脊髓灰质炎、肉毒中毒、癔症性瘫痪或中毒性神经病诊断依据。

由上述标准可见，GBS 诊断仍以临床为主，支持 GBS 诊断的实验室证据均需具备必要的临床特征才能诊断。变异表现是在符合临床标准的 GBS 中偶尔出现特殊症状，这些症状虽不能除外 GBS，但应引起怀疑。如出现两个以上变异表现应高度怀疑 GBS 诊断，首先排查其他疾病。

3. 与其他疾病鉴别　需与以下几种疾病鉴别。

（1）低血钾性周期性麻痹：为急性起病的两侧对称性肢体瘫痪，病前常有过饱、饮酒或过度劳累病史，常有既往发作史，无感觉障碍及脑神经损害，发作时血钾低及心电图呈低钾样改变，脑脊液正常。补钾治疗有效，症状可迅速缓解。

（2）重症肌无力全身型：可表现两侧对称性四肢弛缓性瘫痪，但多有症状波动如休息后减轻，劳累后加重即所谓晨轻暮重现象，疲劳试验及新斯的明试验阳性，脑脊液正常。重复电刺激低频时呈递减反应，高频时正常或递减反应，血清抗乙酰胆碱受体抗体阳性。

（3）急性脊髓炎：病变部位在颈髓时可表现四肢瘫痪，早期肌张力减低呈弛缓性，但有水平面型深、浅感觉消失，伴尿便潴留。脊髓休克期过后表现四肢肌张力升高，腱反射亢进，病理反射阳性。

（4）脊髓灰质炎：起病时常有发热，肌力减低常不对称，多仅累及一侧下肢的1至数个肌群，呈节段性分布，无感觉障碍，肌萎缩出现早。脑脊液蛋白与细胞在发病早期均可升高，细胞数较早恢复正常，病后3周左右也可呈蛋白细胞分离现象。确诊常需病毒学证据。

（5）肉毒毒素中毒：可导致急性弛缓性瘫痪。该病的病理生理机制已经阐明：毒素抑制运动神经末梢突触释放乙酰胆碱。典型的临床表现包括眼内肌和眼外肌麻痹，延髓麻痹，口干，便秘，直立性低血压。无感觉系统受损症状。出现眼内肌麻痹，早期出现视物模糊是与 GBS 的重要鉴别点。神经重复电刺激检查提示突触前膜病变特征，有助于诊断。大多数患者是由于摄入被肉毒杆菌或毒素污染的熟肉类食品发病的，多有流行病学资料支持。肉毒杆菌可从患者的大便培养。

（6）农药、重金属、有机溶剂等中毒可引起中毒性周围神经病：由于误服、劳动防护不利等因素，国内有较多报道这类毒物经消化道或呼吸道过量进入人体，引发急性或迟发性中毒性周围神经病。有明确病史并且两者间有明确时间关系的病例，鉴别诊断不难。神经电生理检查可见呈轴索损害为主，少数可有脱髓鞘损害的特点。临床表现多先累及下肢与电生理提示轴索越长的部位易先受损相一致。

（7）副肿瘤性周围神经病：有多种临床类型，常见的如：感觉性神经病，感觉运动性神经病，周围神经病合并浆细胞病等。单纯运动受累者少见。副肿瘤性周围神经病多见于肺癌、肾癌、异常蛋白血症。临床起病多呈亚急性病程，进展超过1个月。主要表现为四肢套式感觉障碍、四肢远端对称性肌无力且下肢常重于上肢、肌萎缩及腱反射减弱。脑脊液可正常或轻度蛋白升高。神经电生理检查多表现轴索损害的特点。血清学检查可见具有特征性的副肿瘤相关抗体。对周围神经病患者尤其是中年以上患者应注重肿瘤的筛查，尤其是呼吸系统、消化系统、女性生殖系统等，对前列腺癌、膀胱癌等亦应重视。副肿瘤性周围神经病的病程及严重程度与癌肿的大小及生长速度并不一定平行。神经损害表现可出现在已经确诊的肿瘤患者，也可出现在发现肿瘤之前数年。

（8）蜱咬性麻痹：十分少见，但是与 GBS 很相似。儿童比成年人更易受到感染，因此，这是儿童 GBS 患者需要进行鉴别的疾病。麻痹是由蜱产生的内毒素引起。这种毒素引起疾病的分子病理生理机制尚未完全阐明，但很可能影响周围神经的轴突和神经肌肉接头处。在美国报告的病例，蜱的清除与数小时内的肌力改善有关。但是，在澳大利亚，去除蜱之后病情在一段时间内仍然进展。很可能是不同的毒素。蜱往往植根于头皮，需要仔细地检查。

（9）GBS 需与狂犬病鉴别：一些狂犬病例在有脑炎表现之前出现急性弛缓性瘫痪。国外曾有报告一例数年前被疯狗咬伤的患者，发病后迅速发展至瘫痪和死亡。最初的临床和病理诊断为 AMSAN，因为脊髓或周围神经的病理检查没有炎症反应表现，却有运动神经元死亡，似乎支持 AMSAN 诊断。不过，之后在运动神经元和感觉神经元处发现有大量的狂犬病毒，表明该病毒长时间潜伏于此。国内也曾报道经脑组织病理证实的麻痹型狂犬病病例。

（10）Fisher 综合征需要与 Bickerstaff 脑干脑炎相鉴别：日本报告该病例较多，临床表现的特征和病程与 Fisher 综合征相似，但常有中枢神经损害的表现，包括意识水平下降，眼球震颤，腱反射活跃，病理反射阳性，偏身型分布的感觉减退，神经影像学上显示明确的脑干、小脑异常病灶。神经电生理检查显示部分患者有周围神经损害。

八、治疗

国际上已经完成了一些关于 AIDP 免疫治疗的病例对照研究，AIDP 成为相对少数的可以在循证医学证据基础上选择治疗的周围神经系统疾病。免疫治疗不仅可以缩短恢复时间，而且可防止疾病进展至更严重的阶段。但各种免疫疗法对轴索型 GBS 的疗效仍不十分清楚。GBS 患者的总体治疗原则可分为：早期阶段防止病情进展，病情高峰及平台时期的精心护理、免疫治疗和之后的康复治疗。其中免疫治疗是以抑制免疫反应，清除致病因子，阻止病情发展为目标。

1. 一般治疗　包括以下内容。

（1）疾病监测和早期教育：由于 GBS 患者的病情可迅速发展，急剧恶化。除了最轻微的病例外，拟诊 GBS 患者应立即住院观察。早期阶段，在例行检查进行诊断的同时，行呼吸和心血管功能监测，并告知患者和家属诊断及病程中可能发生的情况，进行疾病及其预后的教育。对病情进展快，伴有呼吸肌受累者，应该严密观察。

疾病进展阶段的关键是要监测血气或肺活量、脉搏、血压和吞咽功能。呼吸肌麻痹是本病最主要的危险之一，应密切观察呼吸困难的程度。当表现呼吸浅快、心动过速、出汗以及口唇甲皱由红润转为苍白或发绀，经鼻导管给氧及清理呼吸道后，短时间内仍无改善者；或有明显的呼吸困难，肺活量少于 < 12 ~ 15mL/kg 或肺活量迅速降低，血气分析氧分压 < 80mmHg（10.66kPa）时，提示呼吸功能已不能满足机体需要，可尽早进行气管插管或气管切开术，给予机械通气；如需气管插管和呼吸器辅助呼吸，应当提前决定转重症监护病房。有呼吸困难和延髓性麻痹患者应注意保持呼吸道通畅，尤其注意加强吸痰及防止误吸。但还要综合考虑呼吸频率的变化，如果患者合并第IX、X对脑神经麻痹，表现吞咽困难或呛咳，就存在发生窒息或吸入性肺炎的危险，应更早考虑行气管插管或气管切开术。有证据表明，任何患者发生高碳酸血症或低氧血症时应尽早插管。

监测休息时的脉搏和血压，以及体位的变化时脉搏和血压，是诊断早期自主神经功能不全的方法。患者的自主神经功能不全时通气量减少或过度增加也是一个严重的问题。

（2）GBS 患者的重症监护与防治并发症：尽管 20 世纪 80 年代之前 GBS 的病死率的统计不够全面，但严重患者病死率可高达 15% ~ 20%。国外报道，开始于 20 世纪 80 年代初的大规模多中心研究数据表明，经过现代重症监护和免疫治疗，病死率为 1.25% ~ 2.5%。重症监护单元死亡的原因通常不是因为呼吸衰竭，而是并发感染、心肌梗死或肺栓塞。如果患者病程较长，长时间停留在重症监护病房，会发生并发症。住院超过 3 周，有 60% 的患者发生肺炎、菌血症或其他严重感染。

重症患者应进行连续心电监护直至恢复期开始。窦性心动过速一般不需治疗，如症状明显或心率过快，可用小量速效洋地黄制剂适当控制，心动过缓可由吸痰操作引起，可用消旋山莨菪碱、阿托品治疗。严重心律失常少见，如心房颤动、心房扑动、传导阻滞等，可会同心血管专业医师解决。在自主神经功能障碍表现为高血压或低血压的患者也应注意调整和稳定血压。

坠积性肺炎与吸入性肺炎及由此引发的败血症、脓毒血症应早使用广谱抗生素治疗并可根据痰病原体培养与药敏试验结果调整抗生素。

延髓性麻痹者，因吞咽困难和饮水反呛，需给予鼻饲维持肠道营养供给，以保证足够每日热量、维生素和防止电解质紊乱。但若有合并有消化道出血或胃肠麻痹者，则应停止鼻饲，给予胃肠动力药物促进肠蠕动恢复，同时给予静脉营养支持。

为预防下肢深静脉血栓形成及由此引发的肺栓塞，应经常被动活动双下肢或穿弹力长袜，推荐没有禁忌的患者使用低分子肝素皮下注射，5 000U，每天2次。应用脚踏板和患侧肢体被动运动也有助于减少静脉血栓形成的危险。如果没有其他应用指征，不推荐使用甘露醇治疗神经根和神经干水肿，因为不仅没有实际效果，还可能因为脱水作用导致血液浓缩诱发下肢深静脉血栓形成。患者面肌无力，暴露的角膜易于发生角膜炎，严重病例甚至可能留有后遗症，故应进行相应的防护性治疗。

许多患者在疾病早期出现四肢或全身肌肉疼痛与皮肤痛觉过敏，可适当应用镇痛药物。如果单纯镇痛药没有作用，可以使用镇静药。阿片类镇痛药的一大不良反应是便秘，所以监测肠蠕动和早期干预很重要。可应用润肠药与缓泻药保持大便通畅。

保持床面清洁平整并定期翻身以防止压疮，也可使用电动防压疮气垫。

有尿潴留者可做下腹部按摩促进排尿，无效时应留置尿管导尿。

重视患者焦虑与抑郁状态发生，做好心理疏导工作，保持对患者鼓励的态度，经常安慰患者虽然恢复较慢，但最后多可明显恢复。症状严重者也可配合抗焦虑与抗抑郁药物治疗。

2. 免疫治疗　有以下几种治疗方式。

（1）静脉滴注人血丙种球蛋白：是具有循证医学证据的治疗方法。静脉滴注丙种球蛋白（intravenous immunoglobulin，IVIg）能够缩短病程，阻止病情进展，减少需要辅助通气的可能，近期和远期疗效都很好；静脉滴注丙种球蛋白与血浆交换的效果类似，在机械通气时间、死亡率及遗留的功能障碍方面两种疗法无明显区别（Ⅰ级证据）。在儿童患者中使用也有效（Ⅱ级证据）。推荐的方法是0.4g/（kg·d），连用5d。及早治疗更有效，一般在2周内应用。也有少数患者在疗程结束后神经功能障碍虽有部分改善，但仍存在需辅助通气等严重情况，可考虑间隔数日再用1个疗程。个别有轻微不良反应，如头痛、肌痛、发热，偶有并发血栓栓塞事件、肾功能异常、一过性肝损害的报道。

（2）血浆交换：是具有循证医学证据的治疗方法。血浆交换（plasma exchange，PE）的疗效，在过去的20年中被认为是GBS治疗的金标准，血浆交换治疗能够缩短GBS患者的病程，阻止病情进展，减少需要辅助通气的可能，近期（4周）和远期（1年）疗效也很好（Ⅰ级证据）。推荐用于发病4周之内的中度或重度患者，发病在2周之内的轻度患者也可以从血浆交换中受益。方法是在2周内共交换5倍的血浆量，隔日1次，并且进行得越早越好。每次血浆交换量为30~40mL/kg，在1~2周进行5次。少于4次的血浆交换疗效差，而更多的血浆交换对于轻中度的患者也没有更多的获益。尽管PE疗效明确，但因该方法对设备和条件要求高，价格昂贵，还要注意医源性感染等问题，故一定程度上应用受到限制。PE的禁忌证主要是严重感染、心律失常、心功能不全、凝血系统疾病等；其不良反应为血流动力学改变可能造成血压变化，心律失常，使用中心导管可引发气胸、出血等，以及可能合并败血症。

血浆交换和静脉滴注丙种球蛋白联合治疗效果不肯定，PE治疗后给予IVIg疗效并不优于单独应用IVIg治疗（Ⅱ级证据）。临床中常遇到重症的GBS患者，在应用一个疗程PE或IVIg之后，病情仍没有好转甚至进展，这种情况下可以继续应用一个疗程，但需要除外亚急性或慢性炎症性脱髓鞘性多发性神经病。IVIg没有严重的不良反应，而且使用方便，因此应用更广泛。

（3）激素治疗：曾经是治疗GBS的主要药物，近10多年来国外对AIDP治疗的一些随机对照研究结论认为激素无效。在病情恢复时间、需要辅助呼吸时间、病死率、一年之后恢复程度，应用激素与安慰剂都没有明显差别。不仅口服泼尼松或泼尼松龙等激素制剂治疗没有疗效，而且静脉滴注甲泼尼龙也没有明显的获益。虽然短期应用没有明显的不良反应，但是长期应用会带来严重的不良反应。单独应用IVIg与IVIg联合应用激素疗效没有明显差别。

应该看到，由于 GBS 有多个亚型且病情轻重、持续时间差别较大，病因是非单一性的，激素使用的时机、种类、剂量及给药方法也各不相同，因而也有认为就目前证据下结论为时尚早。尤其对不同亚型的 GBS，激素治疗的疗效还有待进一步探讨。

3. 辅助治疗　主要注意维持患者水、电解质与酸碱平衡，常规使用水溶性维生素并着重增加维生素 B_1、维生素 B_{12}（如甲钴胺、氰钴胺）的补充。可应用神经生长因子等促进神经修复。瘫痪严重时应注意肢体功能位摆放并经常被动活动肢体，肌力开始恢复时应主动与被动活动相结合，按摩、理疗等神经功能康复治疗。

九、预后

85% 患者在 1～3 年完全恢复，少数患者留有长期后遗症，病死率约为 5%，常见死因为严重全身性感染，肺栓塞、心肌梗死、心力衰竭与心律失常、成人呼吸窘迫综合征等。老年患者、有严重神经轴突变性、辅助呼吸时间超过 1 个月或进展快且伴有严重自主神经功能障碍者预后不良。约 3% 患者可能出现 1 次以上的复发。复发间隔可数月至数十年。这些患者应注意与 CIDP 的鉴别。

（解学军）

第六章

脊髓疾病

第一节 概述

一、脊髓的大体结构

脊髓位于椎管内，由三层结缔组织包绕，这三层结缔组织统称为脊膜。紧贴脊髓表面的一层为软脊膜，软脊膜外为延续自脑的蛛网膜，蛛网膜与软脊膜间为蛛网膜下隙，内有脑脊液循环流动；在最外层的结缔组织为硬脊膜，上自枕骨大孔水平接续硬脑膜，下至第二骶骨水平。硬脊膜外称硬膜外腔，硬脊膜与蛛网膜间称硬膜下腔。

在胚胎 3 个月以前，脊髓占据整个椎管，但自此以后，脊髓生长速度落后于椎管，脊髓逐渐上移，出生时，脊髓的末端对第 3 腰椎，至成年则相当于第 1 腰椎下端或第 2 腰椎上端。因此，通往各个椎间孔的神经根，只有在脊髓上部（颈部）是平行的，从胸髓开始，神经根便向下斜行，在脊髓圆锥以下的腰骶节段神经根，在椎管内的方向，则几乎是垂直的，构成马尾。

和脊髓的节段数相当，从脊髓发出 31 对运动前根，并有 31 对感觉后根进入脊髓，前根和后根在椎管内逐渐接近，通过位于椎间孔的脊神经节后合成一束，由两根构成的运动和感觉纤维总束从椎间孔穿出，称为根神经。脊神经的数目和名称一般与相应的椎体相对应，但由于第一对脊神经由第一颈椎的上方进出，故颈神经根节段有 8 个，颈$_1$神经根从寰椎和枕骨之间进来，其余的颈脊神经在同名椎体上方进出，颈$_8$神经从胸$_1$椎体上方进出，在其他的脊柱节段，神经根节段以及脊神经的数目与相应的椎体完全一致，即胸神经 12 对，腰神经 5 对，骶神经 5 对，各神经根分别从相应椎体的下方进出，此外还可有 1 根或多根尾神经。

脊髓的结构大致为一扁圆形，在各椎体节段又稍有不同，在脊髓前面有前正中沟，后有后正中裂，在颈髓节段和腰髓节段分别有两个膨大，分别为颈膨大（$C_5 \sim T_2$）和腰膨大（$L_1 \sim S_2$）。脊髓下端逐渐变细成圆锥，末端移行为终丝，其在硬膜囊内的部分称为内终丝，另一部分在穿出硬膜囊下界后包以终丝鞘，在髓管内呈扇状走行固定于尾椎，脊神经根在腰膨大水平纵行向下围绕终丝形成马尾神经根。

1. 脊髓灰质　在脊髓横断面的大体切片上，可明显地区分出位于中央的灰质与周围的白质，灰质呈四角伸展的蝴蝶形或"H"形，其中央有一狭窄的覆以室管膜的中央管，在正常状态下，中央管常常是闭合的，中央管前面的灰质横条称为灰质前连合，中央管后面的灰质称为后连合，灰质的其余部分分为脊髓前角和后角，在前角的外侧部灰质向外突出，称为侧角（在下颈髓和上胸髓中比较明显），由此走向后角的细条灰质网，称为网状结构，

脊髓灰质由神经细胞、细胞突起以及胶质细胞组成。根据脊髓神经元的形态、大小、密度及细胞学的特征，将脊髓灰质划分为 I ~ X 个细胞层，除第 X 层位于中央管周围外，其余大致与脊髓灰质的背侧面和腹侧面平行，第 I ~ IX 层是皮肤感觉传入纤维的主要终止区，是节内和节间反射弧连接处，也是一些上行径路的起始区。

2. 脊髓白质　脊髓白质内的上、下行纤维是脊髓与脑之间和脊髓节段间的联络纤维，前者为位于表层的长纤维，后者为位于深层的短纤维，脊髓传导通路排列为三个环行层，最中央为 H 形的灰质，其外为由短纤维构成的固有束或基束，周围则为长纤维。

二、髓内的传导通路

1. 上行通路　薄束和楔束传导深感觉，薄束传递来自下半身的深感觉和识别性触觉，楔束自胸$_4$以上出现，传导来自上半身的深感觉和识别性触觉。自下而上，薄束和楔束纤维逐渐向内加入，下半身的传导束逐渐被推向外侧。

脊髓丘脑前束在脊髓前联合处交叉于对侧前索内上行，传导触觉，脊髓丘脑侧束经前联合和灰质交叉到对侧，在后索内上行，传导痛、温觉。脊髓小脑前束及脊髓小脑后束传导来自身体深部部分本体感觉传入小脑，维持躯体平衡。

2. 下行通路　主要有皮质脊髓前束和皮质脊髓侧束即所谓锥体束，与运动的执行有关。另有顶盖脊髓束、红核脊髓束、网状脊髓束、前庭脊髓束、橄榄脊髓束与运动的维持和平衡有关。

三、脊髓的节段性支配

脊髓发出和根神经有节段性支配的特点，大致有以下几个临床常用的标志。肱二头肌反射为 $C_{5\sim6}$，肱三头肌反射为 $C_{7\sim8}$，桡骨膜反射为 $C_{5\sim6}$，膝腱反射为 $L_{2\sim4}$，跟腱反射为 $S_{1\sim2}$，乳头平面为 T_4 节段，剑突水平为 T_6 节段，肋缘水平为 T_8 节段，平脐为 T_{10} 节段，腹股沟为 T_{12} 节段，上、中、下腹壁反射的反射中枢分别位于 $T_{7\sim8}$、$T_{9\sim10}$、$T_{11\sim12}$。

由于相邻神经节的皮节有重叠，故单一神经节损伤时往往不容易在临床上发现，多个神经节损伤时才会在由于支配的重叠存在，对确定损伤的上下界应当加以考虑。

四、脊髓的血液供应

1. 脊髓前动脉　来自两侧椎动脉的颅内段，多在延髓腹侧合并成一支，沿着脊髓前正中裂下行供应脊髓全长，接受各节段的分支动脉供血。在前正中裂内每 1 cm 的脊髓前动脉分出 3～4 支沟动脉，这些沟动脉不规则地左右交替深入脊髓，供应脊髓前 2/3 区域的血液，沟动脉系终支动脉，容易发生缺血性病变，上胸段血管细小容易发生缺血，引起脊髓前动脉综合征。脊髓前动脉供应的主要结构有脊髓前角、脊髓丘脑束和部分锥体束。

2. 脊髓后动脉　在上颈段由椎动脉发出，在脊髓的后外侧沟内表面下行，并不形成主干，略呈网状，也接受各节段动脉血。供应脊髓后 1/3 区域血液，供应的主要结构为后索、后根和脊髓灰质背侧部分，吻合支尚可供应前索和侧索。由于分支吻合较好，因此较少发生血液供应障碍。

3. 根动脉　颈段的来自椎动脉及甲状腺下动脉的分支，胸、腰段来自肋间、腰、髂腰和骶外各动脉的分支，因为这些分支都沿着脊神经根进入椎管，故统称为根动脉，根动脉进入椎间孔后分为根前动脉和根后动脉分别与脊髓前、后动脉吻合，构成围绕脊髓的冠状动脉环。

脊髓静脉回流通过与脊髓前、后动脉并行的根前和根后静脉回流至椎静脉丛，在胸段与胸腔内奇静脉及上腔静脉相通，在腹部与门静脉和盆腔静脉、下腔静脉有多处相通，椎静脉丛内的压力很低，没有瓣膜，常受胸、腹压力的变动而改变血流方向，成为感染和恶性肿瘤的颅内或椎管内转移的途径。

五、脊髓病变的特点

1. 脊髓横贯性损害　出现损害平面以下各种感觉缺失、上运动神经元瘫痪及括约肌功能障碍等，在急性脊髓炎和脊髓外伤的急性期往往出现脊髓休克症状，包括操作平面以下呈迟缓性瘫痪，肌张力低，腱反射减弱或消失，病理反射不能引出。休克期一般持续 3～4 周，以后逐渐转为上运动神经元瘫痪，包括肌张力增高．腱反射亢进，出现病理性反射及反射性排尿。

根据脊髓损害节段不同，其临床特点亦不相同，现分述如下。

（1）高颈段（$C_{1\sim4}$）：四肢呈上运动神经元瘫痪，病变平面以下全部感觉缺失或减退，尿失禁，四肢及躯干常无汗，可有神经根痛，$C_{3\sim5}$段损害时，造成两侧膈神经麻痹，可出现呼吸困难、腹式呼吸运动减弱甚至消失，咳嗽无力，若该处受刺激，则发生呃逆，病变如损害一侧三叉神经脊束核，下端则出现同侧面部外侧痛、温觉缺失，若累及副神经核则出现胸锁乳突肌和斜方肌瘫痪、萎缩。由于该部位病变接近枕骨大孔，故可出现颅后窝病变的症状和体征，如眩晕、眼球震颤、共济失调、饮水返呛吞咽困难及强迫头位等，若病变累及下部的心血管运动中枢和呼吸中枢，会引起呼吸、循环障碍而死亡，上颈段病变常伴高热。

（2）颈膨大（$C_5\sim T_2$）：双上肢呈下运动神经元性瘫痪，双下肢呈上运动神经元性瘫痪，病灶平面以下各种感觉缺失，可有肩及上肢放射的根性神经痛，$C_8\sim T_1$节段侧角细胞受损时，可产生 Honer 综合征。上肢腱反射改变有助于病变节段的定位，如肱二头肌反射减弱或消失，而肱三头肌反射亢进，提示病损在 $C_5\sim C_6$ 水平，肱二头肌反射正常，而肱三头肌反射减弱或消失，提示病变在 C_7。

（3）胸段（$T_3\sim T_{12}$）：胸髓因在脊髓中最长而血液供应较差，最易发病，胸髓横贯性损害时，两下肢呈现上运动神经元瘫痪（截瘫），病变平面以下各种感觉缺失，尿便功能性障碍，出汗异常，常伴受损节段相应、腹部根性神经痛和（或）束带感，感觉障碍的平面是确定脊髓节段的重要依据，如乳头平面为 T_4 节段，剑突水平为 T_6 节段，肋缘水平为 T_8 节段，平脐为 T_{10} 节段，腹股沟为 T_{12} 节段，上、中、下腹壁反射的反射中枢分别位于 $T_{7\sim8}$、$T_{9\sim10}$、$T_{11\sim12}$，故腹壁反射消失有助于定位，病变在 $T_{10\sim11}$ 时，下半部腹直肌无力，而上半部肌力正常，口仰卧用力抬头时，可见脐孔被上半部腹直肌而向上移动，即 Beevor 征。

（4）腰膨大（$L_1\sim S_2$）：受损时表现两下肢下运动神经元性瘫痪，两下肢及会阴部感觉缺失，尿便功能障碍，损害平面在 $L_{2\sim4}$ 时膝腱反射消失，在 $S_{1\sim2}$ 时跟腱反射消失，$S_{1\sim3}$ 损害会出现阳痿。

（5）脊髓圆锥（$S_{3\sim5}$和尾节）受损时无肢体瘫痪及锥体束征，表现为鞍区感觉缺失，即肛门周围及会阴部皮肤感觉缺失，肛门反射消失和性功能障碍，真性尿失禁及直肠失禁。

（6）马尾：其病变与脊髓圆锥的病变相似，但损害时症状及体征为单侧或不对称，根性神经痛多见且严重，位于会阴部或小腿，咳嗽或用力时加重，可有 L_4 以下根性分布的感觉障碍，下肢可有下运动神经元性瘫痪，尿便功能障碍常不明显或出现较晚，这些可与圆锥病变相鉴别。

2. 脊髓半侧损害　表现为病变平面以下同侧肢体瘫痪，反射亢进，深感觉和触觉辨别觉障碍，对侧痛、温度觉障碍，而两侧粗触觉均保留，称为布朗－色夸综合征（Brown – Sequard syndrome），也称脊髓半切综合征，多见于脊髓外伤、髓外肿瘤的早期，椎间盘压迫出现不完全的脊髓半节损害。

3. 节段性损害　节段性运动障碍发生于前角或前根病变，表现为肌张力低、肌萎缩、反射消失以及电生理改变，下运动神经元瘫痪，特点是体征与病变的节段一致。

节段性感觉障碍发生于后根、后角或灰质前联合病变：后根病变可出现根性疼痛，各种感觉减退或消失，后角病变可不出现疼痛或仅有感觉异常，灰质前联合病变可出现节段范围内发冷、发热感等，有深浅感觉分离。

六、脊髓病变的定位

1. 确定脊髓病变的上、下界　在确定脊髓病变的上界时神经根痛有重要意义。确定各种感觉更新换代的上界，也是确定病灶上界的重要根据；在脊髓休克解除后还可根据反射决定病灶水平，即反射消失的最高节段可能是病灶存在的节段。判定脊髓病变的下界时，首先要根据反射的变化，以反射亢进的最高节段常可推定病灶的下界；发汗试验可有助于确定病变的下界；某些内脏功能的改变有助于判定病灶下界，如膀胱功能的改变、Horner 征等。

2. 髓内病变与髓外病变的鉴别　髓内病变多起始于脊髓中央管周围，在发病后相当长的时间内，症状和体征仅限于病变的节段范围内，呈节段型感觉障碍，因不刺激神经根，很少发生根痛；髓外病变可早期出现神经痛，表现为条带样串痛，多伴脑脊液冲击征。

髓内病变与髓外病变的鉴别，见表 6 - 1。

表 6 - 1 髓内病变与髓外病变的鉴别

	髓内病变	髓外硬膜内病变	硬膜外病变
早期症状	多为双侧	一侧进展为双侧	多一侧开始
根痛	少见	早期剧烈，部位明显	早期可有
感觉障碍	早期出现分离性感觉障碍，上界可变	传导束性，一侧开始，自下向上发展	多为双侧传导束性
节段性肌无力和萎缩	早期出现明显	少见，局限	少见
锥体束征	不明显	早期出现，一侧开始	较早出现，多为双侧
括约肌功能障碍	早期出现	晚期出现	较晚期出现
棘突压痛、叩痛	无	较常见	常见
感觉过敏带	无	有	少见
椎管梗阻	晚期出现	早期出现	较早期出现
CSF 蛋白增高	不明显	明显	较明显
MRI 检查	脊髓梭形膨大	髓外占位，脊髓移位	硬膜外占位性病变

（解学军）

第二节 急性脊髓炎

急性脊髓炎（acute myelitis）是由免疫或感染等原因所诱发的脊髓急性炎症，是脊髓的一种非特异性炎性病变，而中毒、血管病、代谢疾病、营养障碍、放射性损害所引发的脊髓损伤，通常被称为脊髓病。炎症常累及几个脊髓节段的灰白质及其周围的脊膜、并以胸髓最易受侵而产生横贯性脊髓损害症状。临床特征为病损平面以下的肢体瘫痪，传导束性感觉缺失和自主神经功能损害，如尿便功能障碍。部分病人起病后，瘫痪和感觉障碍的水平均不断上升，最终甚至波及上颈髓而引起四肢瘫痪和呼吸肌麻痹，并可伴高热，危及病人生命安全，称为上升性脊髓炎。

一、病因

病因至今尚未明确，1975 年亚洲流感流行后，该病发病率一度明显增高，证明本病与病毒感染相关。常见于 2 型单纯疱疹病毒、水痘 - 带状疱疹病毒及肠道病毒，对亚洲流感后患者流感 A、B 病毒抗体滴度测定和患者脑脊液病毒抗体及特异性 DNA 的测定均显示病毒对脊髓的直接损害可能是主要原因，但尚未直接从病变脊髓或脑脊液中分离出病毒。推测病毒感染的途径可能为长期潜伏在脊神经节中的病毒在人体抵抗力下降时，沿神经根逆行扩散至脊髓而致病，或者病毒感染其他身体部位后经血行播散至脊髓。根据其病前多有上呼吸道感染、腹泻、疫苗接种等病史，目前多数学者倾向于认为本病更可能与病毒感染后所诱导的自身免疫反应有关，而外伤和过度疲劳可能为诱因。

二、病理

病变可累及脊髓的任何节段，但以胸段最为常见（74.5%），其次为颈段和腰段。病损为局灶性或横贯性亦有多灶融合或散在于脊髓的多个节段，也可累及脑干或大脑，但较少见。病变多累及脊髓灰白质及相应的脊膜和神经根，多数病例以软脊髓、脊髓周边白质为主。肉眼观察受损节段脊髓肿胀、质地变软、软脊膜充血或有炎性渗出物。切面可见受累脊髓软化、边缘不整、灰白质界限不清。镜下可见软脊膜和脊髓内血管扩张、充血，血管周围炎性细胞浸润，以淋巴细胞和浆细胞为主，有时也可见少量中性粒细胞；灰质内神经细胞肿胀、碎裂，虎斑消失，尼氏体溶解，胞核移位，白质中髓鞘脱失、轴突变性，病灶中可见胶质细胞增生。早期患者病变主要集中在血管周围，有炎细胞渗出和髓鞘脱失，病变严重者有坏死，可融合成片状或空洞，在这个过程中亦可以看到胶质细胞增生，以小胶质细胞增生为多见，若吞噬类脂质则成为格子细胞而散在分布于病灶中。后期病变部位萎缩，并逐渐形成纤维瘢痕，多伴星形胶状细胞增生，脊髓萎缩变细；脊膜多伴原发或继发改变，多表现为血管内皮细胞肿胀，炎细胞渗出，血管通透性增加，后期则可出现血管闭塞。

三、临床表现

一年四季均可发病，以冬春及秋冬相交时为多，各年龄组和职业均可患病，以青壮年和农民多见，无明显性别差异，散在发病。

患者多在脊髓症状出现前数天或 1～4 周可有发热、全身不适或上呼吸道感染或腹泻等症状，或有疫苗接种史。起病急，常先有背痛或胸腰部束带感，随后出现双下肢麻木、无力等症状，伴尿便障碍。多数患者在数小时至数天内症状发展至高峰，出现脊髓横贯性损害症状。临床表现多变，取决于受累脊髓节段和病变范围。

1. 运动障碍　以胸髓受损害后引起的截瘫最常见，一方面可能胸段脊髓较长，损害概率较大；另一方面由于 T_4 为血管供应交界区，容易缺血而受到炎症损伤，因此胸髓病变以 T_4 部位多见。表现为双下肢截瘫，早期主要表现为脊髓休克现象，呈弛缓性瘫痪，病变水平以下肢体肌张力降低，腱反射减弱或消失，病理征多为阴性，腹部及提睾反射消失。一般认为该现象的产生是由于脊髓失去高级神经中枢的抑制后，短期内尚未建立独立功能，因此出现的一种暂时性的功能紊乱。休克期持续时间差异较大，从数天到数周不等，也有多达数月的情况，后者少见。一般持续 3～4 周，其时间跨度与脊髓损伤程度和并发症密切相关，脊髓损伤完全者其休克期较长，并发尿路感染、压疮者，休克期更长，甚至数月至数年无法恢复。经过积极治疗后，脊髓自主功能可逐渐恢复，并逐渐过渡到痉挛性瘫痪，即瘫痪肢体肌张力由屈肌至伸肌逐渐增高，腱反射逐渐增高，肌力恢复始于远端，如足趾，逐渐膝、髋等近端关节运动逐步恢复，甚至可恢复行走能力。若脊髓损害完全，休克期后可以出现伸性反射、肌张力增高，但肌力恢复较差，尽管其脊髓本身神经兴奋性有恢复，甚至高于正常水平。脊髓损伤不完全的患者，下肢可表现为内收、足内旋，刺激下肢皮肤可引起肢体的抽动。严重损伤患者，在其足底、大腿内侧或腹壁给予轻微刺激，即可引起强烈的肢体痉挛，伴出汗、竖毛，甚至出现二便失禁，临床上称该现象为"总体反射"。该类型患者预后大多不良。部分患者并发症较少，但截瘫长期恢复不佳，反射消失，病理征阴性，可能与脊髓供血障碍或软化相关。

如颈髓受损则出现四肢瘫痪，并可伴有呼吸肌麻痹而出现呼吸困难。若病变部位在颈膨大，则出现双上肢弛缓性瘫痪和双下肢中枢性瘫痪，胸段病变引起双下肢中枢性瘫痪，腰段脊髓炎胸腹部不受累，仅表现双下肢弛缓性瘫痪，骶段病变则无明显肢体运动障碍和锥体束征。

2. 感觉障碍　损害平面以下肢体和躯干的各类感觉均有障碍，重者完全消失，呈传导束型感觉障碍，系双脊髓丘脑束和后索受损所致。有的患者在感觉缺失上缘常有 1～2 个节段的感觉过敏带，病变节段可有束带样感觉异常。少数患者表现为脊髓半切综合征样的感觉障碍，出现同侧深感觉和对侧浅感觉缺失，主要是因为脊髓炎的局灶性损伤所致。骶段脊髓炎患者多出现马鞍区感觉障碍、肛门及提睾反射消失。另有一些儿童患者由于脊髓损伤较轻而无明显的感觉平面，恢复也较快。随着病变恢复，感觉障碍平面会逐渐下降，逐渐恢复正常，但恢复速度较运动功能恢复更慢。甚至有些患者终身遗留部分感觉功能障碍。

3. 自主神经障碍　脊髓休克期，由于骶髓排尿中枢及其反射的功能受到抑制，排尿功能丧失，因膀胱对尿液充盈无任何感觉，逼尿肌松弛，而呈失张力性膀胱，尿容量可达 1 000mL 以上；当膀胱过度充盈时，尿液呈不自主地外溢，出现尿失禁，称之为充盈性尿失禁或假性尿失禁。此时需给予导尿。在该期患者直肠运动不佳，常出现大便潴留，同时由于肛门内括约肌松弛，还可出现大便失禁。当脊髓休克期过后，随着脊髓功能逐渐恢复，因骶髓排尿中枢失去大脑的抑制性控制，排尿反射亢进，膀胱内的少量尿液即可引起逼尿肌收缩和不自主排尿，谓之反射性失禁。如病变继续好转，可逐步恢复随意排尿能力。随着脊髓功能恢复，大便功能可逐渐正常。在脊髓休克期，如果膀胱护理不得当，长期引流，无定期地膀胱充盈，在脊髓恢复期可出现尿频、尿急、尿量少，称为痉挛性小膀胱或急迫性尿失禁。个别患者由于脊髓损伤较重，长期弛缓性瘫痪，膀胱功能难以恢复正常。痉挛性屈曲性截瘫常有便秘，而长期弛缓性瘫痪者结肠运动和排便反射均差。此外，损害平面以下躯体无汗或少汗、皮肤干燥、苍白、发凉、立毛肌不能收缩；截瘫肢体水肿、皮肤菲薄、皮纹消失、趾甲变脆、角化过度。休克期过后，皮肤出汗及皮肤温度均可改善，立毛反射也可增强。如是颈髓病变影响了睫状内脏髓中枢则可出现Horner征。

急性上升性脊髓炎少见，但病情凶险，在数小时至数日内脊髓损害即可由较低节段向上发展，累及较高节段，临床表现多从足部向上，经大腿、腹胸、上肢到颈部，出现瘫痪或感觉障碍，严重者可出现四肢完全性瘫痪和呼吸肌麻痹，而导致呼吸困难、吞咽困难和言语不能，甚至累及延髓而死亡。当上升性脊髓炎进一步累及脑干时，出现多组脑神经麻痹，累及大脑可出现精神异常或意识障碍，病变超出脊髓范围，称为弥漫性脑脊髓炎。

四、辅助检查

1. 实验室检查　急性期周围血白细胞总数可稍增高，合并感染可明显增高。腰穿查脑脊髓液压力多正常，少数因脊髓肿胀至椎管轻度阻塞，一般无椎管梗阻现象。外观多无明显异常，脑脊液细胞总数特别是淋巴细胞和蛋白含量可有不同程度的增高，但也可正常，多以淋巴细胞为主。脑脊液蛋白定量正常或轻度升高，葡萄糖及氯化物正常。蛋白和白细胞数的变化多于脊髓的炎症程度和血脑屏障破坏程度相一致。

2. X线和CT　脊柱X线片常无明显异常改变，老年患者多见与脊髓病变无关的轻、中度骨质增生。CT多用于除外继发性脊髓疾病，如脊柱病变引起的脊髓病，脊髓肿瘤等。

3. MRI　磁共振成像能早期显示脊髓病变的性质、范围、程度，是确诊急性脊髓炎最可靠的方法，其分辨率和准确率均优于CT。急性期可见病变部位水肿、增粗，呈片状长 T_1 长 T_2 异常信号，信号均匀，增强可有斑片状强化，也可早期发现多发性硬化的病理变化。

4. 视觉诱发电位、脑干诱发电位　多用于排除脑干和视神经的早期损害。对鉴别视神经脊髓炎作用明显。

五、诊断和鉴别诊断

多青壮年发病，病前两周内有上呼吸道感染、腹泻症状，或疫苗接种史，有外伤、过度疲劳等发病诱因。急性起病，迅速出现肢体麻木、无力，病变相应部位背痛和束带感，体检发现：①早期因"脊髓休克期"表现为弛缓性瘫痪，休克期后病变部位以下支配的肢体呈现上运动神经元瘫痪；②病损平面以下深浅感觉消失，部分可有病损平面感觉过敏带；③自主神经障碍：尿潴留、充盈性尿失禁、大便失禁。休克期后呈现反射性膀胱、大便秘结，阴茎异常勃起等。辅助检查发现：①急性期外周血白细胞计数正常或稍高。②脑脊液压力正常，部分患者白细胞和蛋白轻度增高，糖、氯化物含量正常。③脊髓MRI示病变部位脊髓增粗，长 T_1 长 T_2 异常信号。

根据急性起病，病前的感染史，横贯性脊髓损害症状及脑脊液所见，不难诊断，但需与下列疾病鉴别：

1. 周期性瘫痪　多有反复发作病史，但无传导束型感觉障碍及二便障碍，发病时离子检查可见血钾低于正常（<3.5mmol/L），补钾后症状迅速缓解，恢复正常。

2. 脊髓压迫症　常见的有脊髓硬膜外血肿、脓肿、脊柱转移瘤和脊柱结核。脊髓肿瘤一般发病慢，逐渐发展成横贯性脊髓损害症状，常有神经根性疼痛史，多呈进行性痉挛性瘫痪，感觉障碍呈传导束型，常从远端开始不对称减退，脑脊液细胞多正常，但蛋白增高，与椎管梗阻有关，属于髓外压迫。硬膜外脓肿起病急，脓肿所在部位压痛明显，但常有局部化脓性感染灶、全身中毒症状较明显，瘫痪平面常迅速上升，脊髓造影可见椎管有梗阻，属髓外硬膜外压迫。

3. 吉兰-巴雷综合征　与急性脊髓炎休克期相似，表现为急性起病的四肢弛缓性瘫痪，不同之处在于该综合征感觉障碍应为末梢型而非传导束型，运动障碍远端重，脑脊液可见蛋白、细胞分离现象。

4. 急性脊髓血管病　脊髓前动脉血栓形成呈急性发病，剧烈根性疼痛，损害平面以下肢体瘫痪和痛温觉消失，但深感觉正常。脊髓血管畸形可无任何症状，也可表现为缓慢进展的脊髓症状，有的也可表现为反复发作的肢体瘫痪及根性疼痛，且症状常有波动，有的在相应节段的皮肤上可见到血管瘤或在血管畸形部位所在脊柱处听到血管杂音，须通过脊髓造影和选择性脊髓血管造影才能确诊。

5. 视神经脊髓炎　急性或亚急性起病，兼有脊髓炎和视神经炎症状，常有复发缓解，如两者同时或先后相隔不久出现，易于诊断。与急性脊髓炎相比，首次发病后脊髓功能恢复较差，胸脊液白细胞数、蛋白量有轻度增高。常规行视觉诱发电位及 MRI 检查可帮助早期明确诊断。

6. 急性脊髓灰质炎　儿童多见，多有发热、腹泻等前驱症状后，出现不完全、不对称性的软瘫，无传导束型感觉障碍及尿便障碍。

7. 脊髓出血　多急性起病，起病时多诉背部突发剧痛，持续数分钟或数小时后出现瘫痪，可有感觉障碍，二便无法控制，腰穿脑脊液呈血性。

六、治疗措施

针对病因制定治疗方案，有明确病原感染者，需针对病原用药；大多急性脊髓炎以炎性脱髓鞘损害为主要病理改变，因此治疗重点在于早期调节免疫，努力减轻脊髓损害，防止并发症，促进功能恢复。

1. 皮质类固醇疗法　本病急性期治疗应以激素为主，早期静脉给予甲泼尼龙 1g/d，3～5d 后减量，也可选用地塞米松 10～20mg 或者氢化可的松 100～300mg 静脉滴注，10～14d 为 1 个疗程，每天一次；以后可改为泼尼松 30～60mg/d 或者地塞米松 4.5mg/d 口服，病情缓解后逐渐减量，5～6 周停用。应注意给予补充足够的钾盐和钙剂，加强支持，保证足够的入液量和营养，必要时给予抗生素预防感染，对于高血压、糖尿病、消化系统溃疡患者应谨慎使用。

2. 脱水　有研究显示脊髓炎早期脊髓水肿肿胀，适量应用脱水药，如 20% 甘露醇 250mL 静脉滴注，bid；或 10% 葡萄糖甘油 500mL 静脉滴注，qd，可有效减轻脊髓水肿，清除自由基，减轻脊髓损伤。

3. 免疫球蛋白　可调节免疫反应，通过中和血液的抗髓鞘抗体及 T 细胞受体，促进髓鞘再生及少突胶质细胞增生。一般 0.4g/（kg·d），缓慢静脉滴注，连续 5d 为 1 个疗程。对急性期的危重症患者尤为适合，不良反应少，偶有高黏血症或过敏反应。

4. 改善血液循环，促进神经营养代谢　可给予丹参、烟酸、尼莫地平或低分子右旋糖酐或 706 代血浆等改善微循环、降低红细胞聚集、降低血液黏稠度；同时可给予神经营养药物如 B 族维生素、维生素 C、胞磷胆碱、三磷腺苷、辅酶 A、辅酶 Q_{10} 等药物口服、肌内注射或静脉滴注，有助于神经功能恢复。

5. 抗感染治疗　预防和治疗肺部及泌尿系统感染。患者大多有尿便障碍，导尿常会继发泌尿系统感染。危重患者，尤其是上升型脊髓炎患者多有呼吸肌麻痹，肺部感染多见，同时由于激素治疗，进一步影响了患者的抵抗力，容易感染。因此，根据感染部位和细菌培养结果，尽早选择足量敏感抗生素，以便尽快控制感染。部分学者主张常规应用抗病毒药如板蓝根、阿昔洛韦、利巴韦林等。

6. 血液疗法　对于激素治疗收效甚微且病情急进性进展的患者可应用血浆置换疗法，该法可以将患者血液中自身抗体和免疫复合物等有害物质分离出来，再选用正常人的血浆、白蛋白等替换补充，减轻免疫反应，防止损害进一步加重，改善肌力，促进神经肌肉功能恢复，但所需设备及费用比较昂贵，难以普遍使用。相对经济的方法包括新鲜血浆输注疗法，200～300mL，静脉滴注，2～3 次/周，可提高患者免疫力，也可缓解患者病情，减轻肌肉萎缩，但疗效较血浆置换差。

7. 中药治疗　可给予板蓝根、金银花、赤药、杜仲、牛膝、地龙等药物，清热解毒、活血通络，促进肢体恢复。

8. 其他　可给予转移因子、干扰素等调节机体免疫力，对有神经痛者给予镇痛对症治疗。有学者指出可给予高压氧治疗，改善和纠正病变部位的缺血缺氧损害，利于机体组织再生和修复。

七、防治并发症

1. 维护呼吸功能　上升性脊髓炎常因呼吸肌麻痹而出现呼吸困难，危及患者生命，因此保持呼吸道通畅，防治肺部感染，成为治疗成功的前提，应按时翻身、变换体位、协助排痰，对无力咳痰者必要时及时做气管切开，如呼吸功能不全可酌情使用简易呼吸器或人工呼吸机。

2. 压疮的防治　如下所述。

（1）压疮的预防和护理

1）避免局部受压。每 2 小时翻身 1 次，动作应轻柔，同时按摩受压部位。对骨骼突起处及易受压部位可用气圈、棉圈、海绵等垫起加以保护，必要时可使用气垫床或水床等。

2）保持皮肤清洁干燥，勤翻身、勤换尿布，对大小便失禁和出汗过多者，要经常用温水擦洗背部和臀部，在洗净后敷以滑石粉。

3）保持床面平坦、整洁、柔软。

（2）压疮的治疗与护理：主要是不再使局部受压，促进局部血液循环，加强创面处理。局部皮肤红肿、压力解除后不能恢复者，用 50% 乙醇局部按摩，2～4 次/d，红外线照射 10～15min，1/d。皮肤紫红、水肿、起疱时，在无菌操作下抽吸液体、涂以甲紫、红外线照射，2/d。水疱破裂、浅度溃烂时，创面换药，可选用抗生素软膏，覆盖无菌纱布。坏死组织形成、深度溃疡、感染明显时，应切除坏死组织，注意有无无效腔，并用 1:2 000 高锰酸钾或过氧化氢或 1:5 000 呋喃西林溶液进行清洗和湿敷，创面换药，红外线照射。创面水肿时，可用高渗盐水湿敷。如创面清洁、炎症已消退，可局部照射紫外线，用鱼肝油纱布外敷，促进肉芽生长，以利愈合，如创面过大，可植皮。

3. 尿潴留及泌尿道感染的防治　尿潴留阶段，在无菌操作下留置导尿管，每 4 小时放尿 1 次。有研究认为为预防感染，可用 1:5 000 呋喃西林溶液或 4% 硼酸溶液或生理盐水冲洗膀胱，2/d，但也有学者认为该法对预防尿道感染不仅无效，有可能有害，因此不主张对膀胱进行冲洗。切忌持续开放尿管，以免膀胱挛缩，容积减少。鼓励病人多饮水，及时清洗尿道口分泌物和保持尿道口清洁。每周更换导管一次。泌尿道发生感染时，应选用抗生素。若膀胱出现节律性收缩，尿液从导管旁渗出时，应观察残余尿量，若残余尿量在 100mL 左右时，拔除导尿管。

4. 直肠功能障碍的护理　鼓励患者多吃含粗纤维的食物和食酸性食物，多吃蔬菜瓜果，无法正常进食者应尽早鼻饲饮食，保证患者营养。对便秘患者应及时清洁灌肠，并可服缓泻药，防止肠麻痹。对大便失禁患者应及时识别排便信号，及时清理。

5. 预防肢体挛缩畸形，促进功能恢复　瘫痪肢体应保持功能位，早期被动活动，四肢轮流进行，应及时地变换体位和努力避免发生肌肉挛缩，促进瘫痪肢体功能恢复。如患者仰卧时宜将其瘫肢的髋、膝部置于外展伸直位，避免固定于内收半屈位过久。棉被不宜过重，注意防止足下垂，并可间歇地使患者取俯卧位，以促进躯体的伸长反射。瘫痪下肢可用简易支架，早期进行肢体的被动活动和自主运动，并积极配合针灸、按摩、理疗和体疗等。

八、预防及预后

增强体质，预防上呼吸道感染或其他感染对防治本病意义重大，一旦发病应尽早就诊和治疗，鼓励患者积极配合治疗。急性脊髓炎患者如发病前有发热、腹泻、上感等前驱症状，脊髓损伤局限，无压疮、呼吸系统及泌尿系统感染等严重并发症，治疗及时有效，通常多数在 3～6 个月可治愈。如脊髓损伤较重，并发症较多，治疗延误，则往往影响病情恢复，或留有不同程度的后遗症。上升性脊髓炎如治疗不力，可于短期内出现呼吸功能衰竭。因此，患者应及时诊治。对本病的诊治专科性较强，劝告患者及其家庭应到有条件的神经疾病专科诊治。关于本病与多发性硬化的关系在疾病早期尚难肯定，有少数病者以后确诊为多发性硬化，因此，应长进行随访观察。

（解学军）

第三节　脊髓血管疾病

脊髓血管疾病（vascular diseases of the spinal cord）分为缺血性、出血性及血管畸形三大类。发病率远低于脑血管疾病，对脊髓血管病的基础和临床研究亦滞后于脑血管病。虽然两者的疾病谱相似，都可发生出血、缺血、畸形、炎症等病变，但脊髓血液循环有着完全不同的特点，决定了它的临床表现及治疗的明显不同。

（1）脊髓循环呈节段性供血，自颈颅交界到圆锥通常有6~8根主要根髓动脉为脊髓提供血流，其充分的侧支循环使脊髓对缺血的耐受性明显高于脑组织。节段性供血的不利因素是在两根动脉供血区域之间存在一个血供的"分水岭"（如 T_4 和 L_2 水平），这一区域血供相对较少，因而更易受到缺血性的损害。实验证明颈段和腰段脊髓血流量明显高于胸段，特别是上胸段。

（2）根髓动脉大多起自肋间动脉和腰动脉，胸、腹腔大动脉的压力变化将直接影响脊髓血供，如手术操作、大动脉的阻断均可反应为脊髓缺血。

（3）脊髓静脉回流入胸腰腔，且回流静脉缺乏静脉瓣，胸腹腔的炎症、肿瘤等病变常能轻易侵入椎管腔静脉丛。可以理解，为什么硬脊膜外转移性肿瘤多来自胸腹腔的原发灶。胸腹腔压力的突然变化，可以直接反应为椎管内静脉压力升高，成为椎管内出血的原因之一。

（4）脊髓供血动脉均穿过骨性孔道进入椎管腔，因而这些动脉可因脊椎骨折和椎间盘突出等原因而造成供血动脉被阻断，并因此产生脊髓缺血性损害。脊髓前动脉亦可因后纵韧带钙化等机械因素造成脊髓缺血。

（5）脊髓位于骨性管道之内，且神经结构紧密，即使是较小的血管损害亦可能造成严重的神经功能障碍。近20年来，由于MRI的问世，选择性血管造影及介入治疗的广泛应用，显微外科技术的发展，特别是对脊髓显微解剖及血流动力学的研究成果，使人们对脊髓血管病有了更正确认识，使治疗更趋合理。

一、脊髓缺血

（一）病因

动脉硬化是脊髓缺血的主要原因，而且近年来缺血性脊髓病的发生率趋于上升，对高龄人群的影响更明显。由于血供不足可以造成短暂的脊髓缺血的症状，严重者可发展成为永久性脊髓损害。其他病因产生的短暂性血压过低，可以使上述病理过程加重或加速发展。由于脊髓血供大多数来自肋间动脉和腰动脉，主动脉的血流障碍可直接减少脊髓供血，主动脉病变如夹层动脉瘤、损伤和主动脉手术时临时阻断，均可使脊髓缺血加重，甚至产生脊髓软化，造成永久性截瘫。

（二）病理

临床及实验均证实脊髓对缺血有较好的耐受性。在实验室条件下，狗的脊髓可耐受20~26min的缺血而不致造成永久性神经损害。间歇性供血不足既可因适当的治疗和休息而得到缓解，又可因继发性缺血加重而致病情恶化。轻度神经损害在供血恢复后可完全消失。严重缺血则造成永久性的脊髓梗死。

（三）症状

下肢远端无力和间歇性跛行为其特点。下肢无力情况在行走后更加明显，同时可以出现下肢腱反射亢进及病理反射。休息或使用扩血管药物可使无力现象缓解，病理反射也消失。病情继续进展则造成永久性损害，下肢无力不再为休息和药物治疗所缓解，并出现肌肉萎缩、共济失调和感觉障碍，晚期出现括约肌功能障碍。

（四）诊断

虽然近年来本病的发生率有所上升，但较之其他脊髓疾病依然较低。因此，当出现脊髓功能损害时，应首先考虑其他常见的脊髓疾病，以免延误诊断。根据足背动脉搏动的存在可以与周围血管疾病所造成的间歇性跛行相区别。

（五）治疗

主要针对动脉硬化治疗。轻病例早期增强心脏输出功能和服用扩血管药物都有助于症状的缓解；血压较低的患者可使用腹部束紧的办法，以改善脊髓的血液循环状况。任何原因造成的短暂性低血压均可能使症状加重，应尽量避免。

二、脊髓动脉血栓形成

（一）病因

动脉硬化是老年人动脉血栓形成的主要原因。结节性动脉周围炎、糖尿病、大动脉夹层动脉瘤等也可能成为致病原因。梅毒及结核性动脉炎曾经是动脉血栓形成的主要原因。但是，脊髓动脉血栓形成的机会远较脑动脉少。从 200 例脑动脉硬化的尸检中，仅发现 2 例伴有动脉硬化性脊髓病。而 235 例进行性脊髓病的高龄患者中，几乎均有脊髓动脉硬化的表现。轻微损伤能够引起脊髓前动脉血栓形成已被尸检证实。但应首先考虑到椎间盘突出、脊髓肿瘤等对动脉压迫所致的闭塞或出血。轻微损伤导致脊髓血管畸形闭塞或出血的报道亦不鲜见。

（二）病理

肉眼观察可见脊髓动脉呈节段性或区域性闭塞，动脉颜色变浅。病变的早期有脊髓充血水肿，可以发生脊髓前部或后部的大片梗死，这要依脊髓前或是脊髓后动脉受累而定。脊髓梗死的范围可达数个乃至十几个节段。组织学改变取决于发病时间的长短和侧支循环建立的情况。

（三）临床表现

1. 脊髓前动脉综合征　起病突然，亦有数小时或数日内逐步起病者。剧烈的根痛为最早出现的症状，少数病例为轻微的酸痛。疼痛的部位一般在受累节段上缘相应的水平，偶尔与受累节段下缘相符合。颈部脊髓前动脉闭塞，疼痛部位在颈部或肩部。瘫痪出现之后，疼痛仍可持续数日到数周。瘫痪一般于最初数小时内发展到顶峰，很少有延迟到数日者。个别病例瘫痪发生后旋即好转，数日后再度恶化。瘫痪可以是不对称的，早期表现为脊髓休克，肌张力减低，腱反射消失。脊髓休克过去以后，病变相应节段出现松弛性瘫痪，病变水平以下为痉挛性瘫痪，肌张力增高，腱反射亢进，并出现病理反射。早期就有大小便功能障碍。感觉分离是其特征性表现：痛觉和温觉丧失而震动觉和位置觉存在。侧支循环建立后，感觉障碍很快得到改善。

当动脉闭塞发生在胸段，则仅有相应节段的肌肉瘫痪，常缺乏感觉分离现象。

腰段受累主要表现为下肢远端的轻瘫、括约肌功能障碍，缺乏感觉分离的特征。感觉消失区有皮肤营养障碍。

如果闭塞仅累及脊髓前动脉的小分支，可能发生局部小的软化灶，临床表现为单瘫或轻度截瘫，不伴有感觉障碍。

2. 脊髓后动脉血栓形成　脊髓后动脉有较好的侧支循环，因而对血管闭塞有较好的耐受性。当脊髓后动脉闭塞时，经常没有广泛的神经损伤，所以也不构成综合征。临床表现为深反射消失、共济失调、神经根痛和病变水平以下的感觉丧失，但括约肌功能常不受影响。

（四）诊断与鉴别诊断

能够造成横断性或部分性脊髓损害的疾病很多，因而为脊髓动脉血栓形成的诊断带来困难。急性脊髓炎的感觉丧失是完全的，没有感觉分离现象，同时伴发热及脑脊液中炎性细胞增加等感染征象，有助于鉴别诊断。如果怀疑有脊髓肿瘤或出血，可借助于腰椎穿刺、脊髓造影、CT 或 MRI 加以鉴别。

（五）治疗

脊髓动脉血栓形成与脑血栓形成的治疗原则相同。对截瘫患者应注意防止发生压（褥）疮和尿路感染。

三、自发性椎管内出血

椎管内出血不常见。可伴发于外伤特别是脊椎骨折时，或伴发于脊髓血管畸形或椎管内肿瘤等，亦可因腰穿或硬脊膜外麻醉而起病。医源性因素（如使用抗凝药）或与凝血相关的疾病可使椎管内出血的概率明显增加。患者可因日常活动，如排便、翻身、咳嗽甚至握手等轻微动作而诱发椎管内出血。

（一）硬脊膜外血肿

1. 症状　椎管内血肿大部分为硬脊膜外血肿，血肿几乎全部位于背侧。早期症状为突然发生的背痛，数分钟到数小时之内出现神经根刺激症状，并迅速出现神经损害症状，继而逐步发生脊髓圆锥受累的表现。

2. 诊断　除根据典型症状外，腰穿和脑脊液检查、脊髓造影加高分辨率 CT 扫描均有助于确诊。MRI 的诊断意义最大，有条件时可作为首选诊断手段。

3. 鉴别诊断　包括所有能引起急性背痛和根性损害的疾病。硬脊膜外脓肿及急性椎间盘突出，虽然症状类似，但其感染和外伤史是重要鉴别点。

4. 治疗与预后　预后与脊髓损害的程度、患者的年龄及处理是否及时有关。硬脊膜外血肿多采用尽早椎板减压清除血肿的办法。术后近 50% 病例可望部分或完全恢复。

（二）硬脊膜下血肿

发病率低于硬脊膜外血肿。虽然理论上有可能性，但临床上很少有硬脊膜内、外同时发生血肿者。除损伤因素外，硬脊膜内血肿的发病大多与抗凝治疗有关，少数与腰穿、肿瘤出血有关。

1. 症状　起病与临床表现和硬脊膜外血肿极其相似。急性背痛和根性症状是其特点，继之以病变节段以下的截瘫。

2. 诊断　脑脊液动力学检查常显示蛛网膜下隙梗阻，甚至出现抽不出脑脊液的"干池"现象。脊髓造影、CT 及 MRI 是明确诊断的重要依据。

3. 治疗　椎板减压和（或）血肿引流使 30%～50% 的患者可望恢复。

（三）脊髓型蛛网膜下隙出血

自发性脊髓型蛛网膜下隙出血的发病率很低，不及外伤性蛛网膜下隙出血的 1%。常见的出血原因为脊髓动静脉畸形、血管瘤（包括感染性动脉瘤、海绵状血管瘤等）、主动脉缩窄症及脊髓肿瘤，其中许多病例在接受抗凝治疗中发病。

1. 症状　突然起病的背痛并迅速出现截瘫，当血液进入颅内时可产生与颅内蛛网膜下隙出血相似的表现。

2. 诊断　症状典型者诊断不难。腰穿可获得血性脑脊液。脊髓造影和 MRI 有助于明确病因。本病需与快速累及脊髓的其他脊髓病相鉴别。

3. 治疗　如有血肿存在应考虑椎板减压术，同时需注意纠正凝血功能障碍和病因治疗。

（四）脊髓内出血

脊髓内出血（又称出血性脊髓炎）很罕见。通常的致病原因有：①脊髓动静脉畸形；②血友病或其他凝血障碍性疾病；③髓内肿瘤；④脊髓空洞症；⑤其他不明原因。

脊髓内出血起病突然，以剧烈的背痛为首发症状，持续数分钟到数小时后疼痛停止，代之以截瘫、感觉丧失、大小便失控和体温升高。上颈段受累时可发生呼吸停止，重症者可于数小时之内死亡。度过脊髓休克期后出现痉挛性截瘫。轻者可于发病后数日或数周后恢复。但多半会遗留下或轻或重的神经损害，且存在复发的可能性。

急性期主要是对症处理，保持呼吸道通畅，防止并发症。同时注意病因学检查，以确定进一步的诊治方案。

四、脊髓血管畸形

脊髓血管畸形常与其他原因所致的脊髓病相混淆。其临床表现的多变性给诊断带来许多困难。近年来，对脊髓血流动力学和选择性脊髓血管造影的深入研究，使人们对这种疾病有了更正确的认识，治疗也更趋合理。

（一）分类

从血流动力学角度考虑，脊髓血管畸形可分类为以下各型。

1. 脊髓血管畸形Ⅰ型　即硬脊膜动静脉瘘，又称硬脊膜动静脉畸形、葡萄状脊髓动静脉血管病等，是最常见的脊髓血管畸形，占该类患者的 75%～80%。其病理基础是硬脊膜接近神经根地方的动静脉直接交通。血供来自根动脉，沿软脊膜静脉丛回流。

Ⅰ-A 型：由单一根髓动脉供血。

Ⅰ-B 型：由多根根髓动脉供血。

2. 脊髓血管畸形Ⅱ型　即血管团样髓内动静脉畸形，是由单根或多根髓动脉供应的髓内团块样血管畸形。血管团较局限，病理血管之间没有神经组织，与正常脊髓组织之间有一层胶质细胞相隔。

3. 脊髓血管畸形Ⅲ型　称为幼稚型髓内动静脉畸形，是髓内巨大而复杂的血管团块状结构异常，血供丰富，与正常神经组织之间没有明确界限，且与Ⅱ型一样可与正常神经组织共享供血动脉，因而危害更大，治疗更困难。

4. 脊髓血管畸形Ⅳ型　为脊髓表面动静脉畸形，亦称脊髓动静脉瘘，是脊髓软脊膜的动静脉直接沟通。血管造影时出现的粗大静脉及静脉压力增高为其特征，亦为症状产生的主要原因。多呈逐步起病，病程可长达 2～25 年。根据血供情况可分为 3 个亚型：

Ⅳ-A 型：仅有一个供血动脉，血流慢，压力中等。

Ⅳ-B 型：血供及引流情况介于Ⅳ-A 和Ⅳ-C 之间。

Ⅳ-C 型：有多根巨大供血动脉和团块样引流静脉。

5. 脊髓海绵状血管瘤　脊髓海绵状血管瘤或称海绵状血管畸形，由局限性海绵状的毛细血管扩大而构成，其间不含神经组织。

（二）病理生理

脊髓血管畸形对临床的影响取决于许多因素，而且这些因素可以单独起作用或相互叠加。

1. 缺血　是引起脊髓损害症状的主要因素之一，缺血可以是盗血，静脉高压所致脊髓低灌注状态的结果，缺血对神经功能的影响是长期渐进的。

2. 压迫作用　常来自扩张的引流静脉或动静脉畸形血管团或海绵状血管瘤。脊髓对压迫的反应很敏感，因而导致神经损害。

3. 出血　可使脊髓血管畸形呈卒中样起病或病情突然恶化。海绵状血管瘤的多次髓内小量出血，可表现为临床症状的反复发作。

4. 血栓形成　血黏度升高，血流淤滞及血管损伤可能是造成血栓形成的基础。动脉血栓形成造成脊髓急性缺血，而静脉受累则加重了静脉淤滞，使脊髓低灌注和受压状况进一步恶化。

（三）临床表现

1. 脊髓动静脉畸形　如下所述。

（1）绝大部分 45 岁以前发病，其中约 50% 16 岁以前出现症状，男女之比 3：1。临床特点是突然起病、症状反复再发，急性发病者系畸形血管破裂所致，出现蛛网膜下隙出血或脊髓内血肿；缓慢起病多见。逐渐加重，亦可呈间歇性病程，有症状缓解期。

（2）血管畸形出血可在该脊髓神经支配区突发剧烈根痛、根性分布感觉障碍或感觉异常，受累水平以下神经功能缺失，如上和（或）下运动神经元性瘫，表现不同程度截瘫，根性或传导束性分布感觉障碍，以及脊髓半切综合征，少数病例出现后索性感觉障碍或脊髓间歇性跛行，括约肌功能障碍早期尿便困难，晚期失禁。少数表现单纯脊髓蛛网膜下隙出血，可见颈强直及 Kerning 征等。

（3）约 2/3 的髓内 AVM 首发症状是不完全性瘫，有时病前有轻度外伤史，发生 AVM 破裂出血，一年内复发率接近 40%。血管畸形压迫和浸润脊髓可引起亚急性脊髓病变或位内病变症状体征，如分离性感觉障碍、病变节段以下运动障碍等。瘫痪常可自行好转，不久又可复发。

（4）脊髓血管畸形常伴同节段其他组织畸形，1/4~1/3 的患者合并脊柱附近皮肤血管瘤、血管痣、椎体血管畸形、颅内血管畸形、脊位空洞症及下肢静脉曲张等，对脊髓血管瘤定位有一定价值。

2. 髓周硬膜下动静脉瘘　多发于 14~42 岁，无性别差异。起始症状为脊髓间歇性跛行，主要表现不对称性根－脊髓综合征，临床进展缓慢，发病 7~9 年可能导致截瘫。

3. 硬脊膜动静脉瘘　多见于男性，平均发病年龄大于髓周硬膜下动静脉瘘。病灶几乎均位于胸腰髓，常见疼痛、感觉异常、括约肌功能障碍和上下运动神经元同时受损症状，症状常在活动或改变姿势后加重。典型病例呈慢性进行性下肢瘫，有时类似脊髓肿瘤或周围神经病（如慢性炎症性脱髓鞘性多发性神经病），至今尚无该病引起出血的报道。

4. 海绵状血管瘤　表现进行性脊髓功能障碍，髓内海绵状血管瘤多见于中青年，常引起进行性或阶段性感觉运动障碍。

（四）辅助检查

1. 脑脊液检查　如椎管梗阻可见 CSF 蛋白增高，压力低。血管畸形破裂发生脊髓蛛网膜下隙出血可见血性脑脊液。

2. 脊柱 X 线平片　可显示 Cobb 综合征患者椎体、椎板及附件破坏。脊髓碘水造影可确定血肿部位，显示脊髓表面血管畸形位置和范围。不能区别病变类型。可显示碘柱内粗细不均扭曲状透亮条影附着于脊髓表面，透视下可发现畸形血管搏动。注入造影剂后患者仰卧如显示"虫囊样"可提示本病。脊髓造影可显示盆周硬膜下动静脉瘘异常血管影，病变血管水平出现梗阻或充盈缺损，脊髓直径正常，也可显示 Cobb's 综合征脊髓膨大、髓周血管影及硬膜外占位征象。

3. CT 及 MRI 检查　对脊髓血管畸形有重要诊断价值，可显示脊髓局部增粗、出血或梗死等，增强后可发现血管畸形。CT 及 MRI 可显示椎体呈多囊性或蜂窝状结构改变。MRI 可见髓内动静脉畸形，硬脊膜动静脉瘘血管呈蜿蜒线状或脊髓背侧环绕圆形低信号血管影，海绵状血管瘤表现局部脊髓膨大，内有高低混杂信号。

4. 选择性脊髓动脉造影　对确诊脊髓血管畸形有价值，可明确区分血管畸形类型，如动静脉畸形、动静脉瘘、海绵状血管瘤及成血管细胞瘤等，显示畸形血管大小、范围及与脊髓的关系，可对病变精确定位，有助于治疗方法选择。脊髓血管造影能清楚显示髓内动静脉畸形的大小、供血动脉管径及引流静脉，显示髓周硬膜下动静脉瘘或硬脊膜动静脉瘘的瘘口部位、大小、供血动脉、引流静脉及循环速度等；海绵状血管瘤血管造影正常。选择性动脉血管造影并向大动脉胸部分支注射造影剂可能找到供应该畸形的动脉分支。

（五）诊断及鉴别诊断

1. 诊断　根据患者的病史及症状体征，脊髓造影或选择性脊髓血管造影可为诊断提供确切证据。临床诊断要高度重视突然起病及症状反复再发的临床特征，也要注意到可以呈缓慢起病的间歇性病程。急性发病时剧烈根痛，以及慢性病程中脊髓性间歇性跛行都高度提示本病，合并同节段血管痣、皮肤血管瘤对本病诊断及定位有意义。

2. 鉴别诊断　此病诊断较困难，早期常被误诊为其他类型脊髓病，须注意鉴别。

（六）治疗

脊髓血管畸形治疗根据患者情况可采取选择性介入栓塞治疗，血管显微神经外科畸形血管结扎术或切除术，这些技术应用极大地提高本病的临床疗效。

（1）脊髓动静脉畸形治疗：①治疗前应先行 MRI 和 DSA 检查，明确病灶体积、形态及其纵向与横向延伸，血流流速、供血动脉、引流静脉方向或有无静脉瘤样扩张等，伴动静脉瘘须了解瘘口部位、大小及循环速度等，根据畸形类型选择及制定合适治疗方案。②髓内 AVM 含丰富弥散的畸形血管团，手术难度大，致残率高，临床首选超选择性介入栓塞疗法。该治疗通过动脉导管将栓塞剂注入畸形血管。③脊髓 AVM 威胁到脊髓功能时，属显微外科手术彻底切除病变适应证，是目前脊髓血管畸形标准化治疗方法，由于本病预后差，尽可能早期诊断，早期手术治疗，一旦出现严重脊髓功能损害再行手术则无裨益。

（2）髓周动静脉瘘治疗可根据脊髓 DSA 显示影像，如超选择性插管可到达瘘口前端，可选择栓塞法；若供血动脉细长，导管很难到位，手术直接夹闭瘘口治愈率也相当高。

（3）硬脊膜动静脉瘘需首选栓塞治疗，不便于栓塞治疗或治疗失败者可手术夹闭。

（4）椎体和椎旁动静脉畸形多伴脊髓压迫症状，术前栓塞可减少 AVM 大部分血供，减轻椎管内静脉高压，手术能有效去除占位效应，通常可选栓塞与手术联合治疗。

（5）对此类脊髓血管畸形除针对病因治疗，还须使用脱水药、止血药等对症治疗。截瘫病人应加强护理，防止并发症如压疮和尿路感染。急性期过后或病情稳定后应尽早开始肢体功能训练及康复治疗。

五、脊髓血管栓塞

脊髓血管栓塞与脑血管栓塞的病因相同，但其发病率远较后者低。血凝块、空气泡、脂肪颗粒、炎性组织碎块、转移性恶性肿瘤组织和寄生虫都可能成为脊髓血管栓塞的栓子。

（一）临床表现

脊髓血管栓塞常常与脑血管栓塞同时发生，因而临床症状常被脑部损害症状所掩盖。来自细菌性内膜炎或盆腔静脉炎的炎性组织块所造成的脊髓血管栓塞，除因动脉梗阻产生的局灶坏死外，还可能因炎性栓子的侵蚀造成弥漫性点状脊髓炎或多发性脊髓脓肿，临床表现为严重的截瘫和括约肌功能障碍。

减压病是高空飞行和潜水作业者的常见病，气栓栓塞偶尔成为胸腔手术或气胸者的并发症。在游离气泡刺激脊髓神经根时，可发生奇痒、剧痛等不愉快的感觉，进而产生感觉障碍，下肢单瘫或截瘫。

转移性肿瘤所致的脊髓血管栓塞，常伴有脊柱和椎管内的广泛转移、根痛和迅速发生的瘫痪为其特点。

疟疾患者偶尔伴发脊髓损害，随着体温的升高出现周期性截瘫和大、小便失禁，数小时后随着体温的恢复正常。截瘫的原因可能是由于被疟原虫寄生的红细胞阻塞了毛细血管，因而造成脊髓缺血水肿。抗疟疾治疗可制止它的再发。

（二）治疗

主要治疗措施与脑血管栓塞相同。

（解学军）

第四节 脊髓栓系综合征

脊髓栓系综合征（tethered cord syndrome，TCS）是指由于先天或后天的因素使脊髓受牵拉，圆锥低位，造成脊髓出现缺血、缺氧、神经组织变性等病理改变，临床上出现下肢感觉、运动功能障碍或畸形、大小便障碍等神经损害的综合征。TCS 可于任何年龄段发病，由于病理类型及年龄的不同，其临床表现各异。造成脊髓栓系的原因有多种，如先天性脊柱裂，硬脊膜内、外脂肪瘤，脊髓脊膜膨出，腰骶手术后脊髓粘连，脊髓纵裂畸形等原因。脊髓栓系的部位，多数是脊髓圆锥或终丝末端，但颈、胸段脊髓由于各种因素被牵拉，形成各种神经损害的症状也属于脊髓栓系综合征的范畴。

一、病因

目前关于脊髓栓系综合征的病因及分型各家报道不一。有学者根据发病年龄及是否有手术史分为原发性及继发性。原发性病因不甚明确，一般认为与终丝粗大、椎管内脂肪瘤、畸胎瘤、表皮样囊肿、脊髓纵裂等有关，常见于新生儿及小儿，常常伴有不同程度的脊柱裂。继发性常与手术，炎症，外伤后椎管内瘢痕形成，粘连有关，它好发于成年人，常见于脊髓脊膜膨出修补术后及蛛网膜炎。成年人脊髓栓系综合征分为如下5类：脊髓脊膜膨出修复术后型，终丝紧张型，脂肪瘤型，脊髓纵裂畸形型，蛛网膜粘连型。根据发病年龄分为小儿型及成年型。近年来通过回顾性分析根据病因学分为型脊髓脊膜膨出修补术后，终丝增粗及终丝脂肪瘤型，脂肪脊髓脊膜膨出及圆锥脂肪瘤型，脊髓纵裂，该分型对患者手术疗效判断有一定的帮助，目前为较多国外学者所采用。

二、病理

TCS可能是由于脊髓末端发育不良引起。脊髓脊膜膨出的患儿腰骶部神经数量明显减少，周围神经元体积变小。有报道腰骶部脊髓外翻胎儿脊髓结构中仅有灰质，不见白质，灰质中神经元的胞体和神经纤维都明显减少，后角区域内无神经元胞体。但目前关于脊髓发育不良学说的证据尚少，仅见少数个案报道。

随着动物模型的成功构建，人们对其发病机制有了更深入的了解，关于脊髓受牵拉，压迫学说也越来越受广大学者认同。TCS是由于脊髓受到异常牵拉、脊髓缺血、缺氧、氧化代谢作用受损从而引起神经功能障碍，临床手术所见也证实了这一观点。在外科手术中观察到脊髓背侧血管变细，表面苍白，搏动明显减弱。利用彩色多普勒测量了儿童患者术前术后脊髓远端血流量的变化并与对照组比较，发现外科松解后局部血流量有显著增加，而对照组则无明显变化。

三、诊断

通过临床症状和体征可以对该病进行初步诊断。X线、CT、脊髓造影、MRI等影像学检查对成人脊髓栓系综合征诊断有很大的帮助。MRI是诊断脊髓栓系综合征的有效方法，可以出现以下表现：①终丝粗大（直径>2mm），蛛网膜下隙阻塞，提示尾部脊髓或神经根粘连；②低位、变细的脊髓圆锥；③脊髓圆锥或终丝移位；④骶管内蛛网膜下隙扩张；⑤造成栓系的因素，如脂肪瘤、皮样囊肿等；⑥脊髓脊膜膨出以及修复术后的改变。

影像学检查在诊断脊髓栓系综合征时也有一定局限性。因此，只有根据患者病史、症状和体征，仔细地观察神经症状，结合影像学检查，才能对成人脊髓栓系综合征作出正确的诊断。

四、治疗

目前唯一有效的治疗方法是手术松解，手术的目的是在尽量减少新的损伤情况下彻底松解脊髓圆锥，解除牵拉，压迫，以达到缓解患者临床症状及防止神经功能进一步恶化。

关于手术时机各家说法不一，对于小儿患者一般都主张早期手术。因为虽然神经功能损害大多数呈不可逆，但由于小儿出现症状时间短，神经功能损害一般较轻，早期积极的手术干预常能收到显著的效果。有学者主张对脊膜膨出合并脊髓栓系的患者在手术修补时要同时探查硬膜囊，如发现脊髓张力增加，也要及时行松解术。对于成年患者，是否需要手术仍有很大争议。有学者认为，成年患者一般病程较长，大多数有脊膜膨出修补病史，手术效果不明显，手术治疗要慎重。如果患者一般情况允许，国内外大多数学者都主张早期积极手术，手术要求在切开硬膜囊后全部在显微镜下操作，手术的目的是缓解临床症状，防止神经功能障碍的进一步加重，而且收到了明显的效果。症状和体征方面，疼痛改善最为明显。

尽管各报道对于脊髓栓系综合征的预后有差异，但可以肯定的是手术对治疗脊髓栓系综合征是很有意义的。疼痛最容易得到控制。文献报道，78%~83%的患者术后腰腿痛得到改善。术前运动障碍进行性加重的患者，64%术后症状改善，27%的患者术后症状未再加重，而感觉障碍（如麻木、感觉异常等）改善不佳，50%患者没有明显改善；50%的患者术后泌尿系症状得以改善，但仍有45%的患者未改善；足畸形和脊柱侧弯等症状术后部分改善。有报道14%～60%患者膀胱功能改善，术前膀胱功能障碍持续少于3～5年的患者预后相对较好。

　　成人脊髓栓系综合征术后复发率较低。有报道在平均8年随访期中报道9例（16%）因复发需要再次手术。认为脊髓脊膜膨出和广泛的蛛网膜下隙瘢痕粘连被认为是预后较差的因素。

（刘桂香）

第七章

中枢神经系统感染性疾病

第一节　细菌性脑膜炎

细菌性脑膜炎是指细菌（如脑膜炎双球菌、肺炎双球菌、链球菌、葡萄球菌、流感杆菌等）引起的软脑膜炎症。大多爆发性或急性起病，有畏寒发热等全身症状；头痛明显，伴有呕吐、颈项强直和项背痛等；精神症状常见，表现为谵妄、意识模糊、昏睡以至昏迷；婴幼儿癫痫发生率高达50%，而成人少见；其他还可有颅神经麻痹（如眼球运动障碍、面神经麻痹、耳聋等）、偏瘫、失语、皮肤黏膜瘀点瘀斑等。

一、诊断

细菌性脑膜炎若不予治疗，患者可在数小时到数天内死亡，因此及时准确的诊断是治疗的先决条件。腰椎穿刺是唯一可以明确诊断细菌性脑膜炎的方法，并可能发现病原菌，所以对疑诊为脑膜炎的患者应尽早行脑脊液检查。一般情况下，应在使用抗生素之前作脑脊液的细菌培养，但也有资料表明在使用抗生素4h内做脑脊液培养也常获得阳性结果，因此，如果患者在做腰穿前必须检查其他项目（如影像学检查），可以先使用抗生素。脑脊液的典型表现是外观混浊，白细胞数增高，以中性粒细胞为主，糖含量下降（常低于40mg/dl），蛋白含量增高（大于50mg/dl）。但在使用过抗生素的患者、严重感染的早期、白血病、免疫抑制患者和某些细菌感染以淋巴细胞升高为主（如单核细胞增多性李司德菌和螺旋体）的情况下，脑脊液结果可能会不典型。

脑脊液除应常规做细菌培养以外，必要时做抗酸染色和墨汁染色。由脑膜炎双球菌、流感嗜血杆菌和肺炎链球菌引起的脑膜炎可以用乳胶颗粒凝集和协同凝集试验快速检测细菌特异性抗原；外周血梅毒血清试验（STS）阳性或者临床高度怀疑中枢神经系统梅毒的患者，应加做CSF的梅毒血清检查；应用多聚酶链式反应（PCR）检测CSF中分枝杆菌，其特异性和敏感性均优于抗酸染色和培养。

一旦怀疑细菌性脑膜炎，必须考虑潜在的危险因素，如颅底骨折、脑脊液漏、近期颅内手术、脊髓脊膜膨出、免疫缺陷、脑膜周围局灶感染（副鼻窦炎、慢性中耳炎、乳突炎和颅骨骨髓炎等）以及败血症（如心内膜炎）。因此还应常规检查血常规、血涂片、血生化、血培养、胸片和头颅 CT 或 MRI。

二、治疗

（一）全身并发症的治疗

1. 休克　应即时补液，必要时加用血管活性药物。脑膜炎球菌性脑膜炎可并发罕见的 Waterhous-Friderichsen 综合征，表现为在休克基础上合并肾上腺出血性梗死，表现为大量瘀斑和菌血症，应给与类固醇激素替代治疗直至病情稳定。约有8%的细菌性脑膜炎患者合并弥散性血管内凝血（DIC），且多在发病第一周内出现。微循环衰竭还可以导致成人呼吸窘迫综合征（ARDS），亦称休克肺，发生率为3.5%，表现为严重的低氧血症和难治性肺水肿，一旦发生，死亡率几乎100%。

2. 血容量 由于细菌性脑膜炎可以导致脑组织肿胀和颅内压增高，因此补液量不能过多，如果患者血压不低，成年患者一天补充生理盐水1 200～1 500mL足够，儿童按1 000mL/m² 体表面积进行补液（口服补液量也包括在内），避免用糖水补液。这种限制随着症状好转和颅内压降低可以逐渐放松。

3. 发热 解热镇痛药可以用来降温，但根本措施是应用敏感的抗生素，如有效常于治疗后第2～5d体温恢复正常。体温持续不退或重新升高，应该重新评估，必要时可复查脑脊液，鉴别是否抗生素应用不足、并发症如大脑皮质血栓性静脉炎、硬膜下脓肿、颅外器官血源性感染和药物热等。

4. 隔离 脑膜炎球菌性或者是病原菌不明脑膜炎患者，应用抗生素24h内应置于呼吸道隔离病房，耐药菌株感染患者也置于隔离病房，以免传染给其他易感者。

（二）抗生素治疗细菌性脑膜炎的基本原则

（1）应全程住院治疗，并静脉给药。腰穿检查无须等待CT结果，除非患者昏迷、局灶神经系统体征、视盘水肿或者意识水平逐渐恶化，如果出现这些情况，应在血培养后行经验性抗生素治疗。其他情况下，腰穿后即可行经验性抗生素治疗，以后根据脑脊液培养结果调整最佳抗生素。

（2）抗生素疗程：常见病原菌如肺炎球菌、流感嗜血杆菌和奈瑟脑膜炎球菌，经静脉给予足量抗生素，疗程至少10d，且在体温正常后至少使用7d；对于耐药菌株（肠道阴性菌、单核细胞增多性李司德菌和B族链球菌）或手术外伤后脑膜炎，抗生素治疗应延长至2～3周或更长。

（3）应避免使用难以穿透血脑屏障的抗生素，如四环素类、第一代和第二代头孢霉素。

（4）注意药物毒性，由于治疗脑膜炎常使用最大耐受剂量的抗生素，对于有肝肾功能不全或血液系统疾病的患者应密切监测。

（三）首选抗生素的选择原则

1. 革兰染色 如果一个高质量的革兰氏染色显示足够多的某种细菌，并考虑到患者年龄，针对选药，如肺炎球菌选用头孢曲松或者联用头孢噻肟和万古霉素。

2. 患者年龄 患者年龄不同，感染的细菌也有所不同。

（1）新生儿脑膜炎：在生产过程中感染的细菌常是女性阴道中常见的，如肠道阴性菌、单核细胞增多性李司德菌和B族链球菌。多于出生后1周内起病。出生1周以后到2个月，细菌常来源于呼吸道、皮肤和脐部，以金黄色葡萄球菌、B族链球菌和院内感染如假单胞菌、变形菌，另外机会菌感染如黄杆菌属和沙门菌也应考虑。

（2）儿童和青少年：出生2个月后，丧失母体抗体的保护，对常见菌种易感，如流感嗜血杆菌和奈瑟脑膜炎球菌，前者发病率在1岁时达到高峰，之后随着自然免疫或疫苗接种而逐渐下降。2～18岁则脑膜炎球菌成为主要的致病菌。

（3）成年：18岁以后，大多数人对脑膜炎球菌产生免疫力，肺炎球菌成为脑膜炎最主要的致病菌。由于荚膜抗原类型很多，之间没有交叉免疫，因此很难获得永久免疫力，而细菌的耐药性却成为全球问题。其他细菌导致的成年人脑膜炎，一般都有易感因素的存在，如头部外伤、手术或者免疫抑制。老年人、长期卧床者和酗酒者，感染革兰阴性杆菌的风险增大，尤其以大肠杆菌多见。而且老年人罹患流感嗜血杆菌性脑膜炎的可能有所增加，其中20%的菌株对β内酰胺酶耐药。

3. 易感因素 如下所述。

（1）头颅外伤：闭合性颅脑损伤伴有颅骨骨折或筛板骨折，常于外伤后2周内好发，以肺炎球菌为主；而开放性颅脑损伤的致病菌谱可以很广，包括革兰阴性杆菌和葡萄球菌。脑脊液鼻漏患者可以在外伤后很长时间出现脑膜炎，以肺炎球菌为主。

（2）脑膜周围组织感染：副鼻窦炎、慢性中耳炎和乳突炎均可以导致脑膜炎，多数情况下是肺炎球菌，其次是流感嗜血杆菌，金黄色葡萄球菌少见。必须要强调的是，这些感染灶中培养出来的细菌不代表就是脑膜炎的病原菌，因此选择抗生素不但要覆盖这些细菌，其他可能的细菌也要覆盖。

（3）神经系统手术后脑膜炎：手术中或手术后创口愈合前都有可能感染，以皮肤和医院环境中的细菌为主，因此宜选用广谱抗生素直到有培养结果。脑室内引流患者最常见的病原菌是表皮葡萄球菌。

（4）解剖结构缺损：脊髓脊膜膨出、中线脊髓皮窦（包括藏毛窦）、头颈部肿瘤破坏颅骨的情况造成解剖结构上的缺失，都可以导致细菌侵犯脑膜。而致病菌常是机会菌，应选用覆盖葡萄球菌、链球菌和肠道阴性菌的药物。

（5）败血症：瘀点状或紫癜性皮疹常提示脑膜炎球菌血症，并于皮肤病灶处培养出细菌，然而葡萄球菌血症、急性心内膜炎和肠道阴性杆菌血症也可有类似皮肤症状。

（6）潜在的系统性疾病：镰状细胞性贫血以及脾脏切除术后患者，特别容易发生肺炎球菌性脑膜炎；HLA-B$_{12}$单倍体的个体对流感嗜血杆菌易感；肿瘤，特别是血液系统的恶性肿瘤对很多细菌易感，当周围血白细胞计数正常时，易感染隐球菌和单核细胞增多性李司德菌，当白细胞低于2 700/µl（采用国际计量单位）时易感染革兰阴性杆菌；移植手术的受者和其他免疫抑制患者易感染真菌、肠道阴性杆菌和院内获得性微生物（假单胞菌、不动杆菌和黏质沙雷氏菌）；透析患者尤其易感染皮肤细菌如葡萄球菌和链球菌；艾滋病患者易感染弓形体、隐球菌、疱疹病毒和分枝杆菌，且可以多种病原菌同时感染。

（四）推荐的首选抗生素方案

见表7-1。

表7-1 细菌性脑膜炎的抗生素选择

临床特点	药物选择	备选方案
新生儿	氨苄西林+庆大霉素或氨苄西林+头孢曲松	万古霉素+庆大霉素
婴幼儿和儿童	氨苄西林+氯霉素或头孢曲松	红霉素+氯霉素
成人	氨苄西林+头孢曲松	红霉素+氯霉素
神经外科手术后	万古霉素+头孢拉定	万古霉素+庆大霉素
颅底骨折或脑脊液漏	万古霉素+头孢拉定	红霉素+氯霉素
免疫抑制或恶性肿瘤	氨苄西林+头孢拉定	红霉素/万古霉素+庆大霉素

1. 新生儿（小于2个月） 氨苄西林50～100mg/（kg·d），分2次静注，加用庆大霉素5～7.5mg/（kg·d），分2次静注或肌内注射；或者加用丁胺卡那（用于庆大霉素耐药性）15mg/（kg·d），分2次静注；或者加用头孢曲松100mg/（kg·d），分2次静注。青霉素过敏患者可选用万古霉素6～15mg/（kg·d），分4次静脉滴注，并加用庆大霉素或丁胺卡那（剂量如前）。

2. 婴幼儿和儿童（大于2个月） 氨苄西林300～400mg/（kg·d），分4～6次静注，加用氯霉素50～100mg/（kg·d），分4次静注；或加用头孢曲松100mg/（kg·d），分2次静注。西林过敏患者可选用氯霉素加用红霉素25～50mg/（kg·d），分4次静脉滴注。

3. 成人（社区获得性脑膜炎） 氨苄西林12g/d分4～6次静注，加用头孢曲松4～6g/d分2次静注；青霉素过敏患者可选用氯霉素4g/d，分4次静脉滴注，加用红霉素4g/d，分4次静脉滴注。

4. 神经外科手术后、颅底骨折或脑脊液漏患者 万古霉素：新生儿6～15mg/（kg·d），分4次静脉滴注；儿童44mg/（kg·d），分2～3次静脉滴注；成人2g/d分2次静脉滴注；加用头孢拉定：新生儿50～100mg/（kg·d），每8h1次静脉滴注；儿童90～150mg/（kg·d），分3次静脉滴注；成人6～12g/d分3次静脉滴注。备选方案为庆大霉素加用万古霉素或红霉素。

5. 伴有免疫抑制或恶性肿瘤的脑膜炎患者 氨苄西林加用头孢拉定，备选方案为庆大霉素加用万古霉素或红霉素。

（五）已知病原菌的脑膜炎的抗生素选择

见表7-2。

表7-2 已知病原菌的细菌性脑膜炎的抗生素选择

病原菌	药物选择	备选方案
革兰阳性菌		
肺炎球菌	头孢曲松+万古霉素	头孢曲松+利福平、红霉素

病原菌	药物选择	备选方案
A、B 族链球菌	青霉素	红霉素
D 族链球菌（肠球菌）	青霉素＋庆大霉素	万古霉素＋庆大霉素
葡萄球菌	苯唑西林或乙氧萘胺青霉素	万古霉素
单核细胞增多性李司德菌	氨苄西林	青霉素、磺胺类、氯霉素
革兰阴性菌		
脑膜炎球菌	青霉素	三代头孢菌素、氯霉素
流感嗜血杆菌	氨苄西林或三代头孢菌素	氯霉素
革兰阴性肠杆菌（大肠杆菌、变形菌、克雷白杆菌）	三代头孢菌素或替卡西林＋庆大霉素	庆大霉素静注或鞘内注射
绿脓杆菌	替卡西林/头孢拉定＋庆大霉素	庆大霉素静注或鞘内注射

（六）细菌性脑膜炎的鞘内治疗

由于一些抗生素在脑脊液中浓度较低，因此试探各种蛛网膜下隙直接给药的途径，目前有以下几种方法。

（1）腰椎穿刺给药：方法与腰穿相同，先放去 5～10mL 脑脊液，将药物溶解于脑脊液中，经腰穿针注入。

（2）脑池穿刺给药：与腰穿给药相比，其优点在于药物在大脑底部和凸面的浓度更高，缺点在于可能损伤延髓，必须有专门培训和经验丰富的医生执行，且不适合多次穿刺给药。

（3）经脑室给药：可手术植入 Ommaya 储液囊，其一端是导管置入侧脑室前角，另一端是硅酮橡胶做成的储液囊埋于头皮下。其优点是可以反复多次穿刺给药、抽取脑脊液检查或减压，给药后在脑室内获得较高的药物浓度，在基底池和椎管内脑脊液药物浓度也较高，如氨基糖苷类药物一次给予 5mg 就可以在整体脑脊液中达到治疗浓度（4～6μg/mL），且可以维持 24h。缺点在于该装置可能产生管腔阻塞、离断和继发感染。

但蛛网膜下隙直接给药存在以下问题：

（1）许多药物与大脑和脊髓表面接触有毒副反应，如青霉素及其衍生物可导致惊厥和脑病，许多药物经腰穿给药后，可产生感觉异常、神经根炎、横贯性脊髓炎和蛛网膜炎。而氨基糖苷类抗生素则较安全。

（2）某些药物不能在脑脊液中自由扩散，与药物的亲水性有关。

（3）中枢神经系统感染的患者可能在很多平面产生粘连，影响药物弥散。

（4）相同的给药量，每个个体脑脊液中药物浓度变化很大，而且脑脊液动力学和脑积水也会影响药物浓度和弥散。

因此我们应掌握蛛网膜下隙给药的指征：

（1）革兰阴性杆菌：当怀疑有假单胞菌、沙雷菌、不动杆菌和变形菌感染时可加用氨基糖苷类静脉和鞘内给药；如果致病菌对氨苄西林和三代头孢菌素耐药，或者足量足疗程治疗后效果不明显，可选用氨基糖苷类静脉和鞘内给药，并加用广谱青霉素；当致病菌高度耐药、经腰椎穿刺给药疗效不显或者已知患者有脑脊液循环障碍的情况，可经 Ommaya 储液囊脑室给药。

（2）葡萄球菌：产青霉素酶的金黄色葡萄球菌感染时，若大剂量静脉应用苯唑西林和萘夫西林无效，可选用杆菌肽 5 000～10 000U 注入蛛网膜下隙。

（3）肠球菌性脑膜炎：较少见，多发于新生儿、手术并发症或细菌性心内膜炎。虽然细菌在体外培养中对氨苄西林敏感，但治疗应合用青霉素和氨基糖苷类抗生素，当效果不佳时，可鞘内注射庆大霉素；如果是氨苄西林耐药菌株，可选用万古霉素；不过目前也有报道耐万古霉素（VRE）菌株，医疗界正在研究共杀素（Synercid）治疗 VRE 全身感染，尚无治疗 VRE 脑膜炎的资料。

（七）激素治疗

婴幼儿和儿童患者，在抗生素治疗的前 4d，予地塞米松 0.15mg/kg 每 6h 静注 1 次，可降低听力下降和其他神经系统后遗症的发生，因此对于 2 个月以上的婴幼儿和无免疫抑制状况的儿童，推荐早期常规使用激素。

成年患者，若无免疫抑制，也推荐使用抗炎性反应剂量的激素（泼尼松，40～80mg/d），尤其脑脊液中细菌浓度高和颅内压高的患者效果更显著，但尚无安慰剂对照研究证实。

大剂量激素用于伴有脑水肿的重症脑膜炎；若怀疑有肾上腺坏死的患者（Waterhous – Friderichsen 综合征），应给予激素维持治疗。

三、细菌性脑膜炎的并发症

1. 颅内压增高　是细菌性脑膜炎常见并发症，主要是由于炎性渗出物和炎性细胞堆积于蛛网膜颗粒周围，导致脑脊液吸收障碍；其次脑积水和脑实质水肿也使颅内压增高，其中脑水肿是由于细菌和炎性细胞所致的毛细血管通透性增加（血管源性水肿）和细胞膜完整性受损（细胞毒性水肿）造成的。

一般而言，抗生素治疗起效后，颅内压很快下降。但患者如果有颅高压的症状和体征，如头痛、呕吐、视盘水肿、意识淡漠或丧失、血压升高、心率减慢等，则应降颅压治疗。

首先应避免过度补液，没有低血容量的情况下，成年人一天静脉补液量不超过 1 500mL 生理盐水，总摄入量（口服 + 静脉）不超过 2 000mL；儿童推荐使用半张液（一半生理盐水 + 一半 5% 葡萄糖溶液）。

其次予激素治疗，于给药后 12～16h 起效，开始用大剂量，症状控制后迅速减量。推荐方案为首剂地塞米松 10mg 静推，之后 4～6mg 每 6h 静推，症状控制后，在 5～10d 内减量至停药，如果大剂量激素应用超过 2 周，减量速度应放慢。

有脑疝先兆时可快速静脉滴注甘露醇，首剂 1～1.5g/kg，间隔 4h 可重复给予，剂量为 0.25～0.5g/kg，3 次剂量后激素已起效，儿童剂量为 0.25～1.0g/kg，可与呋塞米合用（0.5mg/kg）。监测血浆渗透压（不应大于 320mOsm/L）、电解质和血糖。

2. 惊厥　是脑膜炎较常见的表现，婴幼儿和儿童特别好发，一般不影响预后，3%～7% 发展为癫痫。惊厥有时提示以下较严重的几种情况：细菌性脑炎、皮层静脉血栓形成、硬膜下积液或积脓、感染性血管炎、脑脓肿（新生儿多见）或代谢异常（如抗利尿激素分泌不当综合征所致的低钠血症）。

3. 脑积水　增厚的脑膜在颅底阻断脑脊液循环产生交通性脑积水，一般不需紧急处理，不行分流术也可能自行缓解。较少见的是部分性或完全性阻塞中脑导水管导致非交通性脑积水，如果是完全阻塞，可导致昏迷、双侧巴宾斯基征阳性和双眼不能向上凝视，由于进展较快，可不出现视盘水肿，头颅 CT 或 MRI 可明确诊断。不处理可迅速致死，应急诊行持续脑室外引流术，待脑脊液中感染控制后，再行分流术。部分阻塞不是急诊手术指征，但应密切观察以防进展为完全性阻塞。

4. 硬膜下积液　1 岁以下婴幼儿患细菌性脑膜炎（特别是流感嗜血杆菌）易并发硬膜下积液，诊断依靠颅骨透照试验、头颅 CT 和经未闭合的囟门硬膜下穿刺。治疗目的主要是维持正常的颅内压，如果没有颅高压的症状和体征以及局灶神经系统体征，则不需处理，否则可反复行硬膜下穿刺，直到感染控制后液体不再聚集，极少数病例可能持续积液，则必须行手术切除渗出周围的脑膜。

5. 硬膜下积脓　是罕见的并发症，表现为视盘水肿、颅内压持续升高、持续发热、局灶体征或惊厥。诊断依靠头颅 CT 或 MRI，脑电图作用不大，腰穿检查有脑疝危险，一旦诊断应立即手术引流，并根据手术标本的细菌培养和药敏结果选用适当抗生素治疗 1 周以上。

6. 永久神经功能缺失　局灶神经功能缺失提示病程中有脑实质感染、血管炎性脑梗死或占位性病变（如硬膜下积液或硬膜下积脓）。听力下降是最多见的颅神经麻痹。脑皮层静脉血栓性静脉炎导致静脉血栓形成，抗生素治疗可以预防进展，而抗凝剂疗效尚不明确。血管炎是一个相对多见的并发症，尤其是儿童患者多见，一般随抗感染治疗起效后缓解，但脑底部大动脉受累可导致脑卒中而遗留永久神经功能缺损。

（刘桂香）

第二节　病毒性脑炎

一、单纯疱疹病毒脑炎（Herpes simplex virus encephalitis，HSE）

（一）病因和发病机制

已知人类疱疹病毒（Human herpesvirus，HHV）科有两个重要的病毒，人类疱疹病毒 1（Human herpesvirus 1，HHV－1），又称为单纯疱疹病毒 1 型（herpes simplex virus type 1，HSV－1），通常引起口周部位感染（热病性疱疹），多数能自然恢复；人类疱疹病毒 2（Human herpesvirus 2，HHV－2），又称为单纯疱疹病毒 2 型（Herpes simplex virus type 2，HSV－2），常引起生殖器部位感染。虽然 HSV－1 和 HSV－2 病毒可反复多次地感染，却很少发生单纯疱疹病毒脑炎（Herpes simplex virus encephalitis，HSE）。美国 HSE 的发病率为每年 2 人/100 万人，其他国家的情况类似。在非流行性脑炎中，HSE 是最常见的一种。一旦 HSE 发生，生命受到威胁，如未经治疗，病情迅速进展，通常在 7～14 天内死亡，死亡率高达 70%，存活者将遗留严重的神经功能缺损。

HSE 的发生取决两个重要因素，一个是宿主的免疫力，另一个是病毒的侵袭力和毒力。目前对 HSE 的发病机制了解并不很多，动物实验证实 HSV－1 可从周围神经侵入中枢神经系统。人类 HSV－1 的感染在儿童或青少年时期，经皮肤或黏膜侵入，潜伏于周围神经，一旦机体免疫功能低下，HSV－1 便沿三叉神经或嗅神经轴突进入中枢神经系统，引起 HSE－1，感染的部位主要位于颞叶和额叶的眶面。HSV－2 的原发感染在生殖系统和会阴部皮肤黏膜，因此，HSE－2 的感染通常发生于宫内的胎儿或经产道生产的新生儿。

（二）病理

急性期，双侧大脑半球弥漫性病变，可不对称；颞叶和额叶眶面病变最为严重。镜下组织学的基本改变是急性出血和坏死，如皮层神经细胞、胶质细胞和血管壁坏死；血管周围出血，淋巴细胞和浆细胞浸润；细胞核内发现嗜酸性 Cowdry A 型包涵体；软脑膜充血，淋巴细胞和浆细胞浸润。

（三）临床表现

HSE－1 感染无季节性、地区性和性别差异，多见于成年人。急性或亚急性起病，病程长短不一，多数在 2～3 周内稳定，以后逐渐好转。少数病程迁延达数月，重症者病情凶险，数日内死亡。前驱症状常见，如上呼吸道卡他症状、头痛、发热（38～40℃）等。重症患者精神症状明显，表现为人格改变、记忆力下降、定向力障碍、行为异常、幻觉或妄想等，常误入精神病医院。意识障碍几乎无一例外，表现为中重度昏迷，或特殊的意识障碍（去脑强直发作或去皮层状态）。癫痫发作或癫痫持续状态常见，发作形式多为全身强直阵挛发作。锥体外系损害的表现多种多样，如扭转痉挛、手足徐动或舞蹈样多动等。其他还可见偏瘫、失语等神经功能缺失。脑膜刺激征不甚明显。当颅内压增高形成脑疝时则危及生命。HSE－2 多见于新生儿，为急性爆发性起病，病情凶险，主要表现为广泛的脑损害和多脏器坏死。子宫内胎儿感染后遗留先天性畸形，如精神迟滞，小头畸形，小眼球，视网膜发育不全等。

HSE－1 和 HSE－2 可呈亚急性过程，表现为精神病综合征（Psychiatric syndromes）或复发性脑膜炎。少数情况下 HSE－1 还可表现为脑干炎或间脑炎，HSE－2 表现为脊髓炎。曾有 HSE 前岛叶综合征（Anterior opercular syndrome）的报道，表现为面肌、咀嚼肌、咽喉肌和舌肌麻痹。

（四）辅助检查

1. 脑脊液常规检查　脑脊液白细胞数增高（50～500）×10^6/L，最高可达 1 000×10^6/L，其中以淋巴细胞（单核细胞）为主；红细胞数增多（60%）或脑脊液黄变（脑实质出血、坏死），一般在 50×

$10^6 \sim 1\,000 \times 10^6/L$；蛋白质含量轻度增高，糖和氯化物正常。这些改变对确定诊断帮助不大，但可提示病毒感染。

2. 脑电图（EEG）检查 EEG的阳性率很高，经活检证实的HSE中4/5有EEG改变。早期表现为颞叶的局限性慢波；以后在广泛慢波的背景上出现周期性棘慢综合波或周期性痫性放电（Periodic lateralizing epileptiform discharges，PLEDs）。最有诊断价值的改变是以颞叶为中心的局限性脑电波异常。

3. 影像学检查 约2/3的患者在起病后3~4天CT扫描检查发现颞叶或以颞叶为中心（波及额叶）的低密度病变，边界不清，具有占位效应。1周后病变呈不规则线状增强，可见脑水肿或不规则高密度点片状出血。MRI比脑CT敏感，质子像和T_2加权像在颞叶内侧面或/和额叶底面、扣带回见到边界清楚的异常信号区，既可是单侧的，亦可是双侧的。

4. 特殊检查 ①HSV抗原检测：发现脑活检组织的神经细胞核内Cowdry A型包涵体（光镜）或HSV病毒颗粒（电镜），脑活检组织或脑脊液分离出HSV病毒。上述检测方法或因取材困难，或因标本检出率低，耗时长，无助早期诊断。特别是有效的抗病毒药物使用后，脑组织活检已很少使用。脑脊液聚合酶链反应（PCR）在感染后2天便可检出极微量的单纯疱疹病毒DNA，给予治疗后5天仍保持阳性，为临床早期诊断提供依据。②HSV抗体定量测定：与抗原检测相比更为常用，国际上通常采用高敏感性的ELISA法，取双份血清和双份脑脊液做HSV抗体的动态观察。诊断依据：双份脑脊液抗体有增高趋势，滴度在1：80以上；双份脑脊液抗体4倍以上升高；单份血与脑脊液抗体比值<40。

（五）诊断与鉴别诊断

诊断要点见表7-3，鉴别诊断见表7-4。

诊断步骤：临床疑诊HSE→影像学检查排除脑内占位病变→脑脊液常规检查呈典型的病毒感染特征→HSV的PCR抗原检测或HSV抗体定量测定→脑脊液HSV培养或脑组织活检。

表7-3 HSE诊断依据

急性或亚急性起病
发热等感染征象
脑实质损害表现，可伴有脑膜刺激征
皮肤黏膜疱疹（1/4）
脑脊液白细胞（淋巴细胞）数轻度或中度增高
EEG以颞叶为中心的双侧不对称异常改变
CT或MRI显示颞叶、扣带回或额叶病变
脑脊液HSV的PCR检测阳性，HSV抗体检测阳性，或分离出病毒
脑组织活检发现神经细胞核内Cowdry A型包涵体或HSV病毒颗粒

表7-4 HSE的鉴别诊断

其他病毒性脑炎	脑病（药物中毒或食物中毒）
脑膜炎	癫痫持续状态
无菌性脑膜炎	高热惊厥
结核性脑膜脑炎	脑内出血
真菌性脑膜脑炎	精神病

（六）治疗

治疗的目的在于缩短病程，预防并发症，防止复发和减少传播。

1. 抗病毒 如下所述。

（1）阿昔洛韦（Acyclovir，ACV）：又名无环鸟苷，为去氧鸟苷类化合物，发挥作用的重要环节在于抑制疱疹病毒DNA聚合酶合成，从而使病毒DNA复制终止。因其疗效好，毒性低，成为单纯疱疹病毒脑炎的首选药物，对水痘-带状疱疹亦有一定疗效，但对其他疱疹病毒作用不肯定。临床确诊或怀疑诊断时，应立即予以ACV治疗，而不应等待病毒学结果而延误用药。ACV血浆半衰期1.5~6.3h（平均 2.19h），血浆药物浓度与药物剂量成正比，脑脊液的药物浓度是血浆药物浓度的 50%，脑组织中的药物浓度是血浆药物浓度的 11%~33%，因此，应给予足够的药物剂量。成人常用剂量每次 10mg/kg，每 8 小时静脉滴注一次，连用 14~21 日，或根据病情决定疗程。给药 72h 后，60%~90% 的 ACV 从肾脏排出，当肾功能损伤，肌酐清除率下降，或与其他肾毒性药物同时应用时，剂量应有所减少。与丙磺舒、青霉素或头孢类抗生素合用可提高 ACV 浓度，此时应注意药物的不良反应。

（2）泛拉昔洛韦（Valaciclovir）：为阿昔洛韦的前体药，口服制剂，吸收迅速完全，在肠壁和肝脏经酶水解后转变为阿昔洛韦，与口服阿昔洛韦相比生物利用度高，有效成分维持时间长，但不作为重症单纯疱疹病毒脑炎的首选药。常用的口服剂量为每次 0.3g，每日 2 次，连用 7~10 日。

（3）喷昔洛韦（Penciclovir，PCV）：为无环核苷类化合物，抗病毒谱和药理作用与 ACV 相似，对病毒 DNA 的抑制作用比 ACV 弱，但细胞内浓度比 ACV 高，细胞内停留时间比 ACV 长，因此，HSE 治疗指数高，为高度选择性抗疱疹病毒药物。90 年代被美国 FDA 批准为新的抗病毒药。用药方法参考泛昔洛韦。

（4）泛昔洛韦（Famciclovir，FCV）：为 PCV 的二乙酰酯化物，口服在肠壁吸收后迅速去乙酰化和氧化成为 PCV。口服 FCV 后 PCV 的生物利用度达 70%。目前仅为口服用药，每次 250~500mg，每 8 小时一次，连用 7~10 日。

（5）更昔洛韦（Ganciclovir，DHPG）：为去氧鸟苷类化合物，在 ACV 化学结构的侧链上多一个羟基，因此，可渗入病毒及宿主的 DNA 中。对多数疱疹病毒均有效，因其比 ACV 在感染细胞内浓度高 10 倍，细胞内半衰期 >24 小时，因此，对巨细胞病毒有较好作用。静脉滴注每日 5~15mg/kg，分 2 次，连续 14~21 日。

上述所有药物均有不同程度的不良反应，如中枢神经系统症状：头痛、精神错乱、抽搐等；骨髓抑制：红细胞、白细胞和血小板减少，用药期间应注意监测血细胞，必要时停药；肾功能损害：尿路结晶所致肾小管阻塞、尿素氮和肌酐增高；其他还有药物性皮疹、静脉炎、药物热、消化道症状、肝功能异常等不良反应。更昔洛韦有致畸、致癌和免疫抑制作用。

2. 其他治疗　如下所述。

（1）肾上腺皮质类固醇：可减轻炎症反应和减轻水肿，多采用早期、大量和短程给药，如地塞米松 10~20mg/d，每日 1 次，连用 10~14 日。

（2）抗癫痫：癫痫发作或非惊厥性癫痫发作时必须给予抗癫痫治疗。一线药物为卡马西平或苯妥英。卡马西平，口服 100mg，每日 2 次；控制不佳时可逐渐加量，每日最大剂量不超过 1 600mg。苯妥英，口服 100mg，每日 3~4 次；控制不佳时可逐渐加量，每日最大剂量不超过 1 500mg。癫痫持续状态是本病的急危重症，须尽快终止发作，常用药物为苯巴比妥钠、丙戊酸钠和安定，静脉途径给药作用迅速而有效，注意首次给药足量，维持剂量直至发作停止。

（3）降低颅内压：头部床位抬高；药物利尿，如甘露醇、甘油果糖、呋塞米等；气管插管过度呼吸的方法较为复杂，临床应用较少。

昏迷患者，应保持呼吸道通畅，给予营养代谢支持，维持水、电解质平衡，加强口腔和皮肤护理，防止褥疮，积极治疗下呼吸道感染等。恢复期可采用理疗、按摩、针灸等帮助神经功能恢复。

（七）预后

预后取决于疾病的严重程度和治疗的疗效。未经抗病毒治疗、治疗不及时或不充分，以及病情严重者预后不良，死亡率高达 60%~80%。及时足量的抗病毒药物应用后，死亡率可降至 20%~28%。因此，强调早期诊断和早期治疗。

二、其他急性病毒性脑炎

（一）病因和发病机制

病毒性脑炎按病因或发病机制不同分为 4 类，急性病毒性脑炎、感染后脑脊髓炎、中枢神经系统慢性病毒感染和中枢神经系统变性疾病（推测与病毒感染有关）。急性病毒性脑炎最为常见，病情凶险，病死率高，本节将做重点介绍。

急性病毒性脑炎的发病率因受病毒检测技术的影响比实际估计的数值要低，特别是一些发展中国家。美国病毒性脑炎的发病率为每年（3.5～7.4）/10万，单纯疱疹病毒脑炎最多（16%）。芬兰成人病毒性脑炎的发病率为每年1.4/10万，单纯疱疹病毒脑炎的发生率最高（16%），其次是水痘-带状疱疹病毒脑炎（5%），腮腺炎病毒脑炎（4%）和流感A病毒脑炎（4%）。病死率一方面取决于病毒的种类，另一方面取决于治疗。未经治疗的单纯疱疹病毒脑炎病死率高达70%，存活者后遗症严重。儿童和青年人是两个最易罹患本病的年龄段。男性因频繁活动在蚊虫区域而患虫媒传播的病毒性脑炎概率高于女性。

引起急性中枢神经系统感染的病毒很多（表7-5），按国际分类委员会制定的分类原则，根据病毒的生物学特性，将病毒分为2型（DNA和RNA），18科，以及更多的属和种。病毒通过两个途径进入中枢神经系统，一是血性侵入；二是周围神经逆行侵入，前一途径最为常见。

表7-5 一些常见急性中枢神经系统感染的病毒与疾病

病毒（型、科、属、种）/疾病名称
RNA型病毒
小核糖核酸病毒科（Picornaviridae）
肠道病毒属（Enterovirus）
脊髓灰质炎病毒（Poliovirus）/脊髓灰质炎
柯萨奇病毒A组和B组（Coxsackievirus，group A and B）/脑膜脑脊髓炎
埃可病毒（Echovirus）/脑膜脑脊髓炎
肠道病毒（Enterovirus）/脑膜脑脊髓炎
呼肠孤病毒科（Reoviridae）
环状病毒属（Orbivirus）
科罗拉多蜱热病毒（Colorado tick fever）/科罗拉多蜱热脑炎[1]
披膜病毒科（Togaviridae）
甲病毒属（Alphavirus）
东方马脑炎病毒（Eastern equine virus）/东方马脑炎[1]
西方马脑炎病毒（Western equine virus）/西方马脑炎[1]
黄病毒属（Flavivirus）
乙组虫媒病毒/乙型脑炎[1]
圣路易斯病毒（St Louis virus）/圣路易斯病毒脑炎[1]
蜱媒介脑炎病毒（Tick-borne virus）/蜱媒介脑炎[1]
风疹病毒属（Rubivirus）/风疹
正黏病毒科（Orthomyxoviridae）
流感病毒属（Influenza）/A、B、C型流感病毒脑炎
副黏病毒科（Paramyxoviridae）
副黏病毒属（Paramyxovirus）
流行性腮腺炎病毒（Mumps virus）/流行性腮腺炎脑炎
麻疹病毒属（Morbillivirus）/SSPE
弹状病毒科（Rhabdoviridae）
狂犬病病毒属（Lyssavirus）/狂犬病
本扬病毒科（Bunyaviridae）
本扬病毒属（Bunyavirus）
加利福尼亚脑炎病毒（California virus）/加利福尼亚脑炎[1]
沙粒样病毒科（Arenaviridae）
沙粒样病毒属（Arenavirus）
淋巴细胞脉络丛脑膜炎病毒（Lymphocytic choriomeningitis virus）/淋巴细胞脉络丛脑膜炎[1]
反转录病毒科（Retroviridae）
人类免疫缺陷病毒Ⅰ型（Human immunodeficiency virus type Ⅰ）/AIDS

病毒（型、科、属、种）/疾病名称
疱疹病毒科（Herpesviridae） 单纯疱疹病毒，Ⅰ型和Ⅱ型（Herpes simplex virus，type Ⅰ and type Ⅱ）/单纯疱疹病毒脑炎，Ⅰ型和Ⅱ型 水痘－带状病毒（Varicella－zoster viruses）/水痘－带状病毒脑炎 巨细胞病毒（Cytomegalovirus）/巨细胞病毒脑炎 淋巴隐病毒（Lymphocryptovirus） E－B病毒（Epstein－Barr viruses）/E－B病毒脑炎

注：①节肢动物媒介病毒 Arthropod－borne viruses。

（二）病理

急性病毒性脑炎的基本病理改变为灰质或灰质与白质交界处血管内皮和毛细血管的炎性改变：灰质淋巴细胞浸润或嗜神经细胞现象；神经胶质细胞增生。大体检查发现不同程度的脑膜炎，脑水肿和脑出血。镜下可见软脑膜单核细胞浸润；小的出血及血管套袖形成；白细胞和小胶质细胞聚集。少突胶质细胞破坏后出现脱髓鞘改变；室管膜细胞受累出现脑积水。神经元坏死表现为尼氏小体溶解和嗜神经细胞现象，坏死组织多广泛，特别是东方马脑炎、日本乙型脑炎和远东蜱传播脑炎。一些特殊的组织学改变包括，HSV 内的 Cowdry A 包涵体；狂犬病的 Negri 小体；虫媒病毒脑炎很少引起神经系统以外的组织学改变；而圣路易斯脑炎除了肾脏外其他多数部位受累。脑内病变的部位很难区别不同种类的病毒，但东方马病毒脑炎的病变集中在灰质，西方马病毒脑炎在基底核，圣路易斯脑炎在黑质、丘脑、脑干、小脑、皮质、球和前角细胞。婴幼儿的疱疹病毒脑炎通常病变范围广泛，在许多器官的坏死区域发现典型的包涵体；儿童和成人的病灶则相对集中，很容易在坏死区域的边缘发现出血和 Cowdry A 包涵体，颞叶皮层和脑桥可见小分子孢子，而病变是广泛的。狂犬病毒脑炎在颞叶皮层亦可见小分子孢子，并影响到海马。西尼罗河病毒脑炎很易累及脑干，特别是脑干的髓质，同时发现颅神经的神经内膜单核细胞炎。

（三）临床表现

急性病毒脑炎的一部分临床表现具有共性特征（表7－6），另一部分临床表现则有一定的特殊性，其取决病毒孢子对中枢神经系统不同细胞的作用（表7－7）。

表7－6　急性病毒性脑炎的共同临床特征

急性起病
软脑膜受累，表现为头痛，发热，颈项强直
脑实质受累，表现为癫痫，意识障碍，行为和言语障碍，局限性神经功能缺损，异常运动
下丘脑或垂体轴受累，高热或体温变化（Poikilothermia）

表7－7　几种常见的急性病毒脑炎临床特征

水痘－带状疱疹 病毒脑炎	冬春季节好发，高度直接接触传播；非典型表现：小脑性共济失调；成人预后不良
流感病毒脑炎	冬春季节好发，高度直接接触传播；非典型表现：不伴意识和运动障碍额叶、边缘叶综合征
肠道病毒脑炎	夏秋季多发，粪－口途径传播，预后好；肠道病毒71感染：疱疹性咽峡炎，肠道病毒性手、足、口病、心肌炎和神经源肺水肿，神经系统表现为肌阵挛、震颤、共济失调、颅神经损害、弛缓性瘫痪和昏迷，免疫功能低下时易患慢性脑膜脑炎，病死率高
狂犬病	狗或野生动物传播，潜伏期数天至数年，但不一定被感染动物咬伤的人都发病，一旦症状开始，治疗无效，可于一至数周内死亡（100%）；前驱症状：发热，头痛，癫痫，行为异常；主要表现：恐水，恐惧，昏迷
淋巴细胞脉络丛 脑膜炎病毒脑炎	啮齿动物传播，冬季流行于欧洲、美洲、澳洲和日本；发热，肌痛，睾丸炎，白细胞减少症和血小板减少症，无菌性脑膜炎；死亡率低，后遗症少

流行性腮腺炎病毒脑炎	空气传播，冬春季节好发；腮腺炎后 5~10 天发病，可伴胰腺炎，睾丸炎或脑膜炎；非典型表现：脑积水（室管膜受累）；预后好，病死率低
麻疹病毒感染后脑炎	空气传播，冬春季节好发；急性期出现特殊的皮疹；111 000 人出现感染后自身免疫综合征（SSPE 或脊髓炎）；后遗症多，病死率 10%
日本乙型脑炎	蚊虫传播，夏季好发（5 万人/每年）；亚洲儿童、青少年人和老年人患病率高，病死率 1.5 万人/每年；锥体外系症状，癫痫，迟缓型瘫痪；50% 遗留神经精神症状和帕金森综合征，死亡率 33%
西尼罗河病毒性脑炎	蚊虫传播，夏季流行于非洲、亚洲、欧洲和美国；潜伏期类流感样症状，15% 运动系统或/和脑干受累；非流行区域的神经感染症状严重，表现为轴突性神经病，脱髓鞘性多神经病，脑炎伴有肌无力或无菌性脑膜炎

（四）辅助检查

1. 实验室检查 一般的实验室检查项目对病毒性脑炎的诊断帮助不大。全血细胞计数淋巴细胞增多提示病毒性感染。脑脊液白细胞（淋巴细胞）中度增高（$1\,000 \times 10^6$）；蛋白轻度增高（$60 \sim 80$mg/dl），糖和氯化物正常。脑脊液病毒酶联免疫吸附试验（Enzyme - linked immunosorbent assays，ELISA）IgM 和 IgG 阳性具有诊断意义，病毒 IgM 抗体的检出对早期诊断有所帮助，日本乙型脑炎的脑脊液病毒 IgM 阳性，敏感性和特殊性高达 95%，而 IgG 抗体效价增加仅可作为回顾性诊断依据，脑脊液聚合酶链反应（Polymerase chain reaction，PCR）高度敏感，但可靠性不确定。脑脊液病毒培养对早期诊断和治疗无帮助。

2. 影像学检查 影像学检查不能确定病毒性脑炎的诊断，亦无助于鉴别不同的病毒性脑炎。但有的病毒性脑炎具有一定影像学特征。脑 CT 扫描可迅速发现脑出血、脑积水、脑疝等并发症，从而指导外科干预。脑 MRI 比脑 CT 敏感，日本乙型脑炎的灰质病变明显。斜方体脑炎（肠道病毒 71）的脑干可见异常信号。

3. EEG 检查 流感病毒脑炎可出现额部慢波，偶尔可见锐波。日本脑炎可见 3 种脑电改变形式：广泛连续的 δ 活动，广泛 δ 活动伴锐波，α 昏迷。

（五）诊断与鉴别诊断

流行性病毒脑炎在流行期诊断大多不难，但在非流行期或非流行性病毒脑炎与某些发热性疾病不易鉴别。诊断要点见表 7-8，鉴别诊断见表 7-9。

表 7-8 诊断依据

急性或亚急性起病

发热等感染征象

脑实质损害表现，可伴有脑膜刺激征

脑脊液病毒感染特征，白细胞数（淋巴细胞）轻度或中度增高

相关的脑外器官系统表现

EEG 广泛或局限性异常改变

CT 或 MRI 显示较为广泛的病变

脑脊液病毒 PCR 检测阳性，病毒抗体检测阳性，或分离出病毒

脑组织活检发现病毒颗粒

表 7-9 鉴别诊断

脑膜炎	脑病（药物中毒或食物中毒）
无菌性脑膜炎	癫痫持续状态
结核性脑膜脑炎	高热惊厥
真菌性脑膜脑炎	脑内出血
静脉系统血栓形成	精神病

诊断步骤：临床疑诊病毒性脑炎→影像学检查排除脑内占位病变→脑脊液常规检查呈典型的病毒感染特征→病毒PCR抗原检测或病毒抗体定量测定→脑脊液病毒培养或脑组织活检。

（六）治疗

1. 抗病毒　如下所述。

（1）阿昔洛韦（Acyclovir，ACV）：主要用于疱疹病毒感染，不再赘述。

（2）利巴韦林（Ribavirin）：又称三唑核苷（Virazole），是一种人工合成的鸟嘌呤核苷类似物，通过抑制DNA和RNA的合成阻断病毒复制。主要用于沙粒病毒属感染。成人初次静脉用量2g（30mg/kg），以后逐渐减量，每次1g（15mg/kg），每6小时一次，连续4日；每次500mg（7.5mg/kg），每6小时或每8小时一次，连续4日。预防用药，口服600mg，每日4次，连续10日。

（3）膦甲酸（Foscarnet）/膦甲酸钠（Foscavir）：为无机焦磷酸盐，抑制体外病毒复制。发挥抗病毒的作用在于选择性抑制病毒DNA聚合酶的焦磷酸结合位点，从而抑制DNA合成，但不影响细胞的DNA多聚酶。抗病毒种类相对较广，如疱疹病毒，EB病毒，HIV病毒等。成人剂量60mg/kg，静脉用药，每8小时一次；或100mg/kg，每12小时一次；连续14～21日。对阿昔洛韦耐药的单孢病毒感染可用本药，40mg/kg，每8～12小时一次，连续14～21日；维持剂量为90～120mg/kg，每日1次。

2. 其他治疗　目前已经用于临床的抗病毒药物有限，除了部分病毒性脑炎有针对性的药物外，其他病毒脑炎尚无肯定、有效的药物，如虫媒病毒。干扰素对病毒性脑炎的作用正在评价。由此，治疗病毒性脑炎过程中须充分认识抗病毒药物的局限性，以及其他综合治疗的重要性，如抗癫痫，降低颅内压，控制精神症状，降温和防治并发症（下呼吸道和泌尿道感染最为常见），营养支持和维持水、电解质平衡等，甚至神经外科干预。

（七）预后

预后取决于病毒的作用，宿主的抵抗力，以及有关治疗的诸多问题。死亡率从2%～50%。5～40岁的存活者约30%～40%留有后遗症，如锥体外系征（肌张力障碍）、无力、癫痫等。

（刘桂香）

第三节　结核性脑膜炎

结核病（Tuberculosis，TB）在古老的埃及、中国和印度均有文字记载。至今，TB的全球性流行病学资料仍不够完整。非洲和亚洲的部分地区TB发病率为每年200/10万，其中15岁以下儿童占15%～20%。儿童TB的病死率较高，约占10%～20%，未经治疗或未经系统治疗是致死的主要原因。美国20世纪50年代以后TB发病率稳步下降，80年代又有所上升，主要原因是HIV流行。中国人口众多，TB患者占世界TB总数的1/4。结核性脑膜炎（Tuberculous Meningitis，TBM）是TB的局部表现，几乎所有的TBM均有脑外结核病灶。

一、病因和发病机制

1768年Robert Whytt首次报道TBM，1836年有了TBM的病理描述，1882年Robert Koch进一步证实了TBM。一个多世纪以来，对TBM的认识已基本清楚。营养不良、慢性乙醇中毒、糖尿病、癌症、HIV感染和应用糖皮质激素是TBM的危险因素。TBM的发病分为两个过程，首先是肺结核、菌血症、脑脊膜或脑实质结核结节形成；之后是结节破溃、结核分枝杆菌进入蛛网膜下隙、结核性脑膜炎或脑实质结核（粟粒性结核、结核瘤或结核性脑脓肿）病灶形成。发病过程可延伸到脊髓脊膜或脊髓，引起结核性脊膜炎或脊髓炎。结核菌从颅骨或脊椎骨的结核病灶直接向颅内或椎管内侵入是TBM的另一感染途径。

二、病理

结核性脑膜炎的病理改变主要表现为渗出、变性和增殖三种组织炎症反应。

1. 急性期　炎性渗出明显，重力作用使大量灰黄色混浊胶状渗出物沉积于脑底和脊髓的蛛网膜下隙，渗出物含有大量蛋白质、淋巴细胞和单核细胞。当渗出物中纤维蛋白原凝固析出，纤维素增多，肉芽组织增多时，便出现典型的粟粒状结核病灶。病灶的中心是干酪样坏死组织，周边由上皮细胞和朗汉斯巨细胞包绕。上述病变不仅局限在蛛网膜下隙，还可沿软脑膜扩散，侵入到脑实质、室管膜、脊髓和脊膜。因此，结核性脑膜炎的病理改变是脑膜脑炎或/和脊膜脊髓炎。结核病灶融合后，形成较大的结核瘤，分布在大脑中动脉供血区域。

2. 亚急性期和慢性期　颅神经或脊神经因穿越蛛网膜下隙而被炎性渗出物和炎性细胞侵害，引起结核性神经根炎；脑或脊髓血管（动脉或静脉）因受蛛网膜下隙炎性渗出物浸泡而发生炎性改变，导致血管闭塞或出血；脑膜、脉络丛和室管膜因炎症反应使脑脊液生成增多，蛛网膜颗粒因炎症反应而吸收下降，形成交通性脑积水；基底池和室管膜因渗出粘连使脑脊液循环不畅，形成梗阻性脑积水。

一组尸检材料证实，TBM 是全身性结核疾病的一部分，所有的 TBM 均有脑外结核病灶，93％的 TBM 合并两个部位以上的结核病灶，前 3 位受累的组织器官分别为肺脏、淋巴结和心包。脑内结核以脑膜炎性渗出、粟粒结节和干酪坏死居首，脑实质水肿、脑室扩张和血管内膜炎次之（表 7-10）。

表 7-10　129 例结核性脑膜炎病理结果

脑内结核病理改变	例数	构成比（％）	脑外结核病变部位	例数	构成比（％）
脑实质			肺脏	129	100
粟粒结节或干酪坏死	63	48.8	淋巴结	70	54.3
结核性炎细胞浸润	35	27.1	心包	70	54.3
结核瘤	25	19.4	脾脏	65	50.4
出血	5	3.9	肝脏	55	42.6
结核性脑脓肿	2	1.6	肾脏	53	41.0
脑软化	6	4.7	肾上腺	11	8.5
脑水肿	86	66.6	肠道	43	33.3
脑室扩张	76	58.9	胰腺	10	7.8
脑积水	65	50.4	膀胱	8	6.2
脑神经损害			子宫内膜、卵巢	7	5.4
展神经	56	43.3	输卵管	7	5.4
面神经	30	23.3	胸腺	2	1.5
视神经	27	20.9	睾丸	2	1.5
动眼神经	25	19.4	心肌	2	1.5
脑膜			皮肤	2	1.5
炎性渗出	129	100			
粟粒结节或干酪坏死	86	66.7			
结核瘤	1	0.8			
出血	1	0.8			
血管					
血管内膜炎	70	54.3			
血管栓塞	12	9.3			
脊髓脑脊膜神经或/和脊髓损害	16	12.4			

三、临床表现

任何年龄均可发病，青少年最多。起病多为急性或亚急性，病程持续时间较长。主要临床表现如下：

1. 发热、头疼、呕吐和脑膜刺激征　一组最常见的临床征象，但与其他性质的脑膜炎相似，不易甄别。

2. 颅内压增高　早期颅内压增高通常是轻度或中度的。晚期梗阻性脑积水引起的颅内压增高明显，有时需紧急手术治疗。颅内压增高的经典征象是头痛、呕吐、视神经盘水肿，严重时出现去脑强直发作或 Cushing 氏反应（心率和呼吸减慢，血压增高）。腰穿检查可客观地反映颅内压，但有两种情况应引起注意：一是颅内压明显增高时，因脑脊液流出过快而有发生脑疝的危险；二是脊蛛网膜粘连可使脑脊液流通不畅，腰穿压力不能完全反映颅内压。

3. 脑实质损害　精神症状表现为萎靡、淡漠、谵妄和妄想。癫痫或癫痫持续状态通常与脑水肿，脑表面结核病灶形成，结核性动脉炎后脑组织缺血或高热有关。意识障碍是全脑弥漫损害、颅内压增高和脑干网状结构受累的结果，其程度与病变的严重性一致。肢体瘫痪分为急、慢性两种类型，卒中样瘫痪与结核性动脉炎有关，慢性瘫痪由结核瘤、结核性脑脊髓蛛网膜炎引起，临床表现类似肿瘤。

4. 脑神经损害　颅底炎性渗出物的刺激、侵蚀、粘连和压迫，均可造成脑神经损害，动眼神经、展神经、面神经和视神经受累的概率最高。

5. 少见征象　异常运动（震颤、舞蹈徐动症、偏侧投掷症），肌阵挛，小脑功能障碍，非典型发热性癫痫和抗利尿激素异常分泌综合征（The syndrome of inappropriate secretion of antidiuretic hormone, SIADH）等是 TBM 的少见临床征象。

6. 其他中枢神经系统 TB　如下所述。

（1）浆液性 TBM：原发性的、自限性的、由邻近结核病灶引起的、未发展成为具有明显症状的一种 TBM 脑膜反应。部分患者出现轻度头痛，嗜睡和脑膜刺激征。脑脊液淋巴细胞轻度增高。临床医师容易忽视。

（2）TB 性脑病：意识水平下降，脑弥散性水肿和白质脱髓鞘，糖皮质激素有效，可能与免疫介导有关。

（3）结核瘤：缺乏特征性表现，首发症状以癫痫和头痛多见，有的出现局灶性体征，与颅内肿瘤相似，脑脊液呈浆液性脑膜炎改变。脑 CT 或 MRI 具有一定的特征性，判断困难时须脑组织活检确立诊断。

（4）TB 性脊髓脊膜炎：急性上升性脊髓麻痹、亚急性脊髓神经根炎，慢性脊髓压迫症或脊髓蛛网膜炎。

7. 老年人 TBM 临床表现特点　头痛伴呕吐的少，颅内压增高的发生率更低。相反，在动脉硬化基础上发生结核性动脉炎而引起的脑梗塞多，脑脊液改变不典型的多，粟粒性肺结核并发症和非结核性疾病并发症的多。

8. TBM 分级　1948 年英国医学研究理事会将 TBM 按严重程度分为以下 3 级。

Ⅰ级：早期非特异性症状体征，无意识障碍。

Ⅱ级：意识障碍伴轻度局限神经功能缺损，无昏迷和谵妄；假性脑膜炎或脑膜炎伴局限性神经功能缺损、单个脑神经麻痹或不自主运动。

Ⅲ级：木僵或昏迷，严重神经功能缺损，癫痫，体态异常或/和不自主运动。

四、实验室检查

（一）脑脊液常规检查

脑脊液压力增高，外观无色透明或浑浊呈毛玻璃状，放置数小时后可见白色纤维薄膜形成，直接涂片染色，可找到结核杆菌。白细胞数增高，在（11～500）×10⁶/L，少数 >1 000×10⁶/L；分类以淋巴细胞为主，当脑脊液结核菌量大，杀菌后脑膜对结核菌裂解产物反应强烈时，多核粒细胞亦可占优势，此时应与细菌性脑膜炎鉴别；脑脊液糖含量降低（同时测血糖对照），并随病情变化而波动；脑脊液蛋白含量增高，多数在 3g/L 以下。抗结核药物治疗后，脑脊液细胞数的下降和糖含量的恢复较快；蛋白含量受脑脊液循环通畅与否的影响，或下降很慢，或持续不变，或有所增高。

（二）脑脊液微生物学检查

脑脊液涂片抗酸染色法自 1882 年起沿用至今，其方法简便、经济、可靠，但敏感性差，结核菌检出率不到 1/5。反复多次送检和增加涂片次数可提高检出率。1953 年 Stewart 用脑脊液 10～20mL，高速离心 30min，沉渣后涂片，镜下检查 30～90min，结核菌检出率高达 91%。脑脊液结核菌培养在诊断上起决定性作用，药敏试验还可帮助临床医师正确选择抗菌药。但结核菌培养对营养要求高，生长缓慢（耗时长），易受抗结核治疗影响，阳性率仅 50%～80%。

（三）脑脊液免疫学检查

补体结合试验、白陶土凝集试验、双向弥散试验、免疫荧光试验、酶联免疫吸附试验等，通过检测脑脊液中特异性 IgG 或 IgM 抗体提供诊断依据。这些方法增加了敏感性和特异性，但阳性率是随病程延长而增加的，对早期诊断帮助不大。此外，假阳性问题始终难以解决，主要原因是结核菌抗原成分复杂，分枝杆菌种类繁多，彼此间存在抗原成分交叉的问题。

（四）脑脊液分子生物学检查

是 TBM 实验室检查的重大进步，核酸指纹技术、核酸探针技术、核酸测序技术和核酸扩增杂交技术不但将检测时间缩短，而且将阳性率提高到 70%～100%，敏感率 >98%。影响阳性率的因素与标本含菌量和操作技术有关；反之，假阳性因素与检测物中极微量结核菌 DNA 污染有关，因此，实验室质量控制要求非常严格。

五、影像学检查

（一）头颅 X 线片

颅内数毫米到数厘米松散的球型钙化，提示中枢神经系统结核之可能，但不特异，对诊断帮助有限。胸部 X 线片可提供脑外肺结核或胸膜结核的诊断证据。

（二）头颅 CT

增强扫描提高了 TBM 的诊断价值，有以下表现：①结核纤维素渗出、粘连、增厚、肉芽组织增生和干酪样坏死，使脑基底池、大脑半球和小脑半球表面呈线状或粗毛刺状强化；基底池可完全闭塞，甚至钙化。②粟粒性结核病变表现为脑实质广泛的、散在的、高密度的粟粒状结节。③结核瘤病理发展过程为结核结节→结核瘤→结核性脑脓肿，CT 显示结节状、盘状、环状或薄包膜状强化（不易与细菌性脓肿区别）病灶，其中可见高密度钙化点；病灶约 0.5～2.0cm，可为不规则团块状或串珠状融合；病灶周围手指状或漏斗状不规则低密度水肿影；病灶单发或多发，位于大脑半球或小脑浅表部，由于该区域血流缓慢，菌栓易于停留所致。④结核性血管炎引起的脑梗塞，常在大脑中动脉穿枝供血区域。⑤梗阻性或交通性脑积水，其程度与病程长短成正比，与年龄大小成反比。⑥脊髓蛛网膜下隙闭塞或囊肿形成，脊髓受压；脊髓血管受累，脊髓软化坏死，脊髓空洞形成。

（三）头颅 MRI

比 CT 敏感，有以下表现：①炎性渗出物在基底池表现为 T_1WI 低信号和 T_2WI 高信号，强化后比 CT 更明显。②大脑半球凸面脑膜可见增厚及强化。③结核瘤中心因组织坏死而呈 T_1WI 低信号和 T_2WI 高信号，强化后形态与 CT 相似，但一些波散性的小（点状）病灶比 CT 更敏感。④脑梗塞或出血性梗塞位于基底节区、丘脑、中脑和脑室周围深部的脑白质，梗塞表现为 T_1WI 低信号和 T_2WI 高信号，出血随时间的推移而呈现不同的信号改变。

六、诊断与鉴别诊断

正确诊断取决于对结核性脑膜炎病理生理发展过程和特点的充分认识，对临床表现、实验室检查和影像学检查的正确评价，以及对中枢神经系统以外结核病灶的取证（表 7-11，表 7-12）。由于亚临床 TB 感染的广泛存在，结核菌素试验对成年人诊断意义不大。不系统或不合理的治疗使临床表现或脑脊液改变不典型，增加了诊断的难度。

表 7 - 11 TBM 诊断要点

结核接触史

免疫功能抑制的疾病或药物治疗

非特异性前驱症状（乏力、不适、肌痛等）2 周

脑膜炎征象（发热、头痛、呕吐、脑膜刺激征）2~3 周

脑神经和脑实质损害表现

脑脊液压力增高；炎性细胞以淋巴细胞为主，伴随糖降低和蛋白增高；细菌学检查阳性

影像学显示脑膜与脑实质炎性损害征象

表 7 - 12 鉴别诊断疾病

中枢神经系统感染

  病毒感染

    疱疹病毒、腮腺炎病毒、肠道病毒

  细菌感染

  真菌感染

  螺旋体感染

    Lyme 病、梅毒、钩端螺旋体病

  布鲁杆菌病

  寄生虫病

    囊虫病、阿米巴病、弓形体病、锥形虫病

  化学性脑膜炎

癌性疾病

  脑膜癌病

  中枢神经系统淋巴瘤

脑血管疾病

  脑栓塞、脑出血、静脉窦血栓形成

血管炎

  中枢神经系统脉管炎、多发性巨细胞动脉炎、结节性多

动脉炎

  急性出血性脑白质病

  韦格纳肉芽肿

  系统性红斑狼疮

1. **病毒性脑膜炎** 轻型或早期结核性脑膜炎的脑脊液常规改变与病毒性脑膜炎极其相似，为了不延误治疗，可抗结核和抗病毒治疗同时进行，在悉心观察中寻找诊断证据。病毒感染有自限性特征，4 周左右病情明显好转或痊愈，而结核性脑膜炎病程迁延，短期治疗不易改善。

2. **化脓性脑膜炎** 急性重症结核性脑膜炎无论临床表现或实验室检查均须与化脓性脑膜炎鉴别，特别当脑脊液细胞总数 >1 000 × 10^6/L，分类多型核粒细胞占优势时。化脓性脑膜炎对治疗反应良好，病情在较短时间内迅速好转。而结核性脑膜炎的治疗需要时间。

3. **隐球菌性脑膜炎** 结核性脑膜炎与隐球菌性脑膜炎的鉴别诊断最为困难，两种脑膜炎均为慢性临床过程，脑脊液的改变亦极为相似，重要的是坚持不懈地寻找细菌学证据（结核菌和隐球菌），以此做出正确诊断。

七、治疗

（一）抗结核化学药物治疗（化疗）

遵循早期给药、合理选药、联合用药、全程规律用药原则，参考国家防痨规划的结核病化疗方案（表 7 - 13），选用抗结核一线药物（表 7 - 14）对 TBM 进行治疗。目的在于迅速杀灭细菌，提高疗效；

延缓耐药菌株产生；减少用药剂量，缩短疗程，减轻药物毒副作用。异烟肼、利福平、吡嗪酰胺（或乙胺丁醇）和链霉素是最有效的一线联合用药方案。儿童因视神经毒性作用而不选择乙胺丁醇，孕妇因胎儿位听神经的影响而不选用链霉素。化疗时间采用短程（6～8个月）或"标准"疗程（12～18个月），有些研究者强调长于24个月。

表 7 – 13　国家防痨规划的结核病化疗方案

6个月	
2RHZ/4RH	利福平、异烟肼、吡嗪酰胺（2个月）/利福平、异烟肼（4个月）
2ERHZ/4RH 或 4R2 H2	乙胺丁醇、利福平、异烟肼、吡嗪酰胺（2个月）/利福平、异烟肼（每日1次或每周2次，4个月）
2SRHZ/4RH 或 4R2 H2	链霉素、利福平、异烟肼、吡嗪酰胺（2个月）/利福平、异烟肼（每日1次或每周2次，4个月）
8个月	
2SRHZ/6TH 或 6EH	链霉素、利福平、异烟肼、吡嗪酰胺（2个月）/丙硫异烟胺、异烟肼或乙胺丁醇、异烟肼（6个月）
2SRHZ/6S2 H2Z2	链霉素、利福平、异烟肼、吡嗪酰胺（2个月）/链霉素、异烟肼、吡嗪酰胺（每周2次，6个月）

表 7 – 14　结核性脑膜炎治疗的一线药物

药物	每日用量（mg/kg）	成人每日常用量（mg）	每日分次	用途径	用药持续时间（月）
异烟肼	10～20	600	1	静脉	12～24
利福平	10～20	600	1	口服	6～12
吡嗪酰胺	20～30	1 500	3	口服	2～3
乙胺丁醇	15～20	750	1	口服	2～3
链霉素	20～30	750	1	肌内注射	3～6

1. TBM 一线药物治疗　如下所述。

（1）异烟肼（Isoniazid，INH）：抗菌机理与抑制结核菌中分枝菌酸（Mycolic acid）的生物合成有关。INH 大部分以原形或代谢产物从肾脏排出，小部分经肝脏代谢。主要毒性反应是肝损害、周围神经炎、精神异常和癫痫。当单项血清转氨酶（ALT）升高，而无肝损害症状时，可继续用药；一旦出现明显肝损害表现，如黄疸等，应减量或停药。为了防止或治疗本药所致的神经功能障碍，须同时口服维生素 B_6，每日 100mg。考虑到维生素 B_6 与 INH 相互竞争对疗效的影响，可将用药时间分开。

（2）利福平（Rifampicin，RFP）：特异性抑制细菌 DNA 依赖性 RNA 多聚酶活性，阻止 mRNA 合成。主要在肝内代谢，自胆汁排泄。RFP 与 INH 联合使用可增加肝损害，必要时减量或停药。

（3）乙胺丁醇（Ethambutol，EMB）：与结核菌内二价离子络合，干扰 RNA 合成。主要经肾脏排泄，肾功不全时易蓄积中毒，应适当减量。本药最重要的毒副反应是视神经炎，用药期间应定期检查视觉灵敏度和红绿色辨别力，一旦发生视神经炎即刻停药，并给予维生素 B_6、烟酰胺和血管扩张药治疗。

（4）吡嗪酰胺（Pyrazinamide，PZA）：干扰细菌内的脱氢酶，使细菌对氧的利用障碍。毒副作用主要是药疹、胃肠功能紊乱和肝脏损害，因影响尿酸排泄而致高尿酸关节损害。PZA 用量减至 20～30mg/（kg·d）时，肝损害发生率明显下降，糖皮质激素可减轻肝损害。

（5）链霉素（Streptomycin，SM）：脑膜炎症时才易通过 BBB，发挥抗菌作用。不良反应是肾小管损害和位听神经损害。

2. TBM 耐药菌株治疗　如下所述。

（1）丙硫异烟胺（Proionamide，TH）：作用机制不明，渗透力强，能自由透过血脑屏障，各种组织和 CSF 中浓度与血浓度相似。治疗剂量能抑制结核菌生长繁殖，大剂量有杀菌作用。毒副作用以胃肠反应多见，如口感金属味，恶心，食欲不振、呕吐、腹泻等；此外尚有肝功能障碍、黄疸。用法：0.6～1.0g/d 或 0.75～1.0g/每周 2 次。

（2）卷曲霉素（Capreomycin）：通过抑制细菌蛋白质合成发挥杀菌作用，可部分通过血脑屏障。只对细胞外生长繁殖快、碱性环境中的结核菌具有杀菌作用。毒副作用主要为位听神经损害、肾功能损害

— 119 —

和过敏反应。用法：0.75g～1.0g/d，分2次肌内注射，连续2～4个月；以后1.0g/d，分2～3次肌内注射，连续18～24个月，最大剂量不超过15～20mg/（kg·d）。

（3）环丝氨酸（Cycloserine）：抗结核作用远比INH、链霉素弱，但细菌不易产生耐药性。主要用于耐药结核杆菌的感染，多与其他抗结核药合用。毒副作用大，主要为神经系统毒性反应，也可有胃肠道反应及发热等。用法：0.5g/d，分2次口服，连续2周；以后逐渐增致1.0g，分2次后服。

（4）糖皮质激素：可减轻炎症和水肿，抑制肉芽组织和纤维细胞增生，减轻蛛网膜下隙粘连，改善脑脊液循环。糖皮质激素通常用于重症TBM，并在充分抗结核药物治疗的基础上给药。地塞米松初始剂量为每日20～40mg，维持时间不宜过长，每3～7d减量一次，以减少不良反应，整个用药疗程约1～1.5个月。

3. TBM鞘内药物治疗　TBM的鞘内药物治疗有争论，一是有创；二是增加了其他细菌感染的机会。但有文献报告，重症TBM患者，在全身药物治疗的基础上辅以鞘内药物注射，可提高治疗的成功率。通常选择异烟肼（0.1g）、地塞米松（5～10mg）、α-糜蛋白酶（4 000U）和透明质酸酶（1 500U），每隔2～3d鞘内注射1次，症状消失后每周2次，体征消失后1～2周1次，直至脑脊液检查正常。鞘内注射前先放出1mL脑脊液，注射时反复抽吸脑脊液与药物混合，注入速度须缓慢（5min），脑脊液压力增高时慎用此法。

（二）其他治疗

急性重症TBM需要更多的辅助治疗，如降颅压、营养支持、肝肾功能保护以及外科手术治疗。

1. 降颅压　颅内压增高是结核性脑膜炎常见的并发症，特别是重症患者颅内压增高贯穿整个病程，甚至成为致死和致残的主要原因。目前，降颅压的主要方法仍然以药物为主，如甘露醇、甘油果糖、呋塞米等，其选择和应用的原则是因人而异，即个体化。因脑积水或颅内结核病灶致使的颅内压增高需脑外科手术治疗解决。

2. 营养支持　急性或慢性TBM，特别是同时存在全身性结核感染时需要很好的营养支持。当结核中毒症状严重或颅内压增高影响进食时，可考虑全肠外营养或部分肠外营养。

3. 肝肾功能保护　长期抗结核药物治疗将会损害肝肾功能，从而影响治疗继续进行，尤其是原已存在肝肾功能障碍者更是难以将治疗进行到底。因此，早期就应监测肝肾功能，并采取保护措施，同时避免使用其他肝肾功能损害药物。

4. 颅脑外科手术　主要针对TBM的颅内并发症，如脑积水的脑室穿刺引流术、分流术，脑或脊髓结核瘤的摘除术等。

八、预后

早期诊断、早期治疗、合理用药使存活率明显增高。预后良好的标准是临床症状体征消失，脑脊液细胞数和糖含量恢复正常。通常病死率与宿主的免疫力、细菌的毒力、确诊延迟、治疗不及时或不合理、脑脊液蛋白含量明显增高（>3g/L）等因素有关。老年人临床表现不典型，全身一般情况差，并发症或并发症多，病死率高；直接死亡原因与多器官功能衰竭或脑疝有关；幸存者可遗留神经功能缺损，智力发育迟缓，精神错乱，癫痫发作，视觉和眼动障碍等。预测预后指标包括临床分级，实验室检测（脑脊液改变和颅内压力）和影像学征象（渗出程度、脑积水、脑梗塞、结核瘤等）。

（刘桂香）

第八章

中枢神经系统脱髓鞘疾病

脱髓鞘疾病，传统上说，仅指中枢神经系统的脱髓鞘性疾病，不包括周围神经的髓鞘脱失性疾病。本书的编写仍按传统概念描述多发性硬化、视神经脊髓炎、急性播散性脑脊髓炎以及某些代谢障碍或不明原因所致之中枢神经以髓鞘脱失为主要表现的疾病。

一、髓鞘的结构与功能

（一）结构

髓鞘是由德国病理学家 Rudolf Virchow 于 1854 年首先描述。它是由成髓鞘的神经胶质细胞围绕神经元的轴突构成，使神经纤维具有电绝缘性。组织形态学研究发现，周围神经系统的髓鞘是由单个施万细胞的突起节段性包绕在轴突周围，形成规则的螺旋状排列的高度特化的多层膜结构。一个施万细胞只形成一个髓鞘节段，髓鞘外有完整的基膜，两个髓鞘节段之间的结构称为"郎飞结"。中枢神经系统（CNS）的髓鞘则是由少突胶质细胞包绕轴索所形成。现已清楚，一个少突胶质细胞包被数根不同节段的神经轴索，包被轴索数的多寡与少突胶质细胞类型有关。Ⅰ型和Ⅱ型少突胶质细胞，每个细胞可以包被 30 根轴索，Ⅲ型包被 5 根，Ⅳ型细胞包被 1 根轴索，平均每个少突胶质细胞包被 10 多根轴索。在周围神经中，髓鞘的面积与轴索的直径成正比，而中枢神经中，髓鞘面积与轴索直径成反比。Ⅰ型和Ⅱ型少突胶质细胞包绕数目众多的小面积的轴索，髓鞘薄，平均面积 $500\mu m^2$；Ⅲ型和Ⅳ型少突胶质细胞则包绕数目较少，直径粗的轴索，髓鞘也较厚，达 3 万 μm^2。周围神经施万细胞包被的面积可达 15 万 μm^2。

（二）成分和功能

髓鞘的主要成分由类脂质（lipids）和蛋白质所组成，前者约占 70%~90%，蛋白质占髓鞘干重的 10%~30%。

1. 类脂质　是髓鞘的主要成分。在中枢神经与周围神经中起轴索的保护和神经兴奋传导的绝缘作用。在中枢神经髓鞘的类脂质中有胆固醇、磷脂和糖脂，它们之间的比例为 4：3：2 或 4：4：2。除胆固醇外，髓鞘磷脂最多，其中糖基鞘磷脂（glycosphingolipids），特别是半乳糖脑苷脂（galactocerebroside，GALC）和它的磷基衍生物硫苷脂（sulphatide）等是用于免疫组化的髓鞘的重要标志。除此之外，还有许多半乳糖磷脂，如脑苷脂的脂肪酯酶、神经节苷脂等。神经节苷脂，特别是 GM_4 主要存在于中枢髓鞘，不存在或极少存在于周围神经髓鞘。

2. 蛋白质（proteins）　髓鞘的蛋白质称髓鞘蛋白，其中 80% 为髓鞘碱性蛋白（myelin basic protein，MBP）和蛋白脂质蛋白（proteolipid protein，PLP）及其异构体 DM20 所组成。还有量少但很有意义的髓鞘蛋白，如占 4% 的 2′，3′-环核苷-3′-磷酸酯酶（CNP），小于 1% 的髓鞘相关糖蛋白（myelin associated glycoprotein，MAG），小于 0.1% 的髓鞘少突胶质细胞糖蛋白（myelin oligodendrocyte glycoprotein，MOG）。此外，还有一些非常特殊的蛋白质，如髓鞘少突胶质细胞特异蛋白（myelin oligodendrocyte special protein，MOSP）、髓鞘相关少突胶质细胞碱性蛋白（myelin basic associated oligodendrocyte protein，MOBP）、少突髓鞘糖蛋白（OMgp）Nogo，P_2，转铁蛋白、碳酸酐酶和跨膜蛋白、裂隙结合

（connectxin）蛋白（CX32，CX47）等。

（1）髓鞘碱性蛋白：约占髓鞘蛋白的30%，主要功能是在细胞质内融合髓鞘层。髓鞘碱性蛋白是一组由位于染色体18q22 - q的基因变异拼接而表达产生的包含7个成员的蛋白家族。MBP广泛存在于中枢和周围神经系统的髓鞘机构中，甚至在原始的脊椎动物也有MBP成分。MBP主要成分是包含169个氨基酸的多肽，是髓鞘成分的主要蛋白。在周围神经系统，MBP被称为P_1蛋白。测序研究发现了很多MBP的肽段，对其抗原性以及同实验性变态反应性脑脊髓炎（EAE）和多发性硬化（MS）的关系做过分别的研究。用这些肽段注射至实验动物，同样可以诱导出EAE模型。研究显示MBP肽段82 - 100，84 - 130，85 - 99与MS患者表达的主要组织相容性抗原（MHC）具有相对的亲和性，因此作为MS候选的自身抗原。

（2）蛋白脂质蛋白：是一种疏水的整合性膜蛋白，约占成人CNS髓鞘蛋白成分的50%。PLP基因能编码276个氨基酸组成的多肽，带有5个强疏水性的跨膜区域，它与脂质双分子层嵌合，形成致密的髓鞘板层。PLP的分子量大约是30 000，其基因的蛋白编码区在人、大鼠以及小鼠物种中呈现高度的保守性。染色体Xq22上PLP基因的突变可以引起X连锁隐性遗传的白质脑病也称作佩 - 梅（Pelizaeus - Merzbacher）病，该病是PLP合成缺陷所致的一种变性疾病，临床表现为协调能力、运动功能以及智能的缺陷。PLP在MS免疫发病中的直接作用尚不明确。但是，随着研究发现不同的PLP致脑炎性的多肽可以诱发EAE，其在MS发病中的作用也开始受到关注。在SJL/J鼠的EAE模型中，发现针对PLP139 - 151显著的T细胞反应，而随着疾病的复发表位扩散至PLP178 - 191。当PLP肽段注射入SJL/J小鼠或Lewis大鼠后，免疫系统中Th1细胞介导的免疫反应占上风，导致T细胞进入脊髓而产生不同程度的麻痹表现。PLP肽段PLP104 - 117，PLP142 - 153和PLP190 - 209认为是动物的致脑炎肽段，而人类MS发病研究中发现它们可以作为抗原表位与HLA - DR2结合。

（3）髓鞘少突胶质细胞糖蛋白：MOG的基因位于染色体6p21.3 - p22。MOG是一种跨膜糖蛋白，仅存在于CNS髓鞘膜和少突胶质细胞的最外层，是免疫球蛋白超家族的成员，是制作实验性脑特异性脱髓鞘病的主要抗原。MOG含量较少，约占髓鞘蛋白总量的0.01% ~ 0.05%。与其他髓鞘蛋白比较MOG在发育过程中延迟表达24 ~ 48h，因此可作为成熟少突胶质细胞的标记。成熟的人MOG由218个氨基酸组成，其胞外段含有122个氨基酸，形成免疫球蛋白样结构域，包含35 - 55，67 - 87，104 - 117肽段等多个抗原表位，可以与T细胞或B细胞结合。随着研究的深入，MOG在CNS脱髓鞘病中的作用越来越受到关注。该蛋白质仅存在于中枢神经系统髓鞘外膜的表面。不存在于周围神经的髓鞘中。因此，该蛋白的免疫反应可直接证明中枢神经的髓鞘反应。

MOG含量虽然很少，但它具有高度免疫原性。在EAE的研究中表现。MOG是唯一既能引起脱髓鞘抗体反应，又能引起T细胞反应的中枢神经系统髓鞘蛋白成分。血清和脑脊液抗MOG抗体的检测发现，很多CNS炎症性疾病存在抗MOG抗体的表达，但是持续时间短暂，而MS患者中抗MOG IgG持续存在。临床孤立综合征（clinical isolated syndrom，CIS）患者中抗MOG IgM抗体即升高。缓解复发性多发性硬化（remission relapse multiple sclerosis，RRMS）患者复发时抗MOG IgM抗体滴度增高，另外继发进展性多发性硬化（secondary progressive multiple sclerosis，SPMS）患者中也可检测到高滴度的抗自身MOG抗体。由此推测，抗MOG抗体可能与MS疾病的活动相关，可以作为预测MS复发和MS进展的生物学标记。没有直接证据显示抗MOG抗体是导致脱髓鞘事件的发生原因，抗体的出现或升高也可能是引起脱髓鞘免疫损伤的旁路效应。

（4）髓鞘相关糖蛋白：髓鞘中的含量以中枢稍多，<1%，周围神经中含量约为0.1%。MAG有2个同构体称L - MAG和L - MAG形成的成年人的髓鞘。MAG是一组免疫球蛋白超家族基因调节蛋白，它与神经细胞黏附分子有很好的同源性。MAG位于髓鞘的外表，在细胞质外面的MAG部分有许多磷酸化点，它与许多跨膜传导途径有关，因此是髓鞘膜中起重要的信号传导作用。此外，MAG亦抑制轴索生长，结合Nogo和OMgp受体，从而与中枢神经系统的再生有关。在临床和实验研究中，MAG亦可作为致敏抗原进行检测，但极少应用于MAG蛋白制作实验性动物模型。

（5）CNP：是一种环核酸磷酸酯酶，占髓鞘中总蛋白的4%，存在于中枢的少突胶质细胞和外周的施万细胞内，除了髓鞘的酶活性功能之外，认识尚不完整。

（6）Po：属IgCAM超家族的糖蛋白，50%以上存在于周围神经的施万细胞中，对髓鞘化的施万细胞高度特异，但亦表达于中枢的少突胶质细胞和非髓鞘化的施万细胞。Po主要功能为在髓鞘层间起黏附作用，它与PLP在中枢神经髓鞘作用相同。Po基因敲除小鼠表现为严重的髓鞘发育不良和轴索变性。Po，PMP22，CX32等基因突变是腓骨肌萎缩症（Charcot-Marie-Tooth，CMT）发病的主要基础。实验证明，应用Po制作实验性变态反应性动物模型，既产生周围神经病，同时亦产生脑部损害。

（7）P$_2$蛋白：主要存在于周围神经和脊髓，不存在于脑部髓鞘。P$_2$是一种碱性蛋白，属于脂肪酸结合蛋白家族，分布于施万细胞胞质中。该蛋白用作实验性变态反应性神经根神经炎动物模型的免疫抗原。

二、病因分类

脱髓鞘（demyelinate）指一种病理状况，有原发于髓鞘的形成不能、代谢障碍，或由轴索病变所致的继发性髓鞘脱失。因此，从神经病理学的观点看，脱髓鞘疾病有髓鞘形成障碍性疾病（dysmyelinating disorders）和脱髓鞘性疾病（demyelinating disorders）。前者常为遗传、代谢性疾病，或称原发性脱髓鞘性疾病，后者称为获得性脱髓鞘性疾病（acquired demyelinating disorders）。原发性脱髓鞘性疾病（primary demyelinating disorders）常被称为脑白质脑病；炎症所致之脱髓鞘性疾病属于获得性脱髓鞘病，即通常所谓的炎性脱髓鞘性疾病（inflammatory demyelinating disorders）。脱髓鞘性疾病的分类很多，亦有历史的认识过程。

（一）20世纪50—60年代的分类法

1. 内源性中枢髓鞘脱失　如下所述。

（1）特异性脱髓鞘性疾病

1）Krabbe和Scholg弥漫性硬化。

2）Pelizaeus-Merzbacher病。

（2）非特异性脱髓鞘性疾病——Tay-Sachs病（家族性黑蒙性痴呆）。

2. 外源性中枢神经脱髓鞘性疾病　如下所述。

（1）特异性脱髓鞘性疾病

1）炎症性：①多发性硬化；②弥漫性硬化（Schilder病）；③同心圆性硬化（Balo病）；④视神经脊髓炎（Devic病）；⑤播散性脑炎（ADEM）；⑥感染性脑炎。

2）中毒性-代谢性：①纤维性骨髓增生症；②Marchiafava-Bignami病。

（2）非特异性脱髓鞘疾病

1）脑皮质下动脉硬化症（Binswanger病）。

2）脑水肿。

3）一氧化碳中毒。

4）脑肿瘤。

（二）Raine（1984）分类法

1. 获得性和感染性脱髓鞘性疾病　如下所述。

（1）多发性硬化。

（2）多发性硬化变异型（Balo病，Schilder病）。

（3）急性播散性脑脊髓炎。

（4）急性出血性白质脑病。

（5）进行性多灶性白质脑病。

2. 遗传代谢性脱髓鞘性疾病　如下所述。

（1）异染色性脑白质营养不良（metachromatic leukodystrophy）。

（2）球状细胞脑白质营养不良（Krabbe 病）。

（3）肾上腺脑白质营养不良。

（4）Refsum 病。

（5）髓鞘生成障碍性脑白质营养不良（Alexander 病）。

（6）Pelizaeus - Merzbacher 病。

（7）脑海绵状变性（Canavan 病）。

（8）苯丙酮尿症。

3. 获得性中毒 - 代谢脱髓鞘性疾病 如下所述。

（1）6 - 氯苯酚中毒性神经病。

（2）缺氧性脑病。

4. 营养缺乏性脱髓鞘性疾病 如下所述。

（1）维生素 B_{12} 缺乏。

（2）中央脑桥髓鞘溶解症。

（3）Marchiafava - Bignami 病。

5. 外伤性脱髓鞘性疾病 如下所述。

（1）脑水肿。

（2）脑组织受压

（3）脊髓反复麻醉（Barbotage）。

（4）减压。

上述五个类型中，有一类为炎症性，一类为遗传代谢病。

（三）Valk（2005）分类法

1. 遗传性疾病 如下所述。

（1）溶酶体累积病（lysosomal storage disorders）

1）异染色性白质营养不良。

2）多硫酯酶缺乏。

3）球状细胞白质营养不良（Krabbe 病）。

4）GM_1 神经节苷脂沉积病。

5）GM_2 神经节苷脂沉积病。

6）Fabry 病。

7）岩藻糖苷酶增多症（fucosidosis）。

8）黏多糖沉积病。

9）涎酸沉积病。

10）神经性脂褐质沉积病。

（2）过氧化物酶体病（peroxisomal disorders）

1）过氧化物酶体合成缺乏。

2）双功能性蛋白缺乏。

3）Acyl - CoA 氧化酶缺乏。

4）X 性环链肾上腺白质营养不良和肾上腺脊髓神经病。

5）Refsum 病。

（3）线粒体功能异常性白质脑病

1）线粒体脑肌病（MELAS）。

2）Leber 遗传性视神经病。

3）Kearns - Sayre 综合征。

4）线粒体神经性胃肠道脑脊髓病（MNGIE）。

5）Leigh 综合征和线粒体白质脑病。

6）丙酮酸羧化酶缺乏症。

7）多羧化酶缺乏症。

8）脑腱黄色瘤病。

（4）核 DNA 修复缺失

1）Cockaye 综合征。

2）光敏性皮肤萎缩征。

（5）髓鞘蛋白编码基因缺失

1）Pelizaeus – Merzbacher 病。

2）18q⁻综合征。

（6）氨基酸和有机酸代谢病

1）苯丙酸尿症。

2）戊二酸血症。

3）丙酸血症。

4）非酮症高糖血症。

5）枫叶糖病。

6）3 – 羟甲基戊二酸单酰辅酶 A 酶缺乏。

7）Canavan 病。

8）L – 2 羟戊二酸尿症。

9）D – 2 羟戊二酸尿症。

10）高酮型胱氨酸血症。

11）尿素循环缺失。

12）丝氨酸合成缺乏。

（7）其他

1）硫脂氧化酶缺乏。

2）半乳糖血症。

3）Sjogren – Larsson 综合征。

4）Lowe 综合征。

5）Wilson 病。

6）Menkes 病。

7）脆性染色体突变。

8）Ito 低色素沉着病。

9）色素沉着病。

10）Alexander 病。

11）巨型轴索性神经病。

12）伴皮质下囊肿性巨脑白质病。

13）先天性肌营养不良。

14）强直性肌营养不良症 I 型。

15）近端强直性肌营养不良症。

16）眼肌辨距不良。

17）X 性链腓骨肌萎缩症。

18）消散性白质（vanishing white mattes）。

19）Aicardi – Goutieres 综合征及其变异型。

20）伴钙化和囊肿的白质脑病。

21）脑干、脊髓和白质乳酸增高的白质脑病。

22）基底节和小脑萎缩的髓鞘形成不全。

23）伴神经轴索硫脂沉积的遗传性弥漫性白质脑病。

24）齿状、红核、苍白球萎缩。

25）淀粉样血管病。

26）常染色体显性遗传皮质下梗死性白质脑病（CADASIL）。

27）常染色体隐性遗传皮质下梗死性白质脑病（CARASIL）。

28）Nasu - Hakola 病。

29）正常色素沉积性白质脑病。

30）成人常染色体显性遗传性白质脑病

2. 获得性髓鞘病　如下所述。

（1）非感染性炎症性疾病。

1）多发性硬化及其变异型。

2）急性播散性脑脊髓炎和急性出血性脑脊髓炎。

（2）感染性炎症性疾病

1）亚急性 MIV 脑炎。

2）进展性多灶性白质脑炎。

3）布鲁杆菌病。

4）亚急性硬化性脑炎。

5）亚急性硬化性全脑炎。

6）先天性巨细胞病毒感染。

7）Whipple 病。

8）其他感染。

（3）中毒 - 代谢性疾病

1）中毒性白质脑病。

2）脑桥中央和脑桥外髓鞘溶解症。

3）盐中毒。

4）Marchiafava - Bignami 综合征。

5）维生素 B_{12} 缺乏，叶酸缺乏。

6）营养不良。

7）副瘤综合征。

8）可逆性后脑病综合征。

（4）缺氧缺血性疾病

1）新生儿缺氧缺血性脑病。

2）迟发性缺氧缺血性脑病。

3）皮质下动脉硬化性脑病（Binswanger 病）。

4）血管炎。

5）其他原因血管病。

（5）外伤性疾病：弥漫性轴索损伤。

（四）本章的分类

1. 免疫性　如下所述。

（1）多发性硬化

1）急性多发性硬化。

2）良性型。

3）缓解复发型。

4）进展型（原发进展型和继发进展型）。

（2）视神经脊髓炎及 NMO 家族疾病。

（3）急性播散性脑脊髓炎；急性出血性白质脑炎。

（4）其他

1）肿瘤样脱髓鞘病

2）弥漫性脱髓鞘病

2. 感染性　进行性多灶性白质脑病。

3. 中毒、代谢性　如下所述。

（1）一氧化碳脑病。

（2）维生素 B_{12} 缺乏。

（3）汞中毒（Minamata disease）。

（4）酒精/香烟。

（5）脑桥中央髓鞘溶解症。

（6）Marchiafava – Bignami 病。

（7）缺氧。

（8）放射。

4. 血管性　如下所述。

（1）缺血缺氧脑病。

（2）Binswanger's 病。

（3）CADASIL。

5. 遗传性　如下所述。

（1）肾上腺白质营养不良。

（2）异染性白质营养不良。

（3）Krabbe's 病。

（4）Alexander's 病。

（5）Canavan – van Bogaert – Bertrand 病。

（6）Pelizaeus – Merzbacher 病。

（7）苯丙酮尿症。

笔者认为，脱髓鞘性疾病应当包括原发性和继发性脱髓鞘性疾病。本章重点描述非感染性炎性脱髓鞘性疾病，特别是多发性硬化，视神经脊髓炎，急性播散性脑膜炎脊髓炎，并进行讨论。

三、发病机制

脱髓鞘性疾病的病因不同，其发病机制亦不相同。遗传代谢病，常由基因突变引起髓鞘发育、形成和代谢过程障碍而发病。缺氧、外伤等多为继发于水肿，弥漫性轴索病变而致髓鞘脱失。感染性炎性脱髓鞘性疾病则由病原体的直接作用或免疫机制而致病，而非感染性炎性脱髓鞘性疾病则研究最多，认识改变最快，但仍有许多问题不能回答。例如：认为非感染性中枢神经脱髓鞘性疾病与病毒感染有关，虽然有分子模拟理论可以推测，抗原分子相似可以引起交叉免疫反应，但至今没有直接证据；非感染性中枢脱髓鞘性疾病是一种自身免疫病，但自身免疫性疾病的三个基本条件：①自身抗原是什么？②自身免疫的靶点是什么？③自身免疫的激活途径，外周免疫激活细胞如何进入中枢神经以及通过什么途径作用到髓鞘、神经元和轴索，仍不完全清楚清楚。然而，许多免疫调节性药物的临床应用和良好的反应又能侧面反映其免疫机制可能仍是非感染性炎性脱髓鞘疾病的主要发病机制。现以模式介绍于图 8 – 1。

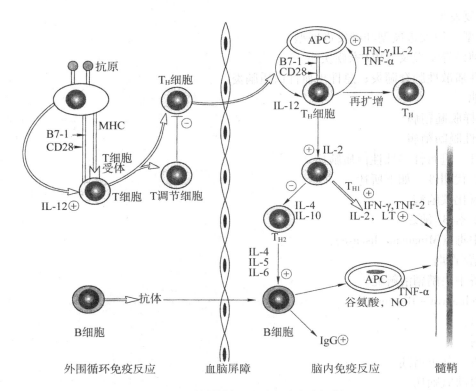

图 8 – 1　脱髓鞘性疾病的免疫发病机制

（刘秀珍）

第九章

神经遗传代谢性疾病

一、神经遗传病的基本概念

神经遗传病是由于一个或多个基因缺陷导致的神经外胚层分化和功能障碍而导致的神经系统疾病。神经遗传病学是神经病学的重要分支，这门学科近年来发展迅速。

人类很早就掌握了部分神经遗传病的遗传规律，比如亨廷顿病（Huntington disease，HD）（1842）和肝豆状核变性（Wilson disease，WD）（1912）。但长期以来神经遗传病的诊断主要依赖于患者的临床表现，其真正发展得益于近 30 年来的分子遗传学进展。1988 年，Hoffman 等首先发现了 Duchene 肌营养不良的致病基因 dystrophin；1993 年，WD 的致病基因 ATP7B 得到确认。20 多年来越来越多的神经遗传病的致病基因被找到，并且至今不断有新的发现。2011 年，国内学者吴志英等克隆并报道了发作性运动诱发性运动障碍病（paroxysmal kinesigenic dyskinesia，PKD）的致病基因 PRRT2，这是首个由国内学者报道的神经遗传病的致病基因。

从病因角度出发，与其他遗传病一样，神经遗传病也可分为以下几类：染色体病（chromosomal abnormality）、线粒体病、单基因病（single gene disease）和多基因病（polygenic disease）。染色体病是由于染色体畸变，即染色体数目和结构异常所引起的疾病，比如唐氏综合征是由于多了一条第 21 号染色体所致，又称为 21 - 三体综合征。线粒体病是指线粒体 DNA 突变所引起的疾病，如 Leber 病、线粒体脑肌病等，为母系遗传性疾病。单基因病是一对等位基因控制的遗传病，由于单个基因突变所致，遗传因素占绝对主导地位，符合孟德尔遗传规律。单基因病可分为常染色体显性遗传病、常染色体隐性遗传病、X 连锁显性遗传病、X 连锁隐性遗传病和 Y 连锁遗传病。染色体病和单基因病是经典的遗传病，另外尚有部分疾病虽然存在家族聚集性，但并不严格遵守孟德尔遗传规律或线粒体病遗传规律，这类疾病是由环境因素和基因异常共同造成的，因此称为多基因病或多因素病（multifactorial disease）。许多以往被认为与遗传无关的神经系统疾病目前正步入神经遗传病学研究的范畴，比如 HLA - DRB1 * 1501 携带人群发生多发性硬化的风险较高，ApoE4 可增加患阿尔茨海默病的风险等。相比之下，多基因病已逐步成为神经遗传病学的研究热点，近年来相关文献远比单基因病多。

二、神经遗传病的症状、体征和遗传方式

神经遗传病的症状和体征复杂多样，几乎囊括所有神经系统的临床表现，不能一言以蔽之。其症状和体征可分为：①普遍存在的，如智能发育不全、行为异常、抽搐等；②具有特征性的，仅见于某些疾病，如共济失调、肌强直、特殊的面部表现以及某些疾病特定的体征；③无特异性的，如肌萎缩、肌无力、感觉异常、运动障碍、运动不耐受等。详见各种疾病的分论部分。相对于症状和体征，更应注意疾病的遗传方式，这是所有遗传病的共同特点。

1. 常染色体显性遗传（autosomal dominant inheritance，AD）　系指致病基因位于常染色体上，父或母辈与子代均有发病，且两性均可罹病，这种遗传形式在神经系统疾病中最为常见，其形式完全符合孟德尔规律。这种遗传模式的疾病具有以下临床特点：①父（母）子两代连续发病，两系三代均有疾病出现；②父母中一方患病（杂合子），其子女中约有 1/2 的机会罹病，男性与女性的罹病机会均等；

③至少有 1 例是由男性向男性遗传。但对于某些常染色体显性遗传性疾病，并不是所有的病例均出现表型，有的甚至完全不显现症状，称为"外显不全（incomplete penetrance）"现象，在一个家系中不同病例的临床表现差异也可以很大。此外，某些类型的遗传病还可出现"早现"现象，即子代的发病年龄提前，症状加重，较常见的有 HD、遗传性共济失调（hereditary ataxia，HA）、强直性肌营养不良等三核苷酸或四核苷酸动态突变导致的疾病。

2. 常染色体隐性遗传（autosomal recessive inheritance，AR）　系指致病基因位于常染色体上，当基因发生纯合突变（homozygous）或复合杂合突变（compound heterozygous）时，携带该突变的个体可出现临床病理表现而成为患者；当基因仅发生一个杂合突变（heterozygous）时，携带该杂合突变的个体则不出现临床症状而成为携带者（carrier）。这种遗传模式的疾病具有以下临床特点：①两性均可罹病；②发病常见于近亲结婚的子代；③常染色体隐性遗传病患者与正常人结婚所育子代均为杂合子性质的携带者；两个携带者婚配后的子代有 25% 的发病概率，携带者概率为 50%，正常的概率为 25%；④可以隔代或隔数代之后表现出临床症状。这种类型的神经遗传病常通过某些酶或氨基酸、糖、蛋白质、脂质的代谢紊乱而致病，较常见的疾病如 WD 和脂质沉积病（lipid storage myopathy，LSM）等。

3. X 性连锁显性遗传（X – linked dominant inheritance，XD）　系指致病基因位于性染色体上，临床上较少见。其特征为：①男性患者的女儿均可发病，而儿子均为正常；②女性患者的子代中，所有子女不论男女均可患病；③整个家族中，女性患者显著多于男性。

4. X 性连锁隐性遗传（X – linked recessive inheritance，XR）　系指致病基因位于 X 染色体上，是神经遗传病中较常见的类型之一。这种遗传类型疾病的主要特征为：①罹病者几乎均是男性；②男性患者的子代中，儿子正常，女儿为携带者，女儿生出的儿子罹病概率为 50%，这就是所谓的"隔代遗传"；③女性为突变基因的纯合子，男性为半合子时，子代均出现临床症状；女性为杂合子，男性为正常的后代中，女儿不会发病，但有 50% 的机会成为携带者，儿子则有 50% 的机会成为患病者。这种遗传模式患者的女儿出现症状时，有下列数种可能：病孩的父亲是患者，母亲是携带者，但这种情况很少见；病孩母亲是携带者，父亲的 X 染色体出现突变；患者为染色体数目异常，即 X45。Duchene/Becker 肌营养不良（DMD/BMD）即是典型的 X 性连锁隐性遗传病。

5. Y 性连锁隐性遗传病（Y – linked recessive inheritance，YR）　突变基因位于 Y 染色体上，这一类型疾病极其罕见。

6. 线粒体遗传　线粒体是细胞中制造能量的器官，越活跃的细胞含有的线粒体数目越多，如肌细胞和神经元细胞含有线粒体的数目最大，而皮肤细胞含有线粒体的数目比较少。因此，线粒体 DNA 突变易造成神经系统损害。

线粒体带有独立的遗传物质，称为线粒体 DNA（mtDNA）。线粒体病的遗传方式完全不符合孟德尔遗传规律，其遗传的基本特征如下：①mtDNA 具有半自主性，mtDNA 能够独立地复制、转录和翻译。但由于核 DNA 编码大量的维持线粒体结构和功能的大分子复合物及大多数氧化磷酸化酶的蛋白质亚单位，故 mtDNA 的功能又受核 DNA 的影响。②线粒体基因组遗传密码与通用密码不同，UGA 不是终止信号，而是色氨酸的密码；多肽内部的甲硫氨酸由 AUG 和 AUA 两个密码子编码，而起始甲硫氨酸由 AUG、AUA、AUU 和 AUC 4 个密码子编码；AGA、AGG 不是精氨酸的密码子，而是终止密码子，因而在线粒体密码系统中有 4 个终止密码子，UAA、UAG、AGA 和 AGG；tRNA 兼并性较强，仅用 22 个 tRNA 来识别 48 个密码子。③mtDNA 为母系遗传，人类受精卵中的线粒体来自卵母细胞，精子很少提供线粒体给受精卵。这种传递方式称为母系遗传。因此，如果家系中发现一些成员具有相同的临床症状，而且是从受累的女性传递下来，就应考虑可能是由于 mtDNA 突变造成的。④mtDNA 在有丝分裂和减数分裂期间都要经过复制分离，一个人的卵母细胞大约有 105 个线粒体，但随着卵母细胞的成熟，线粒体数目急剧下降，确切机制及下降程度尚不清楚。据估计成熟的卵母细胞中线粒体数量从不足 10 个到不超过 100 个。在胚胎开始发育的几天之内，每个细胞的线粒体数量迅速扩增至 1 万个以上。卵母细胞中的线粒体数量从 105 个锐减到少于 100 个的过程称为遗传瓶颈（genetic bottle neck）。⑤mtDNA 具有阈值效应的特性，即当突变的 mtDNA 达到一定的比例时，才有受损的表型出现。具有 mtDNA 突变的患者，其表型与氧化磷酸化缺陷的严重程度及各器官系统对能量的依赖性密切相关。当含有大量突变型线粒体基因组的组织细胞所产生的能量低于维持各组织正常功能所需能量的最低值时，临床症状就会出现，即线粒体病存在表型表达的阈值。⑥mtDNA 的突变率极高，mtDNA 的突变率比核 DNA 高 10～20 倍，这是因为 mtDNA 缺少组蛋白的保护，且线粒体中无 DNA 损伤的修复系统。mtDNA 的高突变率造成个体及群体中其序列极大的不同。任何两个人的 mtDNA，平均每 1 000 个碱基对中就有 4 个不同。有害的突变会通过选择而消除，故尽管线粒体遗传病并不常见，但 mtDNA 发生突变却很普遍。

三、神经遗传病的诊断

　　神经遗传病是神经系统疾病中较难诊断的一组疾病，不仅需要询问详细的病史，还要了解家族发病情况并画出详细的系谱图；不仅需要进行仔细的神经系统检查，还需要了解身体的其他系统或其他脏器是否受累；最后确诊则依赖于染色体检测或致病基因检测的结果。神经遗传病不仅影响患者个体，还可影响一个家庭或一个家族的生活质量。因此，该组疾病的早期诊断十分重要，它是提高人口素质，做好遗传咨询和减少神经遗传病的重要途径。

（一）病史采集

　　病史询问是诊断神经遗传病最重要的环节。

　　首先要清楚患者的性别和年龄。因为，常染色体遗传病两性罹患机会相等，而 X 连锁隐性遗传病几乎全是男性发病，女性为携带者。发病年龄在各个病种亦存在差异，如脊髓性肌萎缩症（spinal muscular atrophy，SMA）出生不久即可发病；Duchene 肌营养不良患者一般在 10 岁之前发病；WD 患者在 10～20 岁发病最常见；HD 患者一般在中年开始起病，少数在青少年起病。

　　起病方式和病程进展也应详细询问。多数神经遗传病起病隐匿，并呈进行性加重。但也有例外情况，比如伴有皮质下梗死和白质脑病的常染色体显性遗传性脑动脉病（cerebral autosomal dominant arteriopathy with subcortical infarcts and leukoencephalopathy，CADSIL），在每次脑梗死发作后症状更严重，病程呈阶梯状恶化；又如 PKD，在婴幼儿、儿童和青少年时期发作频繁，成人之后发作次数明显减少甚至不再发作；再如 LSM，患者常在运动后会出现症状明显加重。

（二）家系调查和系谱图绘制

　　遗传病的一个重要特点是部分有血缘关系的家族成员往往会出现类似的症状。在过去，近亲婚配较常见，因此某些隐性遗传病发病率较高，现今近亲结婚明显减少，但仍需要注意新出现的社会现象，比如患者是否系领养或其母是否人工授精怀孕产下患者，或者其兄弟姐妹是否存在同父异母或同母异父的情况，上述家系情况均需要详细了解。绘制系谱图则可以进一步了解该病的遗传方式及某些特殊情况，有助于疾病的诊断。系谱图中常用的标识参见图 9-1。

　　进行系谱分析时要注意以下问题：①首先必须要有一个准确可靠的系谱，否则可能导致错误的诊断；②由于外显不全常出现隔代遗传现象，可能将显性遗传病误为隐性遗传病或散发性病例；③某些显性遗传病存在迟发现象，以致在绘制系谱图时某些患者尚未表现症状，也可能影响分析结果的准确性；④某些家族成员共处于同样环境下，可能同时遭受某种损害或食物中缺乏某些成分而出现同样的疾病，这时易误认为是遗传，应注意排除；⑤少数家系可能出现两种或以上的遗传病共存，应注意分开分析。

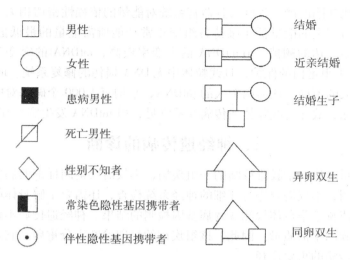

图 9 - 1   系谱图中常用的标识

（三）体检

神经遗传病除了常规的神经系统体检外，应注意某些特定的体征。例如见到角膜 K－F 环应考虑 WD；眼底樱桃红斑应考虑黑蒙性痴呆、Niemann－pick 病等；皮肤上有多发性神经纤维瘤与牛奶咖啡斑则极可能是神经纤维瘤病；中年人舞蹈样动作应首先考虑 HD；斧头脸、鹅颈、早秃和肌强直者，应考虑强直性肌营养不良症；"鸭步""Gower"征且有明显腓肠肌肥大者，即可诊断 DMD/BMD；"猫脸"和"鱼嘴"是面肩肱型肌营养不良症患者的特殊面容；大腿下三分之一以下出现明显肌萎缩，呈倒花瓶状，应注意腓骨肌萎缩症；对有怪异面容、躯体发育障碍、智力发育不全、皮纹异常的患儿，应想到染色体疾病的可能。除了注意上述体征外，还应注意是否有其他系统受累的情况。

神经遗传病按疾病受累范围大致可分为四类：①全身多脏器受累为主要表现，神经系统为次要表现。比如 Down 综合征和 Angleman 综合征可有特殊面容、心脏畸形、骨骼畸形等，同时伴有智能障碍；Nimann－pick 病可有肝脾肿大、血细胞下降、骨骼畸形等，渐出现智能障碍、癫痫发作和共济失调等。上述疾病全身多脏器的异常表现突出，使得神经系统表现反而不引人注意，因此诊断也多不依赖于神经系统表现。②神经系统受累均为主要表现，同时伴有全身多脏器受累。比如 WD 患者，主要表现为锥体外系症状和肝脏损害，另外还有肾脏、骨骼和血液系统受累；再如遗传性淀粉样变性周围神经病（familial amyloid polyneuropathy，FAP），主要表现为周围神经损害，另外可有白内障、肥厚性心肌病和体位性低血压等，对于这类疾病，神经系统表现是诊断的重要依据。③无其他脏器受累，但累及多个神经部位，比如 Leigh 综合征可以导致基底节区损伤，产生锥体外系症状，也可累及视神经和听神经导致失明和失聪，还能累及肌肉，导致吞咽、发音以及眼球运动困难等，但 Leigh 综合征很少出现神经系统以外的症状。④单一累及某个神经部位。比如 Leber 视神经萎缩，该病是线粒体病，主要表现为进行性视力减退，常见突变位点有 mtDNA G3460A，G11778A 和 T14484C 位点突变，三者占所有突变的 90% 以上。本病很少累及视神经以外的部位。理清疾病的受累范围将有助于诊断，对于某些疑难病症，以神经系统以外的症状作为突破口可能使诊断更容易一些。

（四）辅助检查

神经遗传病的辅助检查包括染色体检查、基因检测以及针对疾病性质的特异性检查等。

1. **染色体检查**   是诊断遗传病最古老的方法，系指采取患者外围血，分离白细胞，并以秋水仙素处理后，在细胞有丝分裂期终止并染色，从形态和数量上观察染色体有否畸形、易位、倒错以及总体数目是否异常。此方法仅用于染色体病。

2. **基因检测**   是通过分子生物学和分子遗传学技术，直接检测基因的结构水平及其表达水平是否异常，从而对疾病做出判断。基因分析和基因工程技术的革命性突破主要归功于聚合酶链反应（poly-

merase chain reaction，PCR）的发展和应用。应用 PCR 技术可以使特定的基因或 DNA 片段在短短的 2～3 小时内体外扩增数十万至百万倍。PCR 产物通过限制性内切酶法或直接测序即可获知受试样本有无突变，这是目前临床上诊断神经遗传病最常用的方法。基因检测的材料可以取自患者的周围血淋巴细胞、皮肤成纤维细胞、羊水细胞、胚胎绒毛细胞等，以周围血淋巴细胞最为常用。若进行产前诊断，则应采样羊水细胞。

另外基因芯片技术近年也得到较大发展，该技术采用大量探针分子固定于支持物上后与标记的样品分子进行杂交，通过检测每个探针分子的杂交信号强度进而获取样品分子的数量和序列信息。基因芯片是一种大规模、高通量检测技术，其优点有以下几个方面：一是高度的灵敏性和准确性；二是快速简便；三是可同时检测多种疾病。不过高昂的价格使其不能广泛应用于临床。

基因检测需要有专门的实验室和技术设备条件，操作人员必须进行专业技术培训，前期准备工作时人力、物力消耗均较大，因此只有在有条件的医院才能进行。

3. 其他检查　其他针对疾病性质的实验室或影像学检查也有参考价值。某些遗传性疾病，如 Gaucher 病，它是一种全身性遗传病，肝、脾、骨髓均可受累，若能在骨髓或肝穿刺的组织中找到 Gaucher 细胞，诊断即可成立。同样，Nimann - pick 病者，若能在骨髓组织上找到"泡沫"细胞，亦有助于本病的诊断。血浆中长链饱和脂肪酸水平增高时，则有利于肾上腺脑白质营养不良症的诊断；血浆中植烷酸水平增高，可为诊断 Refsum 病提供依据。血清铜蓝蛋白降低为诊断 WD 提供依据。头颅磁共振如见到中脑"熊猫眼征"应考虑 WD；出现虎眼征应考虑 Hallervorden Spatz 综合征；出现大脑皮层，特别是枕叶皮层反复脑梗死病灶时需要考虑线粒体脑病。

在神经系统疾病中，神经遗传病相对少见，因此临床上除了注意不漏诊外，也应注意许多其他原因导致的神经疾病表现与神经遗传病十分相似，此时应秉持"多见多考虑，少见少考虑"的原则进行分析，不可过多过滥地诊断神经遗传病。我国人口基数庞大，在神经遗传病研究方面有一定优势，随着国内医务人员和研究人员对神经遗传病认识的逐步提高，相信会有更多的致病基因被国内学者克隆出来。

（刘秀珍）

第十章

颅脑肿瘤的介入治疗

第一节　脑膜瘤的诊断

一、临床表现

脑膜瘤（meningioma）主要起源于蛛网膜帽状内皮细胞（脑膜乳头细胞），少数脑膜瘤来源于硬膜的成纤维细胞、蛛网膜和脉络膜，约占脑肿瘤的15%，是患病率仅次于胶质瘤的颅内原发肿瘤，各个年龄段均可发病，好发年龄为40~60岁，女性多于男性，好发部位为大脑凸面、嗅沟、颅前底窝、蝶骨嵴、鞍结节、鞍旁、鞍膈、矢状窦旁、大脑镰旁、小脑幕、桥小脑角及侧脑室三角区等部位，儿童脑膜瘤少见，患者多发生在脑室内，多数脑膜瘤为良性，生长缓慢，出现临床症状时已经存在多年，组织学上可分为许多亚型，但影像学上一般很难区分，脑膜瘤主要的临床症状为颅内高压、局部压迫症状，癫痫或肢体运动感觉功能障碍，较小的脑膜瘤可无症状。脑膜瘤多有完整的包膜，少数有分叶，位于大脑镰或小脑幕的肿瘤可穿过脑膜向另外一侧生长，变现为中间较小、两侧较大的哑铃状。

二、影像学诊断与鉴别诊断

1. X线　具体如下。

（1）如靠近颅骨，可引起局部颅骨增生或破坏。

（2）可见脑膜动脉压迹增粗、棘孔扩大等征象。

（3）约30%的脑膜瘤可出现点状、片状或放射状的钙化，砂粒样脑膜瘤可全部钙化。

2. CT　具体如下。

（1）肿瘤多为圆形、类圆形，部分呈不规则形，少数呈扁平型，肿瘤边缘规则，边界清楚。

（2）平扫多数脑膜瘤呈等密度或高密度，囊变、坏死、陈旧性出血及脂肪变性区为低密度。

（3）肿瘤以宽基底附着于硬膜或颅骨，肿瘤附着处可见局限性颅骨破坏或增生。

（4）瘤周可无水肿，也可有明显水肿。

（5）肿瘤邻近蛛网膜下隙扩大。

（6）增强扫描大多数呈明显均匀强化。

3. MRI　具体如下。

（1）一般来说在低场强的 MRI 上，病变在 T_1WI 以及 T_2WI 序列均与脑实质内信号相似，在高场强的 MRI 上，T_1WI 序列一般呈稍低信号，T_2WI 呈稍高信号。

（2）肿瘤与脑表面常有低信号环带出现，如果此低信号环带在 T_2 序列上呈高信号，可能与周围脑组织受压缺血水肿有关；如果在 T_2 加权图像上也呈低信号环带，则可能为肿瘤周围的血管性包囊或纤维组织。

（3）增强扫描呈均显著强化，部分脑膜瘤由于邻近脑膜增生增厚，出现线条样强化，超出肿瘤与脑膜相连的范围，向周围延伸，称为脑膜尾征。

（4）脑膜尾征的特点是肿瘤连接部最厚，向外逐渐变薄，脑膜尾征常见于脑膜瘤，也可见于邻近脑膜的肿瘤或病变，所以并非脑膜瘤专有。

4. 鉴别诊断　具体如下。

（1）脑外海绵状血管瘤：①脑外海绵状血管瘤与脑内海绵状血管瘤不同，通常较大，T_1WI 序列呈低信号。T_2WI 序列呈高或者明显高信号，而脑膜瘤常呈等信号；②海绵状血管瘤可以出血，出血沿硬膜扩散，如果同时有硬膜下出血，通常考虑海绵状血管瘤；③MRI 氢质子波谱也可提供决定性鉴别诊断。脑膜瘤中不含神经元细胞，所以波谱中检测不到 NAA 和 Cr 波，而 Cho 波明显增高，另外一个具有特征性的波是 Ala（丙氨酸）波，波峰在 1.47ppm 处，而脑外海绵状血管瘤通常有 NAA 和 Cr 波，而 Cho 波均缺如。

（2）脑膜浆细胞瘤：发生在骨髓以外的浆细胞瘤少见，累及脑膜者更为少见，通常表现为与脑膜接近的肿块，显著均匀强化，但 CT 平扫时呈低密度，T_1WI 序列呈低信号，T_2WI 序列呈稍高信号，肿瘤内通常无钙化。

（3）颅骨致密骨瘤：位于大脑凸面的脑膜瘤通常要与颅骨致密骨瘤相鉴别：①CT 骨窗扫描是最好的方法，扫描瘤体密度与周围骨组织密度一致即为颅骨致密骨瘤；②在增强 MRI 上效果明显，致密骨瘤不强化；CT 增强扫描对此无法辨别，因为强化后两者均呈高密度，无法判断是否强化。

三、病理学表现

1. 大体观察　大部分肿瘤与硬脑膜广泛附着，压迫附近脑组织，很少侵及脑组织，也可包绕邻近脑动脉，罕见情况下侵犯血管壁。少数肿瘤长成扁平的包块，呈斑块状覆盖较广泛区域，甚至整个脑半球，称为斑块型脑膜瘤。肿瘤质地硬，切面灰白色，颗粒状或条索漩涡状，有的质地似砂粒样。

2. 组织病理学　低复发和低进展危险性脑膜瘤为 WHO Ⅰ 级，包括：脑膜皮细胞型脑膜瘤、纤维型脑膜瘤、过渡型（混合性）脑膜瘤、砂粒体型脑膜瘤、血管瘤型脑膜瘤、微囊型脑膜瘤、分泌型脑膜瘤、富于淋巴浆细胞型脑膜瘤、化生型脑膜瘤。

高复发和高进展危险性脑膜瘤为 WHO Ⅱ、Ⅲ 级。Ⅱ 级包括：非典型脑膜瘤、透明细胞型脑膜瘤（颅内）、脊索瘤样脑膜瘤。Ⅲ 级包括：骨骼肌样型脑膜瘤、乳头状脑膜瘤、间变型（恶性）脑膜瘤、伴高生长指数和（或）脑浸润的任何脑膜瘤亚型。

大部分脑膜瘤表达上皮膜抗原（EMA），在非典型和间变型脑膜瘤阳性少见，Vimentin 在各型脑膜瘤均可阳性，有些脑膜瘤 S-100 蛋白阳性，但阳性一般不强。分泌型脑膜瘤假砂粒体 CEA 强阳性，假砂粒体周围细胞 CK 阳性。

（1）脑膜皮细胞型脑膜瘤：该型常见，瘤细胞似正常蛛网膜细胞，大小一致，核圆形或卵圆形，致密、片状镶嵌排列，胞质呈合体细胞样，可见小而不明显的核仁，偶见核内假包涵体及核内窗（有的核中间透明，可能是糖原），漩涡状结构和砂粒体少见（图 10-1）。

（2）纤维型（纤维母细胞型）脑膜瘤：肿瘤由成束的、类似于纤维母细胞的长梭形细胞组成，但瘤细胞的核具有脑膜皮细胞型脑膜瘤细胞的特点，这对鉴别其他梭形细胞肿瘤如神经鞘瘤等很有帮助。可见玻璃样变及钙化，富于网状纤维和胶原纤维（图 10-2）。

（3）过渡型（混合型）脑膜瘤：该亚型常见，具有脑膜上皮型和纤维型脑膜瘤间的过渡特点，排列成分叶状和束状结构，局部可见典型脑膜皮细胞特点。其特征为形成典型的同心圆状漩涡结构，其中心可为血管；也可为松散的多个细胞，晚期只有一两个细胞，再晚期为砂粒体，尤其在细胞漩涡中心，也可为胶原（图 10-3）。

（4）砂粒体型脑膜瘤：该亚型也可诊断为脑膜瘤富含砂粒体。砂粒体构成肿瘤的主要成分，偶形成骨化小体（图 10-4）。

（5）血管瘤型脑膜瘤：富含血管的脑膜瘤。含有丰富的、大小不等的、发育完好的血管，血管成分分化成熟，大部分血管小、管壁透明变性，也可为高度扩张壁薄的海绵状血管瘤样。血管之间散在脑膜皮细胞型、纤维型或过渡型脑膜瘤的小巢。鉴别诊断包括血管畸形和血管母细胞瘤，取决于脑膜瘤血管的大小。

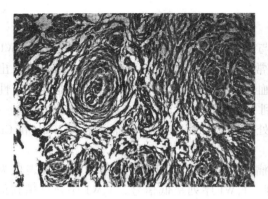

图 10 - 1　脑膜皮细胞型脑膜瘤
瘤细胞大小一致，核圆形或卵圆形，致密、片
状镶嵌排列，胞质呈合体细胞样

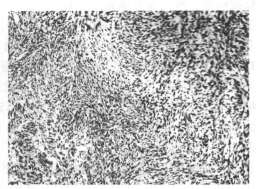

图 10 - 2　纤维型脑膜瘤
由成束的、类似于纤维母细胞的长梭形细胞
组成

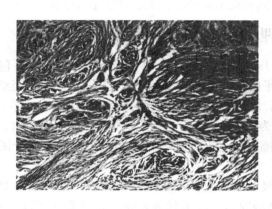

图 10 - 3　过渡型（混合性）脑膜瘤
具有脑膜上皮型和纤维型脑膜瘤间的过渡特
点，排列成分叶状和束状结构。局部可见典型
脑膜皮细胞特点

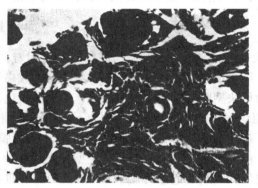

图 10 - 4　砂粒体型脑膜瘤可见大量砂粒体

（6）微囊型脑膜瘤：肿瘤细胞呈星芒状或梭形，有细长的突起，背景疏松、黏液状。肿瘤细胞之间形成许多小囊为特点，也可以形成大囊，仅见很少的实体成分。肿瘤间质有丰富的小血管，易发生透明变性。

（7）分泌型脑膜瘤：该亚型的特点是背景为脑膜皮细胞型和过渡型脑膜瘤，部分上皮胞质内含PAS 染色阳性的嗜伊红物质，直径 3 ~ 100μm，多为圆形，均匀一致，该结构称为"假砂粒体"。免疫组织化学染色上皮 CEA 和 EMA 强阳性，部分瘤细胞 CK 阳性。

（8）富于淋巴浆细胞型脑膜瘤：为伴有大量淋巴细胞、浆细胞浸润的脑膜瘤，背景为脑膜皮细胞型、过渡型或纤维型脑膜瘤。浸润的淋巴细胞、浆细胞可掩盖脑膜瘤结构，形成淋巴滤泡并出现明显的生发中心。临床可伴有免疫球蛋白血症和（或）贫血。

（9）化生型脑膜瘤：脑膜皮细胞型、纤维型和过渡型脑膜瘤内可见间叶成分，如黄瘤性化生、软骨性化生、骨化生、黏液化生、脂肪化生等，不管伴有哪种化生，肿瘤中均可找到典型脑膜瘤的证据。

（10）脊索瘤样型脑膜瘤：组织学类似脊索瘤的脑膜瘤。黏液背景，瘤细胞嗜伊红，空泡状，排列成小梁状，与脑膜瘤区相混，典型的脑膜瘤特点不明显，很少见到漩涡状结构和砂粒体。间质内大量慢性炎细胞浸润，常出现粗大的胶原纤维，血管也较多。有些患者伴血液性疾病，如 Castleman 病。此亚型肿瘤具有侵袭性，次全切除后常复发，相当于 WHO Ⅱ 级。

（11）透明细胞型脑膜瘤：该亚型少见，好发于小脑脑桥角和马尾。镜下为多角形、胞质透明、富含糖原细胞的细胞构成，典型的脑膜瘤特点不明显。有些肿瘤，特别是颅内透明细胞脑膜瘤，临床生物学行为较具侵袭性（WHO Ⅱ级）。

（12）非典型脑膜瘤：该亚型相当于 WHO Ⅱ级。肿瘤核分裂活性增高或伴有 3 个或更多的如下特点：细胞密度高；小细胞大核；核质比例增高，核仁明显；无定型或片状生长方式和局部"海绵状"或"地图样坏死"。核分裂增多≥4 个/10HPF 时，复发率增高。

（13）乳头状脑膜瘤：该型肿瘤罕见，瘤细胞密集，至少部分区域存在血管周围假菊形团结构，细胞间网状纤维明显。该肿瘤好发于儿童，75% 病例侵及局部和脑组织，55% 复发，20% 转移。由于肿瘤的高侵袭性生物学行为，此亚型定为 WHO Ⅲ级。

（14）骨骼肌样型脑膜瘤：骨骼肌样细胞形态与发生在其他部位（如肾）者相似，大部分肿瘤具有高度增生活性和其他恶性特征。临床经过相当于 WHO Ⅲ级。若肿瘤仅有灶性骨骼肌样特点，而缺乏其他组织学恶性特征，其生物学行为不定。

（15）间变性（恶性）脑膜瘤：该肿瘤具有明显的恶性细胞学特点，包括肉瘤样、癌样、恶性黑色素瘤样或高核分裂指数（≥20 个/10HPF），相当于 WHO Ⅲ级，存活均数 <2 年。

（刘秀珍）

第二节　脑膜瘤介入治疗

一、概述

脑膜瘤是一种常见肿瘤，其发病率在脑瘤中仅次于星形胶质细胞瘤，约占颅内肿瘤 11%。肿瘤起源于结缔组织，绝大多数发生在蛛网膜颗粒的蛛网膜细胞，极少数发生在硬膜的纤维母细胞。脑膜瘤生长缓慢，多见于中年人，以女性多见，男女性之比为 1∶2。有学者报道，在许多脑膜瘤中可发现有雌激素和孕激素受体。

二、病理

脑膜瘤一般有完整包膜，呈圆形、类圆形或分叶状。大多数脑膜瘤血供丰富，为高血运肿瘤。瘤内常有钙化，也可有出血、坏死，其组织病理学上一般可分为合体型、过渡型、纤维型、血管母细胞型和恶性型 5 种。脑膜瘤多数位于脑外，见于矢状窦旁、大脑凸面、蝶骨嵴、嗅沟、桥小脑角、大脑镰和天幕等处。肿瘤常位于硬膜窦附近，可引起硬膜窦的狭窄和阻塞。

三、临床表现

脑膜瘤起病慢、病程长，其初期症状和体征常不明显，可出现头痛、视力障碍、癫痫发作等。随病程进展对邻近脑组织造成压迫，逐渐出现颅内高压和局部神经定位症状和体征。天幕切迹附近的肿瘤可造成对中脑导水管的压迫而产生脑积水。脑膜瘤累及颅骨可引起颅骨增生和颅板增厚，使局部颅骨变形，累及头皮组织可出现头皮肿块，通常生长缓慢。

家族性脑膜瘤罕见，这些患者大多有神经纤维瘤病。这种类型常被称为"中枢型神经纤维瘤病"或"Ⅱ型神经纤维瘤病"，包括神经纤维瘤伴双侧听神经瘤，属常染色体显性遗传，常同时伴有染色体异常。患者最常见的为双侧听神经瘤，可伴发脑膜瘤、胶质瘤和晶状体混浊。这类患者的皮肤表现要少于通常的神经纤维瘤病（Ⅰ型）。放射线照射也可能与脑膜瘤的发生有关，其潜伏期长达 25 年，这种超因所致的脑膜瘤浸润性强，易于复发，与普通脑膜瘤相比，其多发的概率要高得多。

四、影像诊断

（一）X 射线检查

颅内脑膜瘤好发于矢状窦旁、大脑凸面、蝶骨嵴、嗅沟、桥小脑角、大脑镰和天幕等部位。目前头颅 X 射线平片对于脑膜瘤的检测，其作用已甚微，但头颅 X 射线平片在显示骨增生、钙化、脑沟影增宽及颅内高压等方面仍有一定的作用。

（二）CT 检查

脑膜瘤在 CT 平扫时表现为均一、略高密度或等密度肿块，其内可有点状和不规则钙化影，或肿瘤边缘的弧线钙化。病灶大多呈类圆形或分叶状，边界清楚、光整，位于脑膜瘤好发部位，以广基与颅骨内板或硬膜相连。肿瘤较大时可出现明显的占位表现，脑水肿一般较轻，当肿瘤压迫脑静脉和静脉窦时也可出现脑积水。肿瘤引起的颅骨内板增生或破坏，在骨窗上可清楚地显示。在增强后扫描可见肿瘤有明显均质的强化，可将肿瘤的边界勾画得更为清楚。少数肿瘤其内可出现大小不等的低密度区，多数为肿瘤的囊变、坏死所致。

（三）MRI 检查

脑膜瘤在 MRI 图像上也有较强的特异性，特别是可清楚地显示肿瘤和邻近硬膜窦的关系。在 T_1 加权图像上，脑膜瘤大多表现为等信号，在 T_2 加权图像上可表现为高信号或等信号，但以等高信号为多。大部分脑膜瘤与其周围脑组织有一包膜相隔，因此不少病例在 T_1 和 T_2 加权图像上可清楚显示呈低信号的环影，包膜所致的环影常在 T_1 加权图像上显示更为清楚。注射 Gd – DTPA 后，多数肿瘤出现信号增高，并可持续较长的时间。MRI 对水肿显示的敏感性相当高，可清楚地显示脑膜瘤周围的水肿情况。

（四）脑血管造影

脑膜瘤的血液供应大致可分为 4 型，即单纯颈外动脉供血；颈内、颈外动脉联合供血，以颈外动脉为主；颈内、颈外动脉联合供血，以颈内动脉为主；单纯颈内动脉供血。由于多数脑膜瘤血供丰富，因此脑血管造影显示肿瘤血管可有相当高的比例，在血管造影时可见比较有特征性的表现。

1. 中心型肿瘤血管　在动脉期，肿瘤部位出现异常血管。形成粗细较为一致、比较均匀的小动脉网。瘤体中心常呈轮状或网状，其血供常为脑膜动脉或颅外动脉分支，以颈外动脉造影显示最为清晰，瘤体的外层常形成环状或半环状的网状血管带，这些血管由脑动脉分支供养，以颈内动脉造影显示为好。在毛细血管期至静脉期，肿瘤区出现明显的肿瘤染色，在瘤区出现浓密的造影剂阴影，其周缘可见粗大、迂曲的引流静脉。

2. 脑内、脑外双重血供　脑内动脉常供应肿瘤的外围，脑外动脉常供应肿瘤的中心。因此脑膜瘤的血管造影检查宜分别做颈外和颈内动脉造影，以详细了解其血供情况。脑膜瘤的供血动脉无论来自颈外动脉或颈内动脉的脑膜支均比较粗大，行程较长且比较迂曲，其末端进入肿瘤处常呈现脑血管弧形推移。脑膜瘤大多位置浅表，造成脑动脉局限性的推移。如肿瘤位于切线位时，可见移位的脑动脉远离颅内的内板和中线，并可显示肿瘤的基底紧贴颅骨部。

窦旁脑膜瘤显示其硬膜静脉窦是否受累及其通畅情况，对于术前准备相当重要。当显示肿瘤已完全引起硬膜窦阻塞，常表明已有相当的静脉侧支循环形成，对这类肿瘤和已阻塞的硬膜静脉窦做完全的切除，一般不会引起静脉性梗死。但如发现硬膜静脉窦已有累及而无阻塞，特别是在上矢状窦后部、横窦和乙状窦等部位，则发生手术后硬膜静脉窦阻塞的危险性很高。必要时可做直接法硬膜静脉窦造影，即将微导管直接置入硬膜静脉窦，然后注入造影剂，并对硬膜静脉窦进行测压。

五、传统治疗

对脑膜瘤的治疗，以手术切除为主。原则上应争取完全切除，并切除受肿瘤侵犯的脑膜与骨质，以期根治。脑膜瘤属脑实质外生长的肿瘤，大多属良性，如能早期诊断，在肿瘤尚未使周围的脑组织与重要颅神经、血管受到损害之前手术，应能达到全切除的目的。但是有一部分晚期肿瘤，尤其是深部脑膜瘤，肿瘤巨大，与神经、血管、脑干及丘脑下部粘连太紧，或将这些神经、血管包围不易分离。这种情况下，不可勉强从事全切除手术，以免加重脑和颅神经损伤以及引起术中大出血的危险，甚至招致患者死亡或严重残废；宜限于肿瘤次全切除，缩小肿瘤体积，辅以减压性手术，以减少肿瘤对脑的压迫作用，缓解颅内压力，保护视力；或以分期手术的方式处理。对确属无法手术切除的晚期肿瘤，行瘤组织活检后，仅做减压性手术，以延长生命。恶性者可辅以放疗。

对于每一例脑膜瘤手术，术前都要有充分准备。脑膜瘤血运极为丰富，瘤体较大，与周围结构关系复杂，常伴有明显的颅内压增高。根据这些特点，手术前准备要注意；①肿瘤定位要确切，对其生长特点，供血以及肿瘤与周围的联系，术者对其应有一立体概念。这样才有利于手术进程中遇到特殊情况时采取适当措施；②充分备血以便手术中遇到大出血时，能够及时补充；③鞍区脑膜瘤和颅内压增高者，术前几日酌用肾上腺皮质激素，有利于降低颅内压；④运动区、颞叶等部位脑膜瘤，特别是已有癫痫者，需用镇痉药物预防和制止癫痫；⑤用脱水药物，或必要时采用脑脊液引流，以缓解脑水肿与颅内压，缓解颅内瘀血的状态，使脑组织松弛，有利于减少手术出血和减少术中过分的脑组织牵拉造成损伤；⑥注意检查周身有无严重器质性疾病，纠正脱水与电解质紊乱。

脑膜瘤手术麻醉，以全麻和采取控制性低血压最为适当，预计肿瘤切除情况复杂，手术中可能对脑组织牵拉较多者，术中尚可辅以低温，以减轻脑水肿反应。保持呼吸道通畅也很重要。局麻则适用于较简单的脑膜瘤手术。脑膜瘤的手术，通常应注意下列几点，以便手术能够顺利安全地进行。

（一）手术显露

一定要充分开颅切口设计切合肿瘤部位，满足手术处理需要。骨瓣要大于造影片上肿瘤影像的范围，以保证有足够余地进行肿瘤探查、游离和切除。切口显露太小，既不便探查肿瘤，处理中也会遇到困难，尤其在切除深部肿瘤中，万一遇到大出血，因手术野窄小，止血不便，使手术陷于被动，甚至发生危险。此外，也难免因过度牵拉脑组织造成损伤。

（二）术中降低颅内压

静脉注射 20% 甘露醇 250～500mL 或呋塞米 40mg；脑室穿刺并留置导管引流出脑室液或预先腰穿脑脊液引流。这些措施行之有效，可使脑组织塌陷，利于手术操作。

（三）预防与减少术中出血

脑膜瘤切除术中应随时警惕大出血甚至发生休克的危险。采取控制性低血压（收缩压 80mmHg 左右）、头高卧位，并常在术前做颈外动脉肿瘤供血动脉栓塞术或结扎颈外动脉。术中结扎脑膜中动脉及其通向肿瘤的分支，可以减少肿瘤供血来源。探查与切除肿瘤过程，采用处理颅内动静脉畸形的方式，先电凝，夹闭进入肿瘤的大、小供应动脉支干，最后才切断回流静脉。

（四）肿瘤摘除

肿瘤基底较宽且与硬脑膜紧密粘连的脑膜瘤，也可以先游离与切断肿瘤基底，使肿瘤脱离硬脑膜和静脉窦的联系。在上一个步骤完成后，将有利于肿瘤摘除和减少出血，因为有许多血液供应，是由肿瘤基底部进入瘤内。而且，只有在松动其基底之后，才能将肿瘤摘除。

（五）完整地或分块地切除肿瘤

应酌情而定要根据肿瘤的部位、大小及其与周围的解剖关联有无重要结构而定，一般中、小肿瘤与周围结构无紧密粘连的，可以将肿瘤整个摘除。在切断肿瘤主要供血后，断开肿瘤基底，便可以缓慢牵引肿瘤，轻巧地予以摘除。术中避免过分牵开脑组织。不可不适当地和用手指做肿瘤深部分离，或粗暴地剜出肿瘤，特别是处理脑重要功能区域或深部脑膜瘤时要在直视下谨慎操作，以防造成不可逆的脑神经损伤或难以制止的大出血，这种出血，可来自撕断的动脉或来自静脉窦。对手术显露较窄、肿瘤深在的情况下，宁可采取分块切除的方法，逐步地缩小肿瘤体积，将肿瘤游离，最后取得完全切除。这种方式的优点是在复杂解剖关系下，可以一面切除肿瘤，一面查明肿瘤与神经血管的关系，有利于预防大出血和附加损伤。

大静脉窦出血时，防止空气栓塞。脑膜瘤并有明显的颅骨增生时，开颅可采用围绕颅骨隆起区域，肿瘤外围做一圈钻孔，而后咬开骨瓣，并随时用骨蜡止血，代替常规的锯开骨瓣法，有利于减少出血。受肿瘤浸润的硬脑膜与颅骨骨质，应予以切除，以减少肿瘤的复发机会。酌情辅加减压性手术措施，如颞肌下减压术，以防止术后严重脑水肿反应与颅内压增高导致加重脑损害，甚至发生脑疝的危险。

六、介入治疗

患者均应用 Seldinger 技术穿刺右侧股动脉，行全脑 DSA 检查，示肿瘤均由双侧颈动脉联合供血。记录供血动脉的位置、数量和来源。应用 4F 导管进入供血动脉近端（如颞浅动脉、脑膜中动脉开口处），采用明胶海绵或 PVA 临时和造影剂混合成混悬液中，用 2mL 注射器缓慢注入 250～500m 颗粒混悬液栓塞。经导管缓慢注入颗粒混悬液，边栓塞边造影观察，直到肿瘤染色完全或大部分消失为止。每注入一部分栓子，均需注入造影剂了解肿瘤显影减退、血流减退或反流等情况。当肿瘤染色消失，供血动脉血流明显减慢并出现逆流颈外动脉主干时，结束栓塞。对以颈内动脉供血为主的肿瘤，因软脑膜动脉细小、迂曲，部分呈网状供血，难以进行血管内栓塞治疗，此时将微导管超选择插入软脑膜动脉开口，均用较小的 PVA 颗粒进行栓塞，注意防止颗粒逆流入颅内正常供血血管。栓塞后常规给予脱水、激素、抗炎、止痛等治疗。栓塞治疗后 5～7d，于全麻下行开颅显微镜下肿瘤全切术。术中见脑膜表面血管有细小血栓形成，切除脑膜瘤时见肿瘤血供减少、质脆，将肿瘤分块切除，同时将受累硬膜及颅骨切除，较大的骨缺损用钛板行一期修补。

（刘秀珍）

第三节　颅内动脉瘤介入治疗

颅内动脉瘤是动脉壁上的异常膨出，发生率为 0.2%～7.9%，可发生于任何年龄，但其高峰年龄为 40～60 岁。颅内动脉瘤是一种极其凶险的疾病，病死率和致残率都很高，但如果得到及时正确的治疗，其后果可大为改观。Hoesley 首先用颈动脉结扎术治疗经开颅证实的颅内动脉瘤；Dandy 首次成功地用金属夹将颅内动脉瘤夹闭，从而开创了处理颅内动脉瘤的主导方法；之后，多种新的治疗方法不断涌现，在外科治疗朝着微创方向发展的同时，介入神经放射技术的发展为颅内动脉瘤的治疗开辟了新的途径。

一、流行病学

在一般人群中，很难确定动脉瘤的发病率。这是因为死于蛛网膜下隙出血的患者，生前未必都能住入医院或得到详细的检查；同时对于脑动脉瘤的诊断标准，各家也有分歧，如将直径 2mm 以下的微小动脉瘤包括在内，在常规尸检中有报告可达 17%；再则，病理学家对动脉瘤搜索的经验和细致程度，也很有出入，例如即便是同一病理学家，在他第一次 13 185 例尸检中发现的动脉瘤为 153 例（1.2%），而在第二次 1 587 例尸检中却为 125 例（7.8%）。虽然如此，目前根据一些大系列尸检的资料，破裂的和未破裂的动脉瘤合在一起的发病率约为 5%。

先天性动脉瘤在儿童和 70 岁以后的老人，甚为少见。30 岁后发病率渐渐上升，半数以上患者的年龄是 40～60 岁，发病年龄的高峰是 50～54 岁。总的来说，女性发病率略高。不过，性别与动脉瘤的部位和患者的年龄有一定的关系。例如根据 Sahs 等人的统计，在颈内－后交通动脉动脉瘤中，男性占 32%，在前交通动脉动脉瘤男性占 58%，大脑中动脉动脉瘤男性为 41%；在 20 岁以下的患者中，男性的发病率高于女性。

近年来有关先天性动脉瘤在一个家族中发生多个患者的报告已屡见不鲜。这种情况可见于同代或上、下两代或旁系的亲属中。O'Brien 和 Fairburn 2 人各报告一起见于单卵孪生兄弟的动脉瘤。据有些文献报道，先天性动脉瘤在发展中国家，发病率较低，但是否确实，尚有待研究。

二、发病机制

了解脑动脉的组织学特征，对脑动脉瘤形成的认识很有帮助。脑部较大的动脉都在蛛网膜下隙内走行，缺乏脑实质的支持。脑动脉属于肌型动脉，管壁由内膜、中膜和外膜 3 层组成。内膜为一层内皮细胞和发育良好的内弹力层组成；中膜为一层较厚的肌环所组成，外膜较薄，由结缔组织构成，含有胶原、网状和弹力纤维。与身体其他部位的动脉不同，脑动脉无外弹力层。在脑动脉的分叉处，特别是在其夹角内缺乏中膜，因此，此处的管壁仅由内膜、内弹力层和外膜所构成，造成此处发育上的弱点，称为"Forbus 中膜缺陷"。有关脑动脉瘤的形成机制，文献报道很多，意见分歧，大致可归为 3 类：①先天性因素；②后天性因素；③混合因素。兹将各因素分述如下。

1. 先天性因素　不少作者认为脑动脉分叉处的先天性中膜发育缺陷，在动脉瘤的形成过程中起着重要的作用。在血流和血压旷日持久的影响下，内膜常通过中膜上的缺损而向外疝出，成为囊状动脉瘤。在动脉瘤患者中，大缺损显然比小缺损为多，说明动脉瘤的形成与中膜缺陷有一定的关系。此外，有些动脉瘤患者有家族史这也支持先天性因素的学说。先天性因素的另一事实是残留的胚胎血管可转变为动脉瘤，这种动脉瘤虽不多见，但确能说明先天性因素的作用。有原始三叉动脉、舌下动脉或其他颅内动脉异常的患者，动脉瘤的发病率均较常人为高。

2. 后天性因素　鉴于中膜缺陷，也常可见于无动脉瘤的正常人，Glynn 发现，只要内弹力层完整无损，则虽有中膜的缺损，即使动脉腔内的压力增加到 600mmHg，仍不会有内膜从中膜缺损处外疝的现象。因此，他提出了内弹力层对动脉瘤形成的重要性。内弹力层的变性和破裂，常是动脉硬化的一种表现，高血压可促进其进程，动脉瘤之所以多见于中年以后的患者，就是这些后天性因素的作用。

3. 混合因素　目前多数人认为在大的脑动脉分叉处的先天性发育缺陷和随年龄增长而后天发生的内弹力层的改变，是形成动脉瘤的主要因素，高血压和血流的冲击也起着一定的作用。综上所述，虽然这种动脉瘤被称为先天性动脉瘤，实际上是指中膜的缺陷是先天性的，而并非动脉瘤是先天性的。

三、病理

先天性脑动脉瘤多在脑动脉的分叉处或分支的夹角内向外突出多呈囊状；其与载瘤动脉相接连的部位为瘤颈。瘤颈有很细长的，也有很粗宽的，与载瘤动脉的直径相近或大大超过其直径，特别是巨大的动脉瘤，瘤颈可以完全缺如，或载瘤动脉的部分管壁直接参与瘤颈的组成。与瘤颈相对的部分是瘤底。界于瘤颈与瘤底之间的为瘤体。瘤底常是动脉瘤的较薄部分。加之底壁容易发生退行性变，因此在此处破裂的机会最大。有时在未破前，内膜又可通过瘤底上的弱点再向外突出，成为分叶或葫芦状的动脉瘤，比一般的动脉瘤更易破裂，虽然瘤底最容易破裂，但有少数病例，却在瘤体或瘤颈破裂。Crawford 在 163 例破裂的动脉瘤中，发现在瘤底破裂的占 64%，瘤体为 10%，而在瘤颈的只有 2%（有 24% 的破裂部位不明）。动脉瘤瘤体的形状不一，最常见的是囊状，其他的如分叶状、葫芦状、圆球形、腊肠形等。多数的动脉瘤像绿豆或黄豆大小，偶有大如核桃或更大的，直径大于 2.5cm 的，即为巨型动脉瘤。小的动脉瘤常突出在蛛网膜下隙内，根据它的位置和扩展的方向有时可压迫邻近的神经如视神经、动眼神经、滑车神经、三叉神经、外展神经或后组颅神经等。瘤壁或瘤底可与蛛网膜或软脑膜或皮层发生粘连，这样倘若动脉瘤在此处破裂，出血就不仅进入蛛网膜下隙，尚可侵入硬脑膜下间隙或脑内，伴发颅内血肿。巨型动脉瘤大多是埋在脑组织内，形似一占位性病变，压迫毗邻的脑组织或血管，产生相应的局灶性神经症状。这种动脉瘤的瘤腔内多有一层层业已机化和未完全机化的血凝块，紧贴于其内壁，有些甚至钙化，这样就反而不如小的动脉瘤易于破裂出血。不过在 Drake 所报告的 121 例巨型动脉瘤中，有 53 例（44%）曾有过出血过程。

在显微镜下动脉瘤的特征是瘤壁内缺乏中膜的肌层。载瘤动脉内的肌层，在瘤颈开口处突然中断，瘤体壁主要由内膜和外膜 2 层组成，内可见有变性的破裂内弹力层残余。内膜为一层或增厚的多层的血管内皮细胞紧贴于外膜的结缔组织和肉芽组织斑组成，后者多见于较大的动脉瘤。瘤颈常显示程度不等的动脉硬化性的假行性变，如内弹力层的变性和破碎，内膜下的结缔组织增生和动脉粥样硬化沉积。在出血后不久的瘤壁内，尚可见到含铁血黄素的吞噬细胞、淋巴细胞的浸润和纤维组织的增生性改变。

动脉瘤部位、大小和数目：先天性脑动脉瘤好发于脑底 Willis 动脉环及其主要分支。位于，前半环颈内动脉系统的占 85%，后半环椎 - 基底动脉系统的约 15%，左右两侧发病率相近。根据 Locksley 所收集的 2 672 例破裂的脑动脉瘤部位的统计，颈内动脉（包括后交通动脉、眼动脉与末端分叉处的动脉瘤）约占 40%，大脑前动脉（包括前交通动脉）占 35%，大脑中动脉 20%，椎基底动脉 5%，由于该组患者多数未进行全面的（四根血管）脑血管造影，故椎基底动脉上动脉瘤的发病率较低。现在在普遍应用四血管造影的病组中，椎 - 基底动脉动脉瘤的发病率约为 15%。某些部位的动脉瘤与年龄有一定的关系，例如颈内动脉末端分叉处的动脉瘤在 20 岁以下的发病率约为 35%，而在成人中只占 5%。

脑动脉瘤的大小不一，从直径小于 2mm 到大于几个厘米的都有。据 Locksley 的协作研究，绝大多数产生症状的动脉瘤直径为 7～10mm，直径小于 3mm 者很少会引起症状，多为偶然的发现。5～6mm 直径的动脉瘤是破裂的临界大小。大的动脉瘤可见于任何年龄，在儿童中的发病率并不很低。

据多数学者的统计，多发性动脉瘤约为 20%，有报告高达 31%，多发性动脉瘤的数目，2～15 个不等，但以 2 个动脉瘤的最多。在 Locksley 收集到的多发动脉瘤中，15.1% 为 2 个动脉瘤，3 个动脉瘤的占 3.5%，4 个或 4 个以上的仅占 1.4%。多发性动脉瘤的分布，常在两侧相对称的部位，或在同一支动脉上的不同部位。在多发性动脉瘤中，各动脉的发病率不同，颈内动脉的最多，为 48%，大脑中动脉的 30%，在大脑前动脉和椎 - 基底动脉上就很少见。

其他异常或病变：在动脉瘤患者中，伴有其他血管性或非血管性异常的情况并非罕见。Walsh 与 King 就报告了脑动脉瘤与脑动静脉畸形同时存在的病例，以后这类报告时有所见，Locksley 的协作研究中已收集到 37 例。动脉瘤多在供应动静脉畸形的增粗的动脉上。脑底动脉环有异常的人，比常人的动脉瘤发病率高 1 倍。例如一侧大脑前动脉水平段发育不良的患者，由于对侧水平段负荷增加，也可促成该侧水平段和前交通动脉相接处的动脉瘤形成。脑动脉瘤好发于多囊肾和主动脉弓狭窄的患者已是众所周知的事实。某些疾病，如 Ehlers - Danlos 综合征。Martan 病已有多起报告伴有脑动脉瘤的情况。在妊娠妇女的后期，脑动脉瘤的发病率也增多。

与动脉瘤扩大、出血有关的某些因素：动脉瘤形成之后，进一步的变化常是扩大和破裂，虽然也有动脉瘤自行闭塞的报道，但极为少见。动脉瘤破裂出血后，可导致一系列继发的功能性和器质性的紊乱，加剧病情的复杂性，并常因此而致死或致残。引起动脉瘤扩大和破裂的原因，归纳起来有瘤内、瘤壁和瘤外 3 种因素，具体的与下列几个方面有关。

1. 瘤内因素　具体如下。

（1）高血压：由于高血压增加动脉瘤瘤腔内的张力和瘤壁的负荷，加速瘤壁动脉硬化的进程，因此，高血压的存在，就使动脉瘤扩大和破裂的倾向大为增加。高血压的发病率，在较大的动脉瘤患者中较一般大小动脉瘤的要高，这就说明两者的关系。但必须说明，高血压本身并不能激发动脉瘤的形成。

（2）动脉瘤内的涡流：动脉瘤内的血流涡流被认为是造成动脉瘤扩大和破裂的一个因素。Ferguson 提出这种涡流所产生的震动如与瘤壁的共鸣频率相同，就会引起瘤壁结构疲劳，导致动脉瘤瘤壁的弱化及动脉瘤的扩大和破裂。

（3）动脉瘤瘤腔与瘤颈大小的比率：Black 与 Germar 二人在实验性的动脉瘤中发现，瘤腔与瘤颈的比例对于动脉瘤的扩大或者发生自发性血栓的形成有一定的关系。宽颈的动脉瘤容易扩大。瘤体直径小于 5mm 者破裂的机会很小。

（4）搏动性血流与动脉瘤的破裂：测定动脉瘤内的压力时，发现其血流是呈搏动性的。若将载瘤动脉的近端，缩小到 1mm 时，搏动就会消失。如果在一支动脉上有远近 2 个动脉瘤，则远端动脉瘤内的血流搏动，弱于近端的动脉瘤；倘若将近端动脉瘤的瘤颈夹闭，则远端动脉瘤内的搏动程度增强。因此也就易于发生破裂。在一支动脉上的 2 个动脉瘤，近端的动脉瘤容易破裂。

（5）动脉瘤瘤体扩展的方向：瘤体顺着载瘤动脉内的血流方向的，容易扩大和破裂。反之，如不是顺着血流方向的，则破裂的机会减少。

2. 瘤壁因素　包括瘤壁机械性疲劳、滋养血管闭塞和酶的作用等因素，它们可使瘤壁局限性弱化，

Crompton 和 Stehbens 均发现在动脉瘤壁上的局部白细胞和纤维蛋白浸润，认为是局部弱化的证据。在瘤壁局部弱化部位，或者出现小的向外突起的小阜，并可随之而破裂；或者发生胶原物质的沉积而使之加强，弥补局部的弱化。

3. 瘤外因素　动脉瘤瘤外的压力或阻力，在很大程度上影响动脉瘤的扩展和破裂。如在海绵窦内和眼动脉分支处的动脉瘤有较大倾向发展成为大动脉瘤，因为海绵窦的硬脑膜和前床突常起到保护作用而减少了动脉瘤破裂机会，使动脉瘤得以不断扩大。另外，颅内压力对动脉瘤的再破裂也有影响。Nornes 用连续测定颅内压的方法，研究了两者的关系，发现当压力低于 400mmHg 时，新近出血过的动脉瘤较易发生再出血。

四、并发症

动脉瘤出血后的并发症动脉瘤破裂如发生大量而猛烈的出血，多在短时间内迅速死亡。在急性期存活下来的患者，尚可发生下列并发症。

1. 脑血管痉挛　蛛网膜下隙出血（SAH）后发生脑血管痉挛的机制，十余年来，虽做了大量的研究，但至今尚不清楚。在实验动物中可见到机械刺激可引起血管痉挛，不过蛛网膜下隙出血后的持续痉挛的时间难得会超过半小时以上。目前认为乃与血液中释放出来的血管收缩物质有关，可能是 5 - 羟色胺、儿茶酚胺、红细胞溶血后氧合血红蛋白和前列腺素 E、F 等。由于这种物质需经过一段时间才能释放出来，因此出血后痉挛的出现常有一潜伏期，一般为 3d 左右，常常在第 2 周是高峰，多在 3 周后开始逐渐消退，长者可持续数周。近来 CT 扫描的研究表明蛛网膜下隙内血凝块的大小和多少与血管痉挛有明显的关联。

蛛网膜下隙出血后脑血管痉挛的发生率为 40% 左右，由于血管造影的时间不同，各家报告的发生率殊不相同。Sundt 认为所有破裂的动脉瘤都可有脑血管痉挛，只是程度有所不同而已。

Yasargil 在手术中的观察，发现基底部的蛛网膜下隙又被隔成多个彼此相通的小腔，因此在动脉瘤破裂时，出血可被相对地局限在相邻的小腔内，也可扩展到较广的范围。这样，痉挛可局限在动脉瘤附近的载瘤动脉，或累及该动脉整个主干，或扩展到对侧动脉，甚至波及全脑。局限在动脉瘤瘤颈部的痉挛，出现较早，有时在破裂一开始，就立即出现。Wilkin 认为，痉挛都发生在硬脑膜内的血管，不会涉及硬脑膜外的颈内动脉。

血管痉挛的直接影响是降低瘤腔的血压或减少血流量，血压降低可暂时防止再出血。实验室和临床研究证明血流量的减少，不一定出现症状，不过如低于每分钟 20mL/100g 脑组织时，就会发生脑缺血，引起脑水肿或脑梗死，造成死亡或病残。局部的血流量减少，往往只出现局灶性神经缺损；较大范围或全面的减少，引起意识障碍，甚至昏迷。病情严重的程度和痉挛有一定的关系，在意识障碍较重的患者中，80% 有痉挛，而病情较轻的，只有 14% 有痉挛。脑血管痉挛而引起的神经症状的特点是呈进行性的加重。虽然程度不重的痉挛并不引起脑缺血，但是，倘若此时尚有颅内血肿、脑积水或别的原因所造成的脑血管部分阻塞等因素存在，则可加重痉挛的不良影响。在已有血管痉挛的患者，如再加上手术操作的干扰，或因发生再次出血，痉挛就会在原有的基础上进一步加剧，有时可达极为严重的程度，引起大区域的脑梗死。所以对痉挛较重的患者，不宜进行手术。

2. 颅内血肿形成　动脉瘤多处于脑底部的蛛网膜下隙内，因此当动脉瘤破裂后，出血理应进入蛛网膜下隙。但是，如果动脉瘤的出血较凶猛，而其所在的蛛网膜下隙间隙又较窄小，一时不能容纳大量的血液，出血就可将软脑膜撕裂，破入脑组织内，形成脑内血肿。有时动脉瘤瘤壁的薄弱部分，事先就与软脑膜粘连，以后如在此处破裂，出血也可直接破入脑内，甚至可以完全没有蛛网膜下隙出血的过程。脑内出血和血肿形成的发生率和血肿的位置与动脉瘤的位置有关。据 Lougheed 和 Marshall 的资料，大脑中动脉动脉瘤的血肿发生率最高，将近 50%；其次是前交通动脉动脉瘤，为 20%；颈内动脉动脉瘤为 15%；而椎基底动脉动脉瘤往往只引起蛛网膜下隙出血，极少并发脑内血肿。就血肿的位置而言，大脑中动脉动脉瘤，血肿多在颞叶或额叶；前交通动脉动脉瘤所引起的血肿，常在一侧或双侧额叶的内侧或底部；颈内动脉动脉瘤多破入颞极内侧部分或额叶底部。小的血肿多在皮层或皮层下，无临床意义。发展快的或大的血肿，不仅压迫相邻的脑组织，往往还要引起急性颅内压增高和脑疝，使病情迅速恶化。

硬脑膜下血肿在动脉瘤中的发病率为 5% ~20% 。出血进入硬脑膜下间隙可能通过以下几种途径：①动脉瘤瘤底与相邻的蛛网膜粘连。以后如在粘连处破裂或漏血，出血便可进入硬脑膜下间隙；②动脉瘤出的血先包裹在一周围有粘连的蛛网膜下隙内，若压力过大使蛛网膜破裂，出血就侵入硬脑膜下腔；③Basett 和 Lemmen 曾报告 2 例动脉病病例，因出血昏迷而跌倒，且并发了外伤性硬脑膜下血肿。

Stehbeu 根据 130 例硬脑膜下血肿的资料，发现并发于颈内动脉的有 47 例，大脑中动脉的 43 例，大脑前动脉（包括前交通动脉）的为 32 例，说明在前循环各部位动脉瘤并发硬膜下血肿的发生率相差不大。由于椎基底动脉上的动脉瘤，多处于较宽阔的基底池内，因此常不与蛛网膜粘连，所以仅在少数的情况下，可在颞叶底面或小脑半球上面发生薄层积血。硬膜下血肿的大小，各例出入颇大、小的就局限在动脉瘤附近，大的可以很大，或甚至为双侧性的。Clark 和 Walton 认为，真正具有临床意义和威胁生命的硬脑膜下血肿，为数并不很多。

完全被包裹在蛛网膜下隙内的血液，则为脑池血肿。这种血肿一般均不大，虽不引起脑受压，不过常可压迫脑池内的血管（包括穿动脉）而引起供血障碍。容易发生较大脑池血肿的部位有：①外侧裂池；②终板池；③脚间池；④小脑脑桥池等。自从应用 CT 检查后，发现脑池血肿的发病率不低，并与脑血管痉挛常有密切的关系。

3. 脑室内出血　脑室内出血都极严重，出血来源可以是以下几点。

（1）动脉瘤出血直接通过皮层而破入脑室，如后交通动脉动脉瘤破入颞极内侧底部而血液进入下角，或前交通动脉动脉瘤破入直回、嗅三角、胼胝下回而进入额角等。

（2）由已形成的脑内血肿破入脑室。

（3）血液由蛛网膜下隙经第四脑室的正中孔或侧孔逆行进入脑室。脑室出血不管其来源如何，由于下丘脑常遭损害，因此一开始就有严重的全身性功能紊乱，病情都较严重，倘若脑室内的鲜血又凝成血块，堵塞脑脊液循环通路，形成急性脑积水，因此病情加速恶化。

4. 脑水肿与脑梗死　蛛网膜下隙出血后，脑水肿的发生和发展是一常见的情况，是引起颅内压增高和病情加重的主要原因。在大多数患者，它可能是继发于蛛网膜下隙出血后脑血管痉挛所致脑缺血的后果，也有可能是因直接或间接累及间脑的缘故。

据尸检资料统计，动脉瘤破裂后的脑梗死发病率为 8% ~80% ，在并发急性脑内血肿的病例，发病率较低，但在基底池和外侧裂池内出血者，发病率较高。脑梗死虽多见于载瘤动脉的供应区，但发生在任一大脑半球的其他区域内的也属不少。Hauau 等人报告在他们的病组中，后者反而更为多见，约占 2/3 的病例。他们区分出 3 种梗死：①早期坏死（48%）；②血管造影后梗死（30%）；③手术后梗死（22%）。产生脑梗死的原因，主要是严重的脑血管痉挛，多见于并发外侧裂池和终极池内血肿的病例，其他的原因有动脉粥样硬化、Willis 环异常、低血压、肺水肿、手术干扰和动脉瘤内栓子脱落等。梗死范围可以是大块的缺血，也可以是散在的小片软化灶，极少数为出血性梗死。

5. 脑积水　蛛网膜下隙出血后脑积水的发生率为 5% ~10% 。脑积水通常于出血 3 ~4 周后才出现，也可迟至 6 个月。大脑前交通动脉、后交通动脉和基底动脉上动脉瘤的出血发生率较高，而大脑中动脉动脉瘤的破裂出血，则很少引起这种并发症。就并发脑积水的发生率来说，反复出血的次数比一次出血的血量更为重要。形成脑积水的机制尚不完全清楚。目前有 2 种假说：①软脑膜的纤维性增厚，蛛网膜下隙的粘连和阻塞；②血液将蛛网膜粒堵塞，并使之机化，阻碍脑脊液的正常吸收。动脉瘤出血患者的恢复常因并发脑积水而停滞不前或甚至倒退。

6. 下丘脑损害　Crompton 在死于动脉瘤出血的 106 例尸检中发现，61% 有下丘脑损害的证据，并提出在脑底部动脉瘤的破裂，特别是前交通动脉动脉瘤的破裂，较易损害下丘脑功能的完整性。Barnett 认为下丘脑的损害，可由下列几种方式造成。

（1）Willis 环穿动脉痉挛，引起下丘脑区域的缺血。

（2）出血破入脑室，引起第三脑室的急性扩大。

（3）出血直接破入和损坏下丘脑。有时因并发急性脑积水，也会引起下丘脑的功能紊乱。

五、临床表现

绝大多数的动脉瘤在未破裂出血前都无症状，少数病例可因压迫相邻的神经结构出现相应的神经症状。

1. **未破裂前的表现** 只见于少数患者，其表现取决于动脉瘤的部位、大小、形状和扩张的方向。有些患者可有发作性头痛或头昏等非特异性症状，其与动脉瘤的关系尚待确定。现将一些较常见部位动脉瘤的主要特点和其症候群分述如下。

（1）颈内动脉动脉瘤发生在与后交通动脉交接处的最多，其他的部位有在海绵窦内，眼动脉起点，颈内动脉终末分叉处和脉络膜前动脉等。有人把颈内动脉上的动脉瘤，以前床突为界，划分为床突上动脉瘤和床突下动脉瘤，按此分法，则海绵窦内的动脉瘤和部分的颈内-眼动脉动脉瘤则为床突下动脉瘤，其余均为床突上动脉瘤。床突上段的颈内动脉常处于内侧的视神经及视交叉和外侧的动眼神经的间隙内，这里的动脉瘤特别是起病较急的患者，除有动眼神经和视神经症状外，常诉患侧前额部和眶部疼痛。

颈内-后交通动脉动脉瘤：占颅内动脉瘤25%以上，较易破裂出血，较大的动脉瘤常会引起动眼神经麻痹，出现如复视、眼睑下垂、眼球外斜、瞳孔散大、对光反应和调节反应消失等表现。此外，还可因压迫内侧的视神经和视交叉而引起视力减退、视神经萎缩和视野缺损等。颈内-后交通动脉动脉瘤也有人称为后交通动脉动脉瘤。但动脉瘤真正在后交通动脉上的却很少见。Yasargil报告的136例后交通动脉动脉瘤中，位于后交通动脉上的只有6例，而在颈内动脉侧壁或在其与后交通动脉交接处的却占130例。颈内-脉络膜前动脉动脉瘤较为少见，只占颅内动脉瘤的2%～4%，其临床表现与颈内-后交通动脉动脉瘤相似，只能在血管造影上才能鉴别。

海绵窦内动脉瘤：占颅内动脉瘤的2%～3%，大多为囊状，偶可为梭状。较多见于中年妇女。由于海绵窦内有Ⅲ、Ⅳ、Ⅴ、Ⅵ等颅神经通过，因此眼部表现甚为明显，如眼睑下垂，完全性眼肌麻痹和轻度突眼等。眼球外展受限一般出现较早。患侧瞳孔散大，光反应消失是动眼神经中的缩瞳纤维受累的表现，但有时因颈内动脉周围的交感神经丛受动脉瘤的压迫而表现为瞳孔缩小，三叉神经症状与动脉瘤在海绵窦内的位置有关，Jefferson将海绵窦分为前、中、后3段，位于前段的动脉瘤产生眼支症状，中段者为眼支和上颌支症状，而位于后段者到为完全的三叉神经症状。大型动脉瘤尚可压迫视神经而出现视力、视野障碍。但它因受窦壁的保护，故不易破裂。小的动脉瘤破裂后，就成为海绵窦内动静脉瘘，出现额部疼痛，搏动性突眼、球结膜充血和水肿，眼底静脉增粗，视盘水肿和眼底出血等。80%～90%的患者，可在其额部或眼眶闻到血管性杂音，压迫同侧颈动脉可使杂音消失。

颈内-眼动脉动脉瘤：本动脉瘤的发病率为1.3%～5.4%，女性较多，多起自眼动脉起始部的颈内动脉上方或内上方。常为多发性动脉瘤中的一个，Yasargil报告的25例中，16例为多发性动脉瘤。亦较易发展成为巨型动脉瘤，Guidetti报告的25例中，15例属巨型瘤。由于此瘤与视神经和视交叉相邻，因此蛛网膜下隙出血，视力障碍，视野缺损和视神经萎缩为主要表现，也有患者毫无症状，仅属偶然发现。

颈内动脉末端分叉处动脉瘤：占颅内动脉瘤5%～7%。多见于青年男性，在133例儿童动脉瘤中，34%在此部位。小的动脉瘤在出血前多无症状，个别的可大至3～5cm，可出现进行性患侧视力障碍和视神经萎缩。

（2）大脑前动脉动脉瘤发病率最高的是在前交通动脉，虽然在水平段或胼周支或胼边支上的也有，但较为少见。

前交通动脉动脉瘤：前交通动脉是动脉瘤的高发病部位之一，前交通动脉动脉瘤约占颅内动脉瘤的30%。Willis环的解剖异常，可能与动脉瘤的形成有一定的关系，在这种动脉瘤中，有Willis环前份发育不良的可高达85%。大的动脉瘤可直接压迫视交叉和脑下垂体等结构而产生相应症状，小的多无症状。一旦破裂，由于其与下丘脑相邻并和丘脑下动脉的关系密切，因此下丘脑功能障碍的表现较突出。

大脑前动脉主干或分支上的动脉瘤：发病率低。小的动脉瘤，不论是在前动脉的水平段或在胼周支或胼缘支上，都无症状。在水平段上的大型动脉瘤，可因压迫同侧的视神经和嗅束而产生视力障碍和嗅觉丧失。

（3）大脑中动脉动脉瘤：各组报告的发病率不一，为16%～33%。大多数处于外侧裂内的主干分叉部位，少数可在中动脉主干及中动脉的远端分支上。在主干分叉部位的动脉瘤与岛叶、额叶底部和颞叶的关系密切，但未破裂前很少会有症状。在分叉部位的动脉瘤有发展成为巨型动脉瘤可能，如其中血凝块脱落，形成栓子，产生中动脉区内的栓塞，出现突然的偏瘫和抽搐发作。破裂出血后常有偏瘫、失语、视野缺损和抽搐等症状。在中动脉主干及远端分支上的动脉瘤，体积都较小，除非破裂出血，否则都无症状。

（4）大脑后动脉动脉瘤：发病率很低，据不同学者的报告，只占椎－基底动脉动脉瘤的1%～15.4%，较多的发生在与后交通动脉及颞前支交接的2个部位：前者可产生动眼神经麻痹或Weber综合征；后者因邻近颞、枕叶内侧部分，可引起视野改变。大型动脉瘤可直接压迫脑干，与基底动脉动脉瘤的表现相似。

（5）基底动脉动脉瘤：动脉瘤的位置可在基底动脉末端分叉处、中段或小脑上动脉、小脑下前动脉的起点附近。Hamby描述了3种形态：①基底动脉增长、扭曲、呈梭形S形；②球形；③囊形。前2种多为动脉硬化性动脉瘤，虽然不易破裂，但却可压迫相邻的结构而产生一侧或双侧的5、6、7、8等颅神经症状和反复或两侧交替发作的不全性偏瘫、体位性眩晕、眼震等脑干症状，甚至有时可引起脑积水。此处的囊状动脉瘤多在基底动脉末端分叉或在小脑动脉开始分出部位。大的有压迫症状，小的未破前多无症状。

（6）椎动脉动脉瘤：属于少见的动脉瘤，可在椎动脉汇入基底动脉或其与小脑下后动脉交接处，产生小脑症状、延髓或后组颅神经症状和美尼尔综合征等。

2. 动脉瘤行将破裂前的先兆症状　不少动脉瘤在破裂前先有一个突然扩大或漏血阶段。据一些作者的回顾性研究，40.2%～60%的动脉瘤患者在破裂前会出现某些警告性先兆，其发生率在女性略高，并随年龄的增加而递减；这种递减趋势在男性较为明显。Kawara将这些先兆性症状和体征，分为3类。

（1）血管源性症状：大多是动脉瘤扩大的直接结果，包括局部头痛、眼痛和脸痛，视力减退，视野缺损和眼球外肌麻痹等。

（2）动脉瘤少量漏血症状：出现全面性头痛、恶心、项部僵痛、腰背痛、畏光和嗜睡等。

（3）缺血性症状：可能与动脉痉挛有关，也可能是血管的闭塞或栓塞而致，表现为运动或感觉障碍、视幻觉、平衡失调、眩晕等。这些先兆的发生率与动脉瘤的部位有关，以颈内－后交通动脉动脉瘤最高，可达69.2%，而椎－基底动脉动脉瘤则较少发生。在先兆中，虽然头痛和眩晕较普遍，但缺乏特异性；而以漏血表现最有临床意义，值得据此而进行腰椎穿刺和进一步的脑血管造影检查，以便采取积极措施，防止动脉瘤发生突然破裂，引起灾难性的自发性蛛网膜下隙出血。这种自发性蛛网膜下隙出血常在出现漏血现象后1周左右发生。

3. 蛛网膜下隙出血　有80%～90%的动脉瘤患者是以自发性蛛网膜下隙出血起病的，症状的轻重视出血的缓急和程度而定。一般有下列3种表现。

（1）起病：脑膜刺激征和一般的神经症状多为突然发病，常在体力活动或情绪激动时发生，偶可在睡眠中发生。通常以头痛和意识改变为最普遍和突出的表现。根据出血凶猛程度，有下列4种起病方式：①起病时仅诉头痛、颈僵、程度不重，无其他症状；②骤然剧烈头痛，继之昏迷，经几分钟，或几十分钟后，虽似又清醒，但仍然有精神错乱、嗜睡、健忘、虚构等表现，并可持续几天或几周之久；③无任何诉述，突然深昏迷，几分钟或几小时内死亡。一般头痛常从枕部或前额开始，迅速遍及全头，或延及颈项、肩背和腰腿等部位。除头痛外，其他的脑膜刺激征有恶心、呕吐、畏光、面色苍白、颈项阻力和凯尔尼格征。意识障碍是蛛网膜下隙出血的常见症状之一，有41%～81%的患者在起病时或起病后的近期内出现程度不等的昏迷。抽搐的发生虽非多见，但有个别报告高达22%者，全身性抽搐比局限性抽搐多见。在后半Willis环动脉瘤出血的患者中，有17%～26%在起病时诉眩晕。此外，在动脉瘤破裂出血的患者中，约有1/3尚可出现视网膜，视网膜前或玻璃体下出血。

（2）蛛网膜下隙出血的局灶性神经表现：一般来说，单纯的蛛网膜下隙出血，很少会发生较持久的局灶性体征。但是若有继发性的病理变化，则常会出现某些特定的局灶性神经体征。如后交通动脉动脉瘤破裂出血后常有同侧动眼神经麻痹的表现，这可能是该神经受动脉瘤或血凝块压迫，或因出血直接破入神经鞘或神经实质的结果。蛛网膜下隙出血并发血管痉挛或脑内血肿时常伴发半球症状（如偏瘫、偏身感觉障碍、偏盲、失语等）。精神错乱在出血早期颇为多见，常尚有近事记忆力障碍和虚构等症状，可能与丘脑的背内核、前腹核或海马和穹隆等功能障碍有关。

（3）全身性症状：蛛网膜下隙出血的早期，常有程度不等的短暂的血压升高、体温上升（38℃）、白细胞增多、高血糖和糖尿、蛋白尿等。发生机制尚不清楚，可能是血液刺激下丘脑中枢的结果。由出血所引起的下丘脑器质性损害，可产生严重的全身性功能紊乱，如出现中枢性高热、深昏迷、急性肺水肿、胃肠道出血、抗利尿激素异常分泌及电解质紊乱，类似急性心肌梗死的心电图改变等征候。这些症状的出现，一般都意味着预后较为恶劣。

4. 几个常见部位动脉瘤出血的定位表现　必须说明，前述各个部位动脉瘤出血的定位表现，临床意义是有限的。因为大多数的动脉瘤患者都是以其动脉瘤所在的位置加上出血而表现出来的。下列情况为几个常见的表现及其临床意义。

（1）动眼神经麻痹提示该侧的颈内-后交通动脉动脉瘤。

（2）在出血早期就出现一侧或双侧下肢短暂性轻瘫的，常为一侧或双侧大脑前动脉痉挛，提示前交通动脉动脉瘤。

（3）患者意识虽似清醒，但处于无动缄默状态者，也常是前交通动脉动脉瘤的表现，意味着一侧或双侧额叶内侧面、下丘脑或胼胝体的缺血性或出血性损害。

（4）偏瘫（完全性或不完全性），失语症多见于大脑中动脉动脉瘤，提示并发了大脑中动脉的痉挛或额叶内血肿。

（5）一侧视力减退或失明多见于 Willis 环前份内侧部分的动脉瘤（颈内-眼动脉，颈内动脉末端分叉处和前交通动脉等部位的动脉瘤）。

（6）持续于一侧的眼痛或眼眶痛、一侧性的视网膜前出血，多有定侧价值，并多为 Willis 前半环的动脉瘤。

5. 几种比较特殊的表现　具体如下。

（1）曾有报告，起自颈内动脉或前交通动脉的动脉瘤，临床上很像鞍内或鞍上肿瘤的表现，出现双颞侧视野缺损，类似鞍内肿瘤的头痛和垂体功能全面低下等。这些症状，有些是因动脉瘤不断扩大后所引起的，也有的是发生在蛛网膜下隙出血之后。Meadows 曾援引 1 例钙化了的颈内动脉动脉瘤表现为肢端肥大症，尸检发现垂体和下丘脑均有遭受压迫的证据。

（2）偶有动脉瘤以短暂性脑缺血（TIA）发作为主要表现，这种表现常有如下特点：①动脉瘤较大，血管造影显示腔内存有血栓的证据；②每次发作模式固定不变；③缺乏其他足以解释 TIA 发作的病变；④动脉瘤处于供应缺血区动脉的近端；⑤瘤颈夹闭后就终止 TIA 发作。

（3）有少数患者，蛛网膜下隙出血后主要表现为急性精神错乱，定向力障碍、兴奋、语无伦次和暴躁行为等精神异常，令人不解的是从不诉述头痛。这可能是因以前所形成的蛛网膜下隙粘连，使血液包裹在正中裂或外侧裂的蛛网膜下隙内，并不能进入游离的蛛网膜下隙，所以出现突出的精神症状而缺乏脑膜刺激的表现。

六、诊断

对大多数脑动脉瘤来说，诊断的原则主要是根据自发性蛛网腔下腔出血来考虑的和脑血管造影来确诊的。蛛网膜下隙出血的临床表现已在前面叙述，临床诊断不难，证实是否蛛网膜下隙出血最简便和可靠的方法是腰椎穿刺，视脑脊液是否染血。在鉴别诊断时，需考虑到其他会引起自发性蛛网膜下隙出血的病变，特别是高血压脑出血、脑动静脉畸形、脑卒中、血液病和某些结缔组织疾病。此外在诊断过程中，还需全面评价动脉瘤患者总的情况和有无蛛网膜下隙出血所致的并发症及其程度。因此对临床上诊断为出血的脑动脉瘤患者常需进行下列特殊的和辅助性的检查。

1. 血、尿常规检查　在动脉瘤出血患者的早期，周围血液内的白细胞增加到（15~20）×10⁹/L 者，甚为普遍。血沉也普遍有轻度或中度的增快，其程度常与白细胞增多的程度相应。蛋白尿和糖尿在出血早期也颇为常见，重者还可有管型尿。

2. 脑脊液改变　有脑膜刺激征或起病急骤且伴有意识障碍或神经体征者，均应及时做腰穿和检查脑脊液，除非患者已有脑疝或脑疝趋势者（目前倾向于先行脑超声或 CT 扫描，除外占位病变后再做腰椎穿刺）。清晰正常的脑脊液一般都意味着没有发生过动脉瘤破裂出血。但是，也有例外的情形，如出血既不剧烈又是单纯地破入脑实质内或硬脑膜下间隙或粘连了的蛛网膜下隙内。单纯的蛛网膜下隙出血，脑脊液压力可有轻度或中度增高。动脉瘤破裂后，除非出血非常猛烈，一般总要在 2h 后腰穿才能发现明显的蛛网膜下隙出血和脑脊液经离心后上清液才会变黄。一般在 1~2 周后肉眼红细胞才逐渐消失。黄变的脑脊液要 3 周左右退净，出血后脑脊液中的白细胞也可有程度不等的增多，先为中性，后为淋巴细胞，待脑脊液黄变消失 2~3d 后也恢复正常。生化测定，糖和氯化物均正常，但蛋白增高，其程度多与红细胞数增多平行。由此可见，在蛛网膜下隙出血后，脑脊液的变化 3 周左右基本上就恢复正常。近年伊藤等用一种特殊的方法将含铁的细胞染色，在蛛网膜下隙出血后，这种含铁细胞在 4 个月内均可被找到。这样，即使脑脊液已不复血性或黄变，但仍可根据脑脊液中有无含铁细胞而断定 4 个月内曾否发生过出血。

3. 脑超声和脑电图检查　这 2 项检查方法对脑动脉瘤虽无特异性价值，但因它们属无创伤性检查、操作简便、安全、可反复使用和追踪其发展趋势，因此仍有一定价值。如发现有中线波移位，第三脑室扩大，局限性或一侧性的低波幅等，则提示有颅内血肿、脑积水或脑梗死存在的可能。

4. 放射学检查　一般在头颅平片上能发现动脉瘤的机会不多，只有偶尔在巨型动脉瘤中会见到弧形钙化阴影，特别是在靶区的意义较大。脑动脉瘤主要是依靠脑血管造影检查来确诊。通过脑血管造影，加之如又采用减影法，放大法和不同角度地快速连续摄片等方法，不仅能证实动脉瘤的存在，还可确定其部位、形态、瘤颈宽狭、瘤体大小和扩展方向、数目、与相邻动脉的关系、动脉硬化程度、侧支循环好坏和有无并发血管痉挛、颅内血肿及脑积水等。

关于出血的动脉瘤患者做脑血管造影的时间问题，近来已趋向一致。虽然 Koenig 曾报告了在血管造影时发生动脉瘤破裂的经验，但是一般认为造影本身并不特别增加再出血的危险，因此只要病情较好，多主张在蛛网膜下隙出血后 24h 内进行。倘若疑有并发血肿和有脑疝趋势时或急性脑积水时，则应做紧急造影，以便及时决定处理方案。

造影方法，直接穿刺颈动脉或经股动脉插管行选择性血管造影均可。由于动脉瘤不一定都有定位表现和 20% 的患者患有多发性动脉瘤，因此插管造影较为理想，便于一次做几条血管或甚至 4 条血管的全面造影检查。若在早期的造影未能找出蛛网膜下隙出血的原因，同时造影中又显示脑血管有程度不等的血管痉挛，则应隔 2 周左右待痉挛消退后再做第 2 次血管造影复查，常可将一些在第 1 次造影阴性的或显影不佳的动脉瘤较满意地显影。倘若第 2 次造影仍属阴性，则暂时不必再做造影，除非又发生出血。

脑血管痉挛所造成脑缺血的范围和其程度，虽然现在已有较先进的方法来测定，但是无疑的，脑血管造影对蛛网膜下隙出血后或动脉瘤直接手术后发生的痉挛的了解，仍不失为一有效和可靠的手段。从脑血管造影中所显示出来的痉挛，可以局限在载瘤动脉附近，也可波及较广的范围或甚至对侧动脉，但是有趣的是从不会累及硬脑膜外的近端动脉或远端的皮层血管。

在多发性动脉瘤患者中，血管造影尚能定出哪一个是出血的动脉瘤。凡在动脉瘤邻近见有局限性动脉痉挛或血管移位者，均提示该动脉瘤有过新近的出血。若发现瘤腔很不规则，或瘤底部有小的乳突样外突，也有意义。动脉瘤的大小和部位也有参考价值，较大的动脉瘤容易出血，在动脉近端的动脉瘤和前交通动脉上的动脉瘤均属较易出血的动脉瘤。

5. CT 与磁共振检查　具有辅助诊断价值，可了解出血的部位、血肿的大小、有无脑受压、脑积水等。MRI 可判断动脉瘤内有无血栓，从出血部位可以间接推断动脉瘤可能发生的部位；CT 血管造影和磁共振血管造影可以清晰地显示颅内动脉瘤，对于直径在 2mm 以上的动脉瘤的准确率达到 98% 以上，进行三维重建可显示动脉瘤的几何形态学特征及其与载瘤动脉的关系。

近年来人们重视蛛网膜下隙内的血凝块与发生脑血管痉挛的关系，CT 扫描可了解蛛网膜下隙内局限性和弥漫性积血情况。Fisher 等发现在 18 例 CT 扫描无局限性积血或只有弥漫性出血的蛛网膜下隙出血患者中，只有 1 例以后发生严重的血管痉挛；而在另 24 例 CT 扫描见有蛛网膜下隙内存在有局限的 3mm×5mm 大小血凝块的或较弥漫积血达 1mm 厚的患者中，23 例在血管造影显示严重的血管痉挛和临床上有延期出现的神经症状和体征。由此可见 CT 扫描检查可预测哪些患者有可能发生症状性脑血管痉挛，而较早地做出处理对策。

6. 心电图检查 动脉瘤破裂出血后，心率和心律均可发生显著的改变。心率可以极慢，酷似传导阻滞。心电图的 T 波和 S-T 段改变，提示心肌缺血或梗死。这种改变，常在蛛网膜下隙出血发生后 1h 左右出现，若当时患者意识不清或不能陈述头痛，同时又尚未出现脑膜刺激表现，诊断就较困难，易被误诊为心血管疾病。目前对于此项改变的机制尚不明了，可能出自反射性的冠状动脉痉挛或大量交感神经冲动的发放，大概与出血所招致的下丘脑功能紊乱有关。

7. 脑血管造影 脑血管造影目前仍是颅内动脉瘤诊断的"金标准"，对其诊断具有极其重要的价值，可以查明出血原因、病变部位、大小、形状、数目、瘤颈宽窄、瘤颈伸展方向、侧支循环、有无动脉粥样硬化、瘤腔内有无附壁血栓等。旋转数字减影血管造影及通过工作站进行血管的三维重建，可以立体的、动态地显示动脉瘤与载瘤血管之间的关系。

在动脉瘤破裂后的急性期进行血管造影没有绝对的禁忌证，但是对于有造影剂过敏体质、心肺疾病及出血倾向的患者应适当注意。未破裂或病情属 Hunt-Hess Ⅰ～Ⅱ级，在出血后应尽早造影，以便尽早诊断。尽快治疗；Hunt-Hess Ⅲ～Ⅳ级者，应待病情好转后再造影；对伴发颅内较大血肿、情况紧急者，可急诊造影。

尽管脑血管造影是诊断颅内动脉瘤的"金标准"但却是一种有创性检查，因为图像质量、局部血管痉挛、瘤内血栓形成等影响，约存在 2% 的假阴性，因此首次造影阴性的患者需要在出血 2 周后进行血管造影复查。

七、血管内介入治疗操作常规

（一）载瘤动脉闭塞术

1. 适应证 颅内巨大动脉瘤（直径大于 25mm）、宽颈或梭形动脉瘤、Willis 环远端小动脉分支动脉瘤和创伤后假性动脉瘤及感染性动脉瘤，此类动脉瘤在厕纸循环充足的条件下，血管内应用球囊、组织胶或微弹簧圈进行闭塞载瘤动脉可达到治疗动脉瘤的目的，而避免手术的风险。

2. 球囊闭塞试验 闭塞载瘤动脉之前一定要测定侧支循环是否充分，首先行全脑选择性血管造影，在颈动脉造影时压迫对侧颈动脉，以观察大脑动脉环的交叉循环情况以及有无解剖变异；球囊闭塞试验在完全抗凝情况下进行，在示踪图的导引下，将不可脱球囊导管放置在血管需要闭塞的部位，充盈球囊闭塞血管至少 30min，球囊闭塞期间可经静脉注入尼莫地平使血压降低 20～30mmHg 以增加边缘供血区的敏感性，同时做一系列造影和神经功能检查，侧支循环代偿充分的影像学标志为：①患侧颈动脉供血区毛细血管充盈良好；②双侧静脉期同时出现或差异不超过 1.5s。

3. 操作过程 若球囊闭塞试验耐受良好，即可行载瘤动脉的永久性闭塞。经导丝将闭塞球囊引入到动脉瘤前的载瘤动脉，以非离子型造影剂充盈球囊直至完全闭塞载瘤动脉，然后牵拉球囊导管即可将球囊释放。通常还需要在第一个球囊的近端 1～2cm 处放置另二个保护球囊，而在后交通支或眼动脉远端闭塞时仅需一枚球囊即可；基底动脉和椎动脉动脉瘤，闭塞一侧主要供血的椎动脉已足以诱发动脉瘤内血栓形成。

4. 闭塞部位 主要根据大脑动脉环及颈外动脉的代偿情况而定，对于眼动脉开口以下动脉瘤，可将球囊置于瘤颈近端；对于颈动脉-眼动脉瘤，可能存在自眼动脉的血液再灌注，当存在颈外动脉向眼动脉侧枝供血时需将球囊置于动脉瘤与眼动脉之间，并横跨瘤颈部位；若不存在侧支循环，则仅在眼动脉开口以下放置球囊即可；眼动脉以上的动脉瘤复发取决于后交通动脉的血流动力学，球囊通常置于后交通动脉以下；对于不适合手术夹闭或瘤内栓塞的椎动脉动脉瘤亦可使用球囊，其目的是减少或改变血流的方向，促使后颅窝内血栓形成。

（二）选择性铂金微弹簧圈栓塞术（GDC）

（1）特殊器材准备：除一般性血管造影器材外，需准备 Bait 硬度渐变导引管、加压输液袋和输送电解铂金微弹簧圈所需用的 Tracker/FasTracker‒10、Tracker/FasTracker‒18 双示标微导管各 1 根，Seekerlite‒10、Dasher‒10、MackDesign‒18、Seekerlite‒18、TaperDesign‒18 微导丝各 1 根，电解铂金微弹簧圈各种规格若干和 GDC 直流电解装置 2 台。

（2）穿刺造影：常规经股动脉穿刺插管，依次插入 6F 导管鞘，6F 导引管，将导引管送到患侧颈内动脉或椎动脉行全脑血管造影，进一步了解动脉瘤的部位、大小、形态等。

（3）器材连接：导引管尾端接 Y 型带阀接头，其侧臂与带三通的软连接管相连，再与动脉加压输液相连，开放加压输液袋慢慢滴入生理盐水，并给患者实施全身肝素化。

（4）选择弹簧圈：根据动脉瘤的形态、大小选择适宜的微导管与铂金微弹簧圈，微弹簧圈的选择取决于瘤腔与瘤颈的比例，一般动脉瘤腔/颈比例为 4 ∶ 1 最适合行 GDC 栓塞，该比例不得小于 3 ∶ 1，瘤颈宽大于 4mm 则不适合做 GDC 栓塞治疗。第一、二个弹簧圈选择弹性较强的普通型，以使其进入动脉瘤内，可与瘤壁贴紧呈网篮状结构，其直径不得小于瘤颈的宽度，否则 GDC 有脱出动脉瘤的可能；而后用柔软型充填网篮状结构的间隙，以达到紧密填塞动脉瘤的目的。

（5）导引管尾端 Y 型阀由阀臂插入微导管，用可控铂金导丝将微导管导入动脉瘤腔内，使其尖端在动脉瘤腔中部，抽出铂金导向导丝，用 1mL 注射器抽吸低浓度造影剂，经微导管缓慢注入，以了解导管在动脉瘤腔的位置。

（6）在微导管尾端接 Y 型带阀接头，其侧臂与带两通连接管相连，两通连接管再与压力为加压输液袋相连，开放加压输液调节慢慢滴入生理盐水。

（7）检查铂金微弹簧圈：术者左手拇食指固定引导鞘管螺旋锁结构的远侧，右手拇食指固定其近侧，并逆时针旋转引导鞘管将螺旋锁松解，使 GDC 铂金微弹簧圈不再卡住而能在导鞘管内无阻力地移动，慢慢将 GDC 铂金微弹簧圈推出引导鞘管，置于助手手心检查 GDC 电解点是否失灵，弹簧圈的记忆形状是否拉长变形，如仍完好，则抽回引导鞘管内，两手拇食指分别抓住引导鞘管螺旋结构的远近侧，左手固定，右手顺时针旋转，将螺旋结构锁紧。

（8）经微导管尾端 Y 型阀插入带引导鞘管的引导钢丝，使引导鞘管前端与微导管尾端紧密衔接，并拧紧 Y 型阀以固定引导鞘管，助手慢慢将 GDC 铂金微弹簧圈推入微导管内，松开 Y 型阀，慢慢抽出引导鞘管，将 GDC 铂金微弹簧圈慢慢推入，当其进入动脉瘤内时，即见其呈螺旋状盘绕，紧贴动脉瘤壁呈网篮状，当输送钢丝上不透 X 射线的示标超过微导管的第二个示标，与其重叠时，即表示连接 GDC 铂金微弹簧圈的电解点已送出微导管进入动脉瘤内。

（9）电解脱栓：仔细检查与判断 GDC 与动脉瘤是否匹配相进入动脉瘤内是否准确无误，如无疑问，即可准备进行电解脱。在穿刺侧腹股沟部用 20 或 22 号不锈钢针刺入皮下肌肉内，将 GDC 专用直流电解用的黑色负极连接线前端微钩与不锈钢穿刺针连接；将红色正极连接线前端微钩与引导钢丝尾部无绝缘的裸体部连接；并将正负极连接线的另一端分别插入直流电解装置的正负极插孔。再次确认 GDC 在动脉瘤内位置、导引钢丝上示标位置无误。按下 GDC 直流电解装置的开/关按钮，3s 自检后电流将闪动 3 次，表明为 1mA 电流设置，需大约 10s 才能达到所设置的输出电流值。当 GDC 铂金微弹簧圈从不锈钢引导钢丝上解脱时，则全出现电流停止、所有显示器冻结、直流电装置发出蜂鸣声 5 次，黄色电解状态显示灯亮和解脱显示箭头闪亮。

（10）分离弹簧圈：透视下慢慢回拉 GDC 铂金微弹簧圈引导铜丝，如弹簧圈没有移动，则表示已解脱；如弹簧圈移动，则表示未解脱，可延长解脱时间，一旦确认微弹簧圈已解脱，移去引导铜丝尾端红色电极，将导引铜丝慢慢从微导管内抽出。关闭直流电解装置，如需加用微弹簧圈可重复上述操作步骤，直到将动脉瘤紧密闭塞为止。

（刘秀珍）

第十一章

颈动脉外段狭窄的介入治疗

第一节 CEA 和 CAS

一、颈动脉内膜剥脱术

CEA 经历了 50 多年的发展历程，有多个随机对照研究证明其疗效优于单纯的药物治疗。这一技术也曾在欧美国家广泛开展，为降低脑卒中的发病率和复发率做出了贡献。

1. 颈动脉内膜剥脱术的循证依据　1953 年，Dehack 实施了首例 CEA。随后于 20 世纪 80 年代，6 个随机试验证实 CEA 联用阿司匹林治疗动脉粥样硬化性颈动脉分叉处狭窄，以预防脑卒中的发生较单用阿司匹林更加有效。

北美症状性颈动脉狭窄内膜切除研究（North American Symplomatic Carotid Endarterectomy Trial，NASCET）、欧洲颈动脉外科试验（European Carotid Surgery Trial，ECST）和美国退伍军人事务部联合研究项目（Veterans Affairs Cooperative Study Program，VACSP）三个随机试验比较了 CEA 联用阿司匹林与单用阿司匹林治疗症状性颈动脉狭窄预防脑卒中发作的疗效。这些随机试验纳入标准限于症状性颈动脉狭窄患者（责任血管同侧伴有 TIA、非致残性脑卒中或视网膜缺血病变）。这些试验结果一致表明，伴发 TIA、小卒中和颈动脉严重狭窄的症状性患者获益较大。一项荟萃分析纳入 6 092 例患者，且对其中 3 500 例进行了随访，其结果表明，致死率为 1.1%，CEA 后 30 天脑卒中或死亡率为 7.1%。经 5 年随访发现，颈动脉重度狭窄（70%～99%）和中度狭窄（50%～69%）患者的责任血管同侧脑卒中相对风险和绝对风险分别下降 48% 和 28%，轻度狭窄（<50%）的患者并未获益。且亚组分析表明，中度狭窄的女性、次全闭塞和视网膜缺血症状的患者亦未获益。

VACSP、无症状性颈动脉粥样硬化研究（Asymptomatic Carotid Atherosclerosis Study，ACAS）和无症状性颈动脉狭窄外科治疗研究（Asymptomatic Carotid Surgery Trial，ACST）三个随机试验比较了 CEA 联用阿司匹林与单用阿司匹林治疗无症状性颈动脉狭窄的疗效。汇合这些试验数据（包括 17 037 例患者，其中 5 223 例患者平均经历了 3.3 年随访），结果表明，30 天围手术期内脑卒中或死亡的发生率为 2.9%。与单用阿司匹林相比，CEA 能使脑卒中和死亡的相对风险下降 31%，但每年的绝对风险仅下降 1%。然而，通过性别亚组分析发现，男性患者获益程度较大，其脑卒中风险减少 51%，女性患者获益程度较小，其脑卒中风险仅减少 4%；另外，通过年龄亚组分析表明，年轻患者比年老患者获益程度大。ACST 研究表明，对于行 CEA 治疗的女性患者，仅当颈动脉狭窄程度超过 60% 时方能获益。总之，并非像症状性患者那样，无症状性颈动脉狭窄患者行 CEA 治疗获益程度与血管病变程度缺乏相关性。

2. 颈动脉内膜剥脱术研究中存在的问题　目前 CEA 随机试验设计的科学性和合理性亦有几个值得问题关注。首先，在现有的随机试验中，手术医生和患者均是经过精心挑选的。正是此因素的存在决定了目前随机试验的数据缺乏普遍的代表性。实际上，美国医疗保险审计部门发布的数据显示，手术相关的致死率较上述试验发布的要高。同时亦发现，手术高风险的患者并没有纳入到这些随机试验当中。其次，在现有的涉及 CEA 与药物治疗比较的随机试验中，对照药物仅包括阿司匹林。目前的观点认为，最为优化的药物治疗应包括他汀类、血管紧张素转换酶抑制剂（ACEI）和相关危险因素综合干预。最后，在现有的CEA随机试验中，围手术期脑卒中和死亡的评估并非由神经专科医生承担。这些因素的存在亦会影响现有的数据的可靠性。实际上也是如此，如16 000例症状性CEA治疗荟萃分析数据表明，若由神经科专家评估30天围手术期脑卒中和死亡的发生率，其值为7.7%；若由外科医生评估，则为2.3%。这些事实证明，在CEA临床实践中必须建立独立科学的评估系统。

3. 颈动脉内膜剥脱术的局限性 目前，CEA虽然是颈动脉狭窄血管重建的金标准，但亦有自身的弱点。血管外科医生必须牢记CEA术禁忌证（表11-1）。另外，血管外科医生亦必须全面了解与CEA相关的并发症（表11-2）。

表11-1 CEA的禁忌证

解剖因素	年龄和共患疾病
颈动脉病变位于第二颈椎或以上水平	年龄≥80岁
颈动脉病变位于锁骨以下水平位置	Ⅲ级或以上的充血性心力衰竭
放射损伤导致的颈动脉病变	Ⅲ级或以上心绞痛
对侧颈动脉闭塞	冠心病
同侧颈动脉曾行CEA治疗	30天内心脏手术
对侧后组脑神经损害	左心室射血分数≤30%
气管造瘘	30天内发生心肌梗死
	严重慢性肺功能不全
	严重肾功能不全

表11-2 CEA和CAS的并发症

CEA并发症	CAS并发症
心血管系统	心血管系统
血管迷走神经反射（1%）	血管迷走神经反射（5%~10%）
低血压（5%）	血管减压的反射（5%~10%）
心肌梗死（1%）	心肌梗死（1%）
手术切口	颈动脉
感染（1%）	夹层形成（<1%）
血肿（5%）	血栓形成（<1%）
神经系统	动脉穿孔（<1%）
高灌注综合征（<1%）	颈外动脉狭窄或闭塞（5%~10%）
颅内出血（<1%）	短暂的血管痉挛（10%~15%）
脑神经损伤（7%）	再狭窄（3%~5%）
癫痫（<1%）	神经系统
脑卒中（2%~6%）	短暂性脑缺血发作（1%~2%）
颈动脉	脑卒中（2%~3%）
颈动脉血栓形成（<1%）	颅内出血（<1%）
颈动脉夹层（<1%）	高灌注综合征（<1%）
再狭窄（5%~10%）	癫痫（<1%）
死亡（1%）	全身系统
	穿刺部位损伤（5%）
	输血（2%~3%）
	造影剂肾病（2%）
	造影剂过敏（1%）
	死亡（1%）

二、颈动脉成形和支架置入术

1. 颈动脉成形和支架置入术的发展简史 1979年世界上第1例颈动脉狭窄患者成功实施球囊扩张血管成形术。随后于20世纪80年代，报道了球囊闭塞系统用于颈动脉狭窄血管成形术，以减少栓塞事件。1989 年第一例球扩式支架用于颈动脉狭窄血管成形术获得成功，但随后发现因支架压迫血管内壁，使得患者 30 天围手术期主要并发症高达 10%：但随着科学技术的发展，自膨式支架的应用使以往球扩式支架置入后发生变形问题得到解决。

在早期的颈动脉成形和支架置入术（CAS）临床实践中，因栓塞事件的发生极大的抑制。了临床工作者的热情。面对栓塞事件，起初的策略是动脉内给予降纤药物治疗，或者采用导管辅助下的机械碎栓治疗。但此法不能保证所有发生栓塞事件的患者获得良好的预后。因此，治疗策略由被动的神经系统补救方法转向到主动地采取神经系统保护装置，即捕捉栓子的保护装置（embolic protection devices，EPD）应运而生。随着装备和技术日益成熟，CAS 有望成为替代 CEA 微创治疗颈动脉狭窄的新方法，尤其是适用于行 CAS 存在高风险的患者。CAS 的适应证和相对禁忌证见表 11 - 3。

表 11 - 3　CAS 适应证和相对禁忌证

CAS 适应证	血管损伤部位存在新生的血栓
无症状性重度颈动脉狭窄（≥70%）	完全闭塞
症状性中重度颈动脉狭窄（≥50%）	长条状线性征的次全闭塞
年龄≥18 岁	严重的神经功能受损
CAS 禁忌证	意识障碍
主动脉弓严重扭曲（绝对禁忌证）	4 周内发生过大范围脑梗死
颈总动脉或颈内动脉严重扭曲（绝对禁忌证）	预期寿命 <5 年
颅内有需处理的动脉瘤或动静脉畸形	存在抗血小板药物抵抗或过敏
血管路径存在严重钙化斑块	严重肾切能不全

2. 颈动脉成形和支架置入术的循证医学证据　因 CEA 是治疗颈动脉狭窄的金标准，故 CAS 所有的随机试验的效果必须与 CEA 相比较。早期的 CAS 是在技术低下、经验不足和缺乏 EPD 背景下完成的。首个随机临床试验纳入对象为症状性颈动脉狭窄 >70%，且行 CEA 治疗风险较低的患者。其结果表明，7 例行 CAS 治疗，其中 5 例在围手术期发生脑卒中，试验最后被迫终止。多中心 Wallstent 试验以症状性颈动脉狭窄 >60% 的患者为研究对象。其次数据表明，CAS 组 30 天脑卒中和死亡的发生率为 12.1%，而 CEA 组为 4.5%。因其糟糕的结果，此试验同样被迫停止。另外一项研究入选了 104 例颈动脉狭窄 >70% 症状性和 85 例狭窄 >80% 无症状性的患者。其研究结果提示，CEA 与 CAS 两组患者在住院期间均无发生脑卒中或者死亡。颈动脉和椎动脉经腔血管球囊成形术研究（Carotid and Vertebral Artery Transluminal Angioplasty Study，CAVATAS）是一个国际性、多中心、随机临床试验。纳入了 504 例受试患者，其中有 22% 的患者实施了支架置入术。虽然，CAS 和 CEA 两组 30 天脑卒中或死亡的发生率均为 10%，但 CAS 组心肌梗死、肺栓塞和颈部血肿发生率明显低于 CEA 组。在 1 年再狭窄数据上，CEA 组优于 CAS 组（4% vs 14%；P <0.001）；在 3 年脑卒中和死亡的发生率上，两组间却相似。

唯一的 CEA 治疗存在高风险且带有栓塞保护装置的 CAS 随机试验（Stenting and Angioplasty with Protection in Patients at High Risk for Endarterectomy，SAPPHIRE）入选了 334 例患者（纳入标准包括 >50% 的症状性、>80% 的无症状性和至少带有一个 CEA 治疗高危因素），其结果表明，CAS 组技术成功率为 95.6%。CSA 组和 CEA 组 30 天围手术期心肌梗死、脑卒中和死亡的发生率分别为 4.8% 和 9.8%（P = 0.09）。此研究的首要复合终点事件包括 30 天围手术期心肌梗死、脑卒中、死亡和围手术期之后的 11 个月手术相关的神经系统疾患导致的死亡和责任血管同侧的脑卒中。其结果显示，主要复合终点事件发生率在 CAS 组和 CEA 组分别为 12.2% 和 20.1%，通过非劣性检验证实，CSA 处理 CEA 高风险患者是可行的（P = 0.004）。在去掉心肌梗死后，其他的主要复合终点事件发生率在 CAS 组和 CEA 组分别为 5.5% 和 8.4%（P = 0.36）。另外，此研究结果表明，对于症状性患者这些复合终点事件发生率在 CAS 组和 CEA 组分别为 16.8% 和 16.5%，组间无统计学差异；但在无症状性患者 CAS 组和 CEA 组间比较表明，前者为 9.9%，后者为 21.5%。1 年随访发现，CEA 组脑神经麻痹发生率为 4.9%，明显高于 CAS 组（0%，P = 0.004）；在目标血管再通率方面，CAS 组明显劣于 CEA 组（0.6% vs 4.3%，P = 0.04）。但 3 年随访发现，CEA 组和 CAS 组复合脑卒中的发生率和目标血管再通率分别为 6.7% vs

7. 1% 和 7. 1% vs 3. 0%，均无统计学差异。

一项涉及 6 个临床随机试验荟萃分析数据表明，血管内治疗（包括球囊和球囊辅助的支架血管成形术）与 CEA 相比，在 30 天围手术期脑卒中或死亡的发生率为 8. 1% vs 6. 3%；心肌梗死、脑卒中或死亡 30 天复合发生率为 8. 1% 比 7. 8%；1 年随访，脑卒中或死亡的发生率为 13. 5% vs 13. 3%。这些比较均无统计学意义。但此荟萃分析存在着自身的缺陷，主要表现在以下几方面：支架和保护伞的类型无法统一；没有根据症状特点和外科治疗高风险因素作分层分析；其中三项研究提前终止；更重要的是，这些试验均未设立药物对照组。

保护性支架血管成形术与颈动脉内膜切除术比较试验（Stent – Protected Angioplasty Versus Carotid Endarterectomy，SPACE）是一项在德国、澳大利亚和瑞士进行的多中心、随机临床试验。入选对象为颈动脉狭窄 >50% 的症状性患者。该研究的早期结果表明，30 天围手术期死亡或同侧缺血性脑卒中发生率在 CAS 组和 CEA 组分别为 6. 8% 和 6. 3%，单侧非劣性检验 P = 0. 09，故此研究尚不能证明，CAS 治疗颈动脉狭窄的短期效果不比 CEA 差。但其 2 年随访研究结果表明，责任血管同侧缺血性脑卒中、围手术期间所有脑卒中或死亡并发症在 CAS 组和 CEA 无统计学意义；≥70% 再狭窄率 CAS 组明显高于 CEA 组；但在 CAS 组所有出现再狭窄患者中，仅有 2 例出现神经系统症状。并且研究组分析认为，CAS 组高的再狭窄率可能与颈动脉超声诊断夸大再狭窄效应有关。

重症颈动脉狭窄患者内膜切除术与血管成形术试验（Endarterectomy Versus Angioplasty in Patients with Symptomatic Severe Carotid Stenosis，EVA – 3S）是在法国实施的一项多中心研究，共纳入颈动脉狭窄 >60% 的症状性患者 527 例患者。其早期的结果表明，CAs 组 30 天围手术期所有脑卒中或死亡的发生率为 9. 6%，明显高于 CEA 组（3. 9%）；同样，6 个月随访结果亦表明，CAS 组所有脑卒中或死亡的发生率明显高于 CEA 组（11. 7% vs 6. 1%；P = 0. 02）；但 CEA 组脑神经损伤并发症明显高于 CAS 组。随后的 4 年随访数据表明，CAS 组围手术期脑卒中或死亡和非手术相关的责任血管同侧脑卒中的累计发生率为 11. 1%，明显高于 CEA 组（6. 2%；风险比为 1. 97；P = 0. 03）；随访数据表明，CAS 和 CEA 两组责任血管同侧脑卒中发生率均呈下降趋势，且无统计学意义；所有脑卒中或围手术期死亡风险比，在 CAS 组是 CEA 组的 1. 77 倍（P = 004）所有脑卒中或死亡的发生率前者是后者的 1. 39 倍（P = 0. 08）。该研究结果提示，在预防中期（4 年内）责任血管同侧脑卒中作用方面，CAS 功效与 CEA 类似。但随后相关的分析认为该试验设计极不合理，主要的原因在于，CEA 组手术普遍由经验丰富的外科医生完成，而 CAS 组手术医生经验极为欠缺。此因极有可能是导致该试验早期结果（6 个月内）如此悬殊的重要原因。

国际颈动脉支架研究试验（International Carotid Stenting Study，ICSS）入选颈动脉狭窄 >70% 的症状性患者（CAS 组 855 例，CEA 组 858 例），且随机分组后，CAS 组和 CEA 组分别有 2 例和 1 例患者被剔除。该研究结果表明，CAS 组脑卒中、死亡或手术相关的心肌梗死发生率为 8. 5%，高于 CEA 组（5. 2%；P = 0. 006）；CAS 组所有脑卒中和死亡发生率亦高于 CEA 组；在 CAS 组有 3 例并发与手术相关致死性心肌梗死，CEA 组发生 4 例手术相关的心肌梗死。但均为非致死性；在脑神经麻痹和严重血肿并发症方面，CAS 组均低于 CEA 组，且有统计学意义。该研究认为，比较 CAS 与 CEA 的功效需要长期随访。同时，认为 CEA 仍是那些适合行手术治疗颈动脉狭窄患者的首要选择。

颈动脉内膜切除术与支架置入术对比试验（Stenting Versus Endarterectomy for Treatment of Carotid – Artery Stenosis），即 CREST 试验是美国国立神经疾病和脑卒中研究所承担的临床随机研究，其首要终点事件包括脑卒中、心肌梗死、围手术期任何原因引起的死亡或术后 4 年内责任血管同侧脑卒中，2 502 例患者中位数随访时间超过了 2. 5 年。研究结果表明。CAS 组和 CEA 组 4 年的首要终点事件发生率分别为 7. 2% 和 6. 8%，无统计学差异（P = 0. 51）；根据症状状态或性别不同亚组分析发现，组间主要终点事件均无统计学意义：CAS 组术后 4 年脑卒中或死亡发生率为 6. 4%，高于 CEA 组（4. 7%；P = 0. 03）；相应值在症状组分别为 8. 0% 和 6. 4%（P = 0. 14）、无症状组分别为 4. 5% 和 2. 7%（P = 0. 07）。围手术期死亡、脑卒中和心肌梗死各自的发生率在 CAS 和 CEA 组有所不同，对应分别为 0. 7% vs 0. 3%（P = 0. 18）、4. 1% vs 2. 3%（P = 0. 01）和 1. 1% vs 2. 3%（P = 0. 03）。此研究提示，症状性或无症状性颈动脉狭窄患者的首要预后指标包括脑卒中、心肌梗死或死亡发生率在 CAS 组和 CEA 组均无显著性差异。另外，在围手术期 CAS 组脑卒中的发生率较高；在 CEA 组心肌梗死的发生率较高。至此，CAS 用于颈动脉狭的治疗已获得了高级别的循证医学证据的支持。

（郭秀丽）

第二节　颈动脉成形和支架置入术的操作流程

一、术前准备和术中监护

CAS 术前要求严格的入选患者（表 11 - 3），回答患者的有关疑问，设计详细的手术方案，制订突发事件的抢救预案。另外，术前要给予仔细地神经系统功能评估。虽然，其他部位血管成形和支架置入术的基本原则适用于 CAS，但 CAS 与其他部位的血管成形术有诸多的不同。其中最为显著的是 CAS 可能于术中和术后产生严重的神经系统并发症，因而更具挑战性。成功的血管内介入治疗应具备以下要素：①建立安全的血管入路；②将导丝小心地通过病变部位；③选择合适的球囊及支架。

主动脉弓造影是必需的。通过主动脉弓造影成像，术者可判断大血管动脉粥样硬化程度和解剖形态结构，为评估手术的可行性、是否采用套管技术和手术器材的选取提供重要的依据。实施颈动脉造影为明确动脉狭窄严重程度、测量颈总动脉和颈内动脉直径及选择 EPD 释放的位置做准备。必须牢记，颅内血管造影可提示颈动脉系统是否存在串联病变，为全面的制定手术策略提供的帮助。

将指引导管顺利的输送至颈总动脉远端是手术成功的关键。这要求术者在术前对颈总动脉起始部的解剖特点有充分的认识。若头臂干或左侧颈总动脉起始部与主动脉弓顶的距离超过颈总动脉直径的两倍（约 2cm），则指引导管到位难度较大。利用透视标尺可测量病变长度、狭窄程度及颈总动脉和颈内动脉的直径。测量的结果可帮助医生在术前选择大小合适的球囊和支架，有利于手术快捷的实施。CAS 术前的颅内血管造影结果是评估术后脑血流量改变的必要依据。故在 CAS 术前，应常规行诊断性脑血管造影，从多个角度拍摄颅内外脑血管造影图像。

在股动脉置鞘成功后，静脉推注肝素（50～60U/kg）以全身抗凝。对于栓塞风险较高的患者，还可加用 IIb/IIIa 抑制剂，如依替巴肽或替罗非班，一般用量稍少于冠脉系统。由于 CAS 会刺激颈动脉窦压力感受器，术中心动过缓和低血压的发生率为 5%～10%，因此必须监测患者的生命体征和动脉血氧饱和度。动态心电监护不仅能及时的显示心动过缓，而且能观察药物治疗的效果。另外，为观察血流动力学的变化，最好采用动脉内血压测定。但对于一般状况较好的患者也可采用外置的袖带式血压器测定。术前可给予少量镇静药物，如苯巴比妥 100～200mg。术中与患者及时交流，可以及时的发现相应的并发症。

二、介入操作的入路

CAS 常采用股动脉作为手术入路。此种入路便于将导管系统输送至颈总动脉的远端。但在股动脉闭塞或经股动脉无法将导管输送至颈总动脉的情况下，可借上臂动脉作为入路。如选择肱动脉为入路，一般采用右肱动脉入路处理左颈动脉病变；采用左肱动脉入路处理右颈动脉病变。如以桡动脉为入路，一般使用 6F 导管，而不推荐使用 7F 或更大型号导管，以免引起严重的血管痉挛。

三、诊断导管

将诊断导管选择性的送至颈总动脉是必要的。除了可获得病变血管的造影图像外，还可作为支撑导管将指引导管输送到治疗部位。通常采用的诊断导管为右弯型 Jundkins 导管；若颈总动脉起始部成角较大，可选右弯型 Amplatz 导管。若采用肱动脉或桡动脉入路，可选用内乳动脉导管。颈动脉的某些解剖变异会增加介入操作的困难，譬如颈动脉起始部位于升主动脉。因此，行颈动脉诊断性造影及介入治疗前，应备齐一些特殊类型导管，尽管它们的使用概率很小。诊断性导管的管径在 4～6F 范围内。将 4F 导管选择性插入颈总动脉行血管造影，可获得高质量颈动脉造影图像。诊断性导管较细、较柔软，不易造成血管内膜损伤：除某些简单病例外，导管均应沿着 0.035in 导丝前行。目前常用的亲水导丝十分柔软，极少引起血管损伤。颈动脉造影是 CAS 操作的一部分。在一般情况下，不将诊断性导管送至颈动脉分叉以上，这样能将并发栓塞症的风险降到最低。有研究表明，在诊断性脑血管造影后行 MRI 检查，25% 以上的患者出现了局灶性脑梗死。这些梗死灶一般范围比较小，而且多为无症状性，可能与主动脉弓或颈动脉开口处斑块脱落有关。通过导管在颈动脉内注射造影剂，行颅内血管正侧位造影，除能发现潜在的颅内血管病变外；还可获得治疗前的颅内血管的基线影像。其益处在于通过比较术前、术后造影图像能及时发现栓子栓塞事件，以便及时的处理。

四、进入颈总动脉

将指引导管顺利地输送至颈总动脉是 CAS 成功的关键之一。能否完成此操作是介入治疗成败的关键因素。导管不能顺利的输送至颈总动脉往往是由于难以将导管从头臂干或主动脉弓插入颈总动脉，或颈总动脉自身十分迂曲，妨碍了导管的进入。主动脉弓造影或 MRA 影像资料为选择最佳路径方法提供了依据。

采用 Roubin 法输送导管最好选用 6F 或 8F 导管。具体步骤如下：①将诊断导管置于颈总动脉远端：采用缓慢推送和抽拉（push and pull）的操作方法，沿着 0.035in 柔软、亲水导丝，将导管向上推送至颈总动脉上 1/3 处；②撤出软导丝，更换为长 220~260cm 高支撑力的硬导丝，将导丝头端置于颈外动脉。导丝输送过程应在路图指引下完成，以避免导丝越过颈内动脉病变部位而致斑块脱落；③将指引导丝置于颈外动脉后，撤出诊断导管，且在透视下将指引导管送至颈总动脉；④将指引导管放置于邻近颈动脉分叉部的位置后撤出硬导丝。

部分介入医生使用同轴长鞘技术（coaxial technique）来放置导管。具体步骤如下：①即将一根长度大于 120cm，4~5F 的诊断性导管预先置于长鞘导管内；②沿着亲水导丝将诊断导管送至颈总动脉，随后将长鞘导管沿着导丝及诊断导管送至颈总动脉。

长鞘导管技术和指引导管技术各有其优缺点。长导管本身结构较复杂，价格稍贵，当颁使用诊断导管。长鞘导管技术最突出的优点是：诊断性导管和导丝可使导管头端逐渐变细，使得导管由主动脉弓向颈总动脉推进这一过程易于掌控，因而可减少斑块脱落、栓子栓塞的风险。此外，放置于颈总动脉的长鞘导管可为整个支架置入过程提供有力的支撑作用。

指引导管技术相对简单，价格较为便宜。但对于主动脉弓存在严重狭窄病变的患者，使用该技术理论上会增加栓子栓塞的风险。若颈总动脉起始部成角较大（Ⅱ型或Ⅲ型主动脉弓或牛型主动脉弓），应首先选用曲棍式指引导管（hockey stick guiding catheter）。

在导管放置成功后，应对患者进行神经功能评估。将带喇叭的橡皮圈或其他发声器置于患者对侧手中，术中嘱患者挤压该装置，可评估其运动神经功能及完成指令情况。另外，让患者回答一套标准化的问题，可评估其语言和认知功能。

多项研究表明，导管在主动脉弓操作时间过长易导致严重并发症。若尝试 30 分钟后仍不能将指引导管送至颈总动脉远端，则应停止介入操作。

五、脑保护系统

经颅多普勒超声研究表明，与 CEA 相比，CAS 引起栓子栓塞的风险较高。为避免栓子脱落引起神经系统并发症，现已有多种脑保护系统应用于血管内介入治疗。首个脑保护系统是由 Theron 于 1990 年设计的远端阻塞球囊。目前市场上常见的脑保护系统主要有三种类型。其中两种置于远端血管（见图 11-1），分别为远端阻塞球囊和滤器；另外一种是将颈总动脉与颈外动脉阻塞的近端保护系统（如 Mo-Ma 系统见图 11-2）。通过对脑保护装置收集到的组织碎片进行组织病理分析，发现它们是在 CAS 术过程中脱落的动脉粥样硬化斑块。有关脑保护装置将在第三节详细讨论。

1. 远端阻塞球囊 远端阻塞球囊是首个获得广泛应用的脑保护装置。它包括一根 0.014in 导丝，导丝远端有一个可充气的球囊。其操作过程如下：①将导丝越过病变部位，使球囊置于病变远端血管内；②充盈球囊，阻断颈内动脉血流；③行血管成形术或支架置入术；④将一根导管送至球囊附近，抽吸颈内动脉处血液，以清除在支架置入过程中脱落的斑块；⑤最后将球囊放气，撤出导丝。远端阻塞球囊的优点在于其直径小（2.2F），易于操作，顺应性佳。但约有6%～10%的患者难以耐受血流阻断，且球囊充盈后不能通过造影显示颈内动脉病变部位。

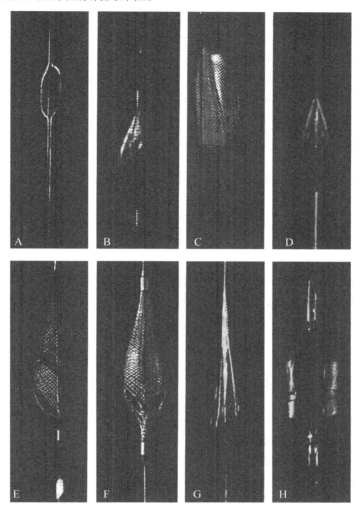

图 11 - 1　几种远端脑保护装置

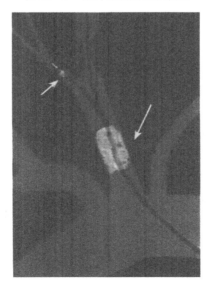

图 11 - 2　MoMa 脑保护装置

长箭头所指两近端球囊，位于颈总动脉；短箭头所指为远端球囊，位于颈外动脉

2. 远端滤器系统　脑保护滤器是以金属骨架结构覆以聚乙烯薄膜，或以镍钛合金编织成孔径大小为80～100μm的滤网。滤器常置于0.014in导丝的远端。其操作过程如下：①闭合的滤器预置于输送导管内，将输送导管连同滤器一起送至狭窄病变远端；②通过狭窄病变后，撤出输送导管，滤器即被释放；③支架置入；④通过回收导管（retrieval catheter）将滤器闭合，撤回滤器。

闭合的滤器不易通过钙化或纤维化程度严重的狭窄病变。使用0.014in的双钢丝（buddy wire），或用直径2mm的球囊进行预扩，可帮助滤器通过狭窄部位。脑保护滤器装置不但会引起血管痉挛，而且脱落的斑块可能造成滤网堵塞，引起血流不畅。但在撤出滤器后，这些症状多可得以缓解。

目前脑保护滤器装置还在不断改良，优质的脑保护滤器应具有以下特性：①外径较小（<3F）；②良好的扭控性，能通过迂曲血管；③滤器释放后，能与血管壁充分贴合发挥最佳的脑保护作用。

3. 近端脑保护系统　远端脑保护系统均有以下缺点：它们在打开前必须通过病变部位，这可能会造成斑块脱落并发栓子栓塞。而近端脑保护系统则在任何器械通过病变部位前即可起到脑保护作用。这一系统包含顶端具有球囊的长鞘导管。将长鞘导管送至颈总动脉，充盈球囊阻断血流；再将另一球囊送至颈外动脉，充盈球囊阻断血流。近端脑保护系统阻断了来自颈总和颈外动脉的血流，对侧血管的血流通过Willis环造成回压，使颈内动脉顺行血流得以完全阻断。在支架放置成功后，抽吸颈内动脉处血液，以清除操作过程中脱落的斑块。最后将球囊排气撤出。

近端脑保护装置的优点是：整个操作过程均有保护，规范操作可避免任何栓塞事件的发生。但并非所有患者都能耐受此操作过程；此外，目前近端保护系统多需使用10F的长鞘导管输送。

六、球囊预扩

术中通过导管注射造影剂，可进一步明确颈动脉分叉部和病变部位的情况。将影像增强器放置在适当位置，有助于将颈外和颈内动脉的起始部展开。之后将直径为3～4mm的球囊小心地放置于颈动脉病变处，行球囊扩张血管成形术。然后，再次通过导管注射造影剂评价扩张疗效。

通常选取的规格为直径3～4mm和长度15～40mm球囊预扩。预扩球囊的直径不宜太大，一般遵循球囊与血管直径比为0.5～0.6。若球囊的长度过短会造成"瓜子"现象，在扩张过程中易造成斑块脱落；若球囊的长度过长则易造成两端扩张，形成"狗骨"现象。球囊预扩压力是额定的，只有对于有明显钙化的狭窄，才使用更大的压力（14～16atm）。球囊只扩张一次，球囊预扩时间取决于球囊的形状和特性。如果球囊能迅速展开，则所需的预扩时间较短；如果球囊展开时间较长，则需将预扩时间延长至120秒，尤其是对于易于回缩的钙化。如果使用远端阻塞球囊作为脑保护装置，则需在荧光屏上标记出狭窄病变位置。因为在球囊充盈后，通过造影显不能显示出狭窄病变部位。如使用滤器装置，则可以通过造影监测病变部位。

七、支架置入

研究表明，支架置入术的短期和长期疗效均比单纯球囊血管成形术好。对于大多数病例，可直接采用支架置入术。高度狭窄（>90%）或钙化病变可能会造成支架通过困难或扩张受限，这时可借助直径为3.5～4mm冠状动脉球囊进行预扩。通常选用的支架直径一般与远端血管一致，直径范围为6～9mm。在少数情况下，支架完全置于颈内动脉内而不覆盖颈动脉分叉部，此时所选支架直径应与颈内动脉直径一致。常选用相对较长的支架以确保完全覆盖病变部位，长度范围为30～40mm。目前尚没有关于支架长度与支架内再狭窄的相关报道。在确保支架能覆盖整个病变的前提下，应尽可能使支架放置于血管近端。大多数情况下，支架放置会覆盖颈动脉分叉部，即颈外动脉开口处。通常不会造成颈外动脉闭塞。

CAS一般选用自膨式支架。与球囊扩张型支架相比，它们不易变形或弯折。目前，自膨式支架有两种类型。一种是由合金编织的金属网线型支架，可像弹簧一样张开与血管壁贴合（如Wallstent）。此类型的支架具备以下优点：①外径小（5.5F）；②顺应性佳；③具备快速交换系统，可使用较短导管；④易于释放；⑤支架未完全打开前可将其再度收回，确保支架精确到位。但金属网线型支架在释放过程有明显的纵向回缩，以及血管被拉直后可能会造成支架远端扭曲。这些均是金属网线型支架潜在的缺点。另一种支架是自膨式镍钛合金支架。它们具备更大的径向支撑力，更适用于弯曲血管。当颈内与颈总动脉直径差异较大时可选用此类支架。镍钛合金具有热记忆功能，支架置入体内后即可释放至预制大小。一些镍钛合金支架被预制成锥形，其目的是为放置在颈内动脉的部分管径较小，而放置在颈总动脉的部分管径较大。但研究表明，关于这两类支架的长期疗效没有明显的差异。因此，支架类别的选取主要取决于支架输送系统的通过性和能否降低急性并发症的风险等因素。

支架置入后需再行血管造影，获得颈部及颅内血管的前后位及侧位影像，并与术前的造影图像加以对比，以便及时的发现栓子栓塞事件。此外，还应再次对患者的神经功能进行评估。若怀疑患者发生相关并发症，则应进一步分析支架放置后的动态造影图像，包括支架放置的位置和脑血流情况。若明确患者无神经系统和操作相关的并发症，则将导管和导丝撤出。当 ACT < 150 秒时，即可拔出鞘管。若术后患者出现低血压，应临时给予升压药物。

八、支架放置后球囊扩张

选取支架放置后球囊扩张（简称后扩）球囊的直径通常为 4.5 ~ 6mm 和长度为 15 ~ 30mm。后扩的球囊的直径不宜太大，球囊与血管直径比为 0.6 ~ 0.8。反复的血管成形和过度扩张会增加栓子脱落、血管破裂的风险。对没有充分展开的支架行球囊后扩，会造成支架支柱切割斑块增加栓塞风险。除非存在严重的残余狭窄，否则在支架置入后一般不再行球囊后扩。术中采用 TCD 监测，发现在球囊后扩时微栓子信号最明显：球囊后扩张有诱发栓子脱落的风险。因此，即便在使用脑保护装置的情况下，所选球囊直径直小于对应的血管直径，球扩压力不应超过 10atm。与冠状动脉不同，CAS 不要求残余狭窄达到 0%，因 CAS 的目标为稳定斑块减少脑卒中发生，故 20% 左右残余狭窄是可接受的。基于以下理由，术者不可一味地追求病变血管术后造影形态学的完美性而多次采用后扩。①球囊多次扩张可增加并发症的发生，一次前扩和一次后扩是合理的；②中度残余狭窄绝大多数源于病变血管严重钙化，严重钙化引起的残余狭窄不会因为重复后扩而减轻；③自膨式支架术后有继续扩张的趋势，术后即刻的中度残余狭窄可能在术后的数月得到重塑，使残余狭窄减轻；④最后，血管迷走神经反射和血管减压反射等因素引起的血流动力学紊乱，不容许多次球囊后扩。颈动脉支架的操作流程见表 11 - 4。

表 11 - 4　颈动脉血管成形及支架置入术的操作流程

- 股动脉逆行穿刺
- 穿刺通道循序扩张至 8F
- 静脉推注肝素（70U/kg）全身肝素化
- 栓塞风险较高的患者，可考虑联合使用 Ⅱb/Ⅲa 抑制剂或依替巴肽（eptifibatide）65μg/kg 静脉推注，续以 0.25μg/（kg·h）
- 将导管系统输送至主动脉弓实施主动脉弓造影（左前斜位 20° ~ 30°）
- 将指引导丝和单弯导管置于颈外动脉
- 将导丝更换为 Amplatz 超硬导丝，并将其输送至颈外动脉
- 将指引导管（90cm）输送至颈总动脉近端
- 用 0.014in 或 0.018in 的导丝，或滤器或阻塞球囊系统的导丝越过病变部位
- 撤出 Amplatz 导丝，放置并释放脑保护装置
- 通过导管注射造影剂实施颈动脉造影，以明确狭窄病变的状况
- 行球囊扩张前，静脉予 0.5 ~ 1.0mg 阿托品
- 用直径 3 ~ 4mm 球囊行预扩
- 颈动脉造影，评估预扩效果
- 支架定位和释放
- 支架释放后实施造影
- 根据情况决定球囊后扩

- 颈动脉造影，评估支架和后扩效果
- 退出脑保护装置
- 退出导管、导丝系统
- ACT < 150 秒，拔出血管鞘

九、颈动脉支架置入术的技术要点

1. **神经系统功能评估**　术前应充分评估患者的神经功能，并取得高质量的脑血流图像。若患者在术后出现了神经系统并发症，术后与术前资料的对比为及时诊断及治疗提供了依据。

2. **导丝和导管的操作**　为了使指引导头端安全的到达颈总动脉远端、应实 Roubin 交换技术。应将 Amplatz 导丝或类似的刚性导丝尽可能地放置在颈外动脉远端。在导管输送过程中，术者应固定交换导丝和注视其头端的位置，以防导丝操作不慎导致血管穿孔。

3. **闭塞和次全闭塞患者的操作**　对于颈外动脉闭塞的患者，将指引导管头端定位于颈总动脉往往有一定难度。此时，有两种方法解决这一问题：①选用 0.035in 预成形的 "J" 形刚性导丝，将其输送至颈总动脉远端，注意不要触及颈动脉球部及分叉部。"J" 形结构可阻止导丝通过病变部位。另外，还可选用具有可塑性头端的刚性导丝；②选用直径渐变的导丝（如 TAD 导丝），头端直径为 0.018in，直径渐增大，至近端直径为 0.035in。将其越过颈内动脉病变处，可增加指引导输送的支撑作用。相比较，后者支撑导丝两次通过病变部位，因此较前者所带来的风险大。

4. **导管的灌注冲洗**　导管放置到位后，通过三通持续、缓慢地滴注肝素化生理盐水，以防导管血栓形成。

5. **导管和导丝位置的控制**　在输送指引导过程中，导引头端的遮光性较差，操作不慎可致不稳定斑块脱落，故术者应了解指引导管头端的长度。0.014in 导丝头端易受损，故在通过血管鞘阀门时，需特别小心。另外，0.014in 导丝或脑保护装置需要在路图的指引下通过病变部位。

6. **凝血功能检测和控制**　在指引导丝和脑保护装置越过病变部位前，最好检测一次 ACT。使用远端阻塞球囊作为脑保护装置时，ACT 要求 > 300 秒；使用标准指引导丝或滤器装置时，ACT 要求 > 250 秒。

7. **血流动力学检测和控制**　球囊扩张前可给予阿托品（静脉给予 0.5 ~ 1.0mg）预防球囊在颈动脉窦处扩张时出现血管迷走反射；在球囊充盈过程中，监护护士应密切注意患者生命体征变化，此时有可能会出现严重的血流动力学不稳定现象（如心动过缓、低血压）。

8. **脑保护装置**　如使用脑保护装置，应将其放置在颈内动脉颅外段远端（C1 的远端）；使用远端阻塞球囊时，应确保阻塞部位无血流通过；使用滤器装置时，应确认滤网边缘与血管壁充分贴合。

9. **球囊预扩**　支架置入前采用小球囊进行预扩，可降低斑块脱落的风险。保存球囊扩张时的造影图片，以比较球囊与颈内动脉、颈总动脉直径的大小。

10. **支架释放**　确认支架到位后，释放支架。当镍钛合金支架释放过快时，支架会向远端"跳跃移位"，导致无法完全覆盖病变部位。因此，可释放一部分支架后停留 5 ~ 7 秒，待支架远端完全扩张并与病变远端部位充分贴合后，再释放支架余下的部分。与前一部分释放速度相比，后一部分操作可快速完成。支架的尺寸应以最大血管直径为准，常以颈总动脉远端为参照直径；若支架与颈总动脉不能充分贴合，则会在不贴合处形成血栓。

11. **球囊后扩张**　必要时可用直径 5mm 的球囊进行后扩，更大尺寸的球囊使用概率极小。因为 CAS 治疗的主要目的是为了避免斑块脱落造成梗死，不要一味地追求完美的影像结果。故 20% 左右的残余狭窄完全可以接受。在支架置入后应避免反复后扩，轻度的残余狭窄是可以接受的。此外，球囊后扩压力不可过大，以免造成颈动脉破裂。

12. **完成造影**　在导丝和脑保护装置撤出前，需行脑血管造影，了解颈动脉球部、颈动脉分叉部及

ICA 颅外段远端是否有夹层的存在。当出现严重的血管痉挛，应耐心等待其自行缓解，必要时亦可通过导管给予血管扩张剂（如 100μg 硝酸甘油）。在排除动脉夹层的前提下撤出导丝，最后行颈部和颅内血管造影。

十、术前、术中及术后的药物治疗

1. 术前药物治疗　术前应该避免深度镇静，故使用低剂量的苯二氮䓬类药物，如咪达唑仑 0.5 ~ 1mg 静脉注射，在不干扰神经功能评估前提下，达到减轻焦虑情绪的作用。因术中可造成血管内膜损伤，从而诱发血栓形成。因此，患者于术前充分给予抗血小板和术中充分给予抗凝治疗非常重要。至少于术前 3 天给予双重抗血小板药物治疗，包括阿司匹林（100mg/d）联用氯吡格雷（75mg/d）或噻氯匹定（每次 250mg，2 次/天）。对于已经服用阿司匹林的患者，可于术前加用氯吡格雷负荷量（400 ~ 600mg）。此为至少连续服用双重抗血小板治疗 3 天的替代疗法。另外，对于行急诊手术治疗的患者，则需一次性联合服用 300mg 阿司匹林和 300mg 氯吡格雷。

2. 术中药物处理　当置鞘成功后，静脉推注肝素（50 ~ 60U/kg），使活化凝血时间（activated clotting time，ACT）在 250 ~ 300 秒。手术结束后，停止使用肝素。有些 CAS 试验使用比伐芦定抗栓，但还缺乏大样本数据。与普通肝素相比，比伐芦定具有出血风险性低、作用持续时间短便于较早拔除血管鞘和不需要监测 ACT 等优点。

术中一些并发症的处理非常重要，尤其需要掌握相关的药物规范化使用。球囊扩张和支架置入引起血管迷走或血管减压反应较为常见。虽然大部分患者是暂时的，但低血压持续 12 ~ 48 小时并不少见。对于 CAS 术前静息心率小于 80 次/分的患者，可用阿托品 0.5 ~ 1.0mg 静脉内注射。如果用阿托品和补液不能快速纠正低血压，应及时使用升压药物，如 5 ~ 15μg/（kg · min）多巴胺静脉注射。对于持续的心动过缓的患者，可采用心脏临时起搏器治疗。对于收缩压高于 180mmHg 患者，应该给予降压治疗，以减少高灌注综合征和颅内出血的风险。

3. 术后药物处理　术后在监护病房内应常规评估穿刺部位和神经功能状态。术后 24h 内推荐实施包括美国国立卫生研究院脑卒中量表评分（NIHSS）在内的神经功能评估，或者于神经系统症状出现后立即评估。根据处理方案的不同，可将患者分为 3 类。第一类患者占 90%，表现神经功能和血流动力学平稳，第 2 天通常可以出院。出院后在能耐受的情况下，阿司匹林终身服用，氯吡格雷最少服用一个月。第二类患者占 5% ~ 10%，表现神经功能正常，但血流动力学波动，包括如低（高）血压和（或）心动过缓。此类患者需要住院进一步观察和治疗。通过输液、应用血管活性药物和早期下床活动可恢复正常血压。第三类患者所占比例不足 5%，表现新的神经功能缺损，需要在 ICU 病房观察、采用适当的影像学评估和治疗。

（郭秀丽）

第三节　脑保护装置

虽然随着 CAS 不断发展有逐渐替代 CEA 的趋势，但 CAS 致命的弱点在于术中病变远端的血管并发栓塞的危险仍未解决，尤其是不稳定的动脉粥样硬化性斑块，动脉粥样硬化斑块脱落的碎片并发的栓塞与血栓所致的栓塞不同，对动脉内接触溶栓等急救措施反应欠佳。因此，预防远端栓塞的发生非常重要。现有使用或未使用栓塞保护装置的 CAS 试验结果，表明脑保护装置在 CAS 中的重要性不容忽视。虽然脑保护装置的有效性还未经随机试验证实，但目前的观点认为脑保护装置可使 CAS 神经系统并发症显著降低。设计脑保护装置的目的是安全的捕获和清除手术操作过程中可能的栓子，避免栓塞事件发生。目前有三类脑保护装置，包括远端闭球囊闭塞式装置、远端滤网式装置和近端球囊闭塞式装置。其作用机制不同，优缺点各异。

一、远端球囊闭塞式保护装置

自 1996 年 Theron 在 CAS 中首次成功实施了脑保护技术后，远端闭塞装置得到逐步发展。它通过球囊充盈后阻断颈内动脉远端的血流达到预防栓子进入脑内并发栓塞事件。在球囊泄气，通过导管回抽出栓子。球囊闭塞装置是最基本的脑保护装置。目前市场上远端闭塞装置有 Medtronic 公司的 PercuSurge Guardwire；Kensy Nash 公司的 Tri－Activ；Rubicon－Abbott 公司的 Cuardian。

PercuSurge CJuardwire（图 11－1A）由固定在 0.014in 导丝上的有较好顺应性球囊和微型封闭阀门组成。阀门可使球囊在充盈装置撤除后仍保持充盈状态，但病变的血管成功成形后，用抽吸导管吸出颈内动脉内静止的血液，以清除任何血栓碎片。PercuSurge 系统的球囊直径范围为 3～6mm。PercuSurge 的优点是输送系统外径小（0.036in），且与标准导丝的尺寸基本相当（0.035in）。与其他的远端闭塞保护装置比较，PercuSurge 弱点在于需手动抽吸栓子。Tri－Activ 由带有球囊的导丝、4F 冲洗导管和蠕动泵抽吸装置三部分组成。蠕动泵提供了持续的抽吸动力，可安全、持续的抽吸脱落的栓子碎片。

远端闭塞保护装置的工作原理是通过充盈的球囊于病变血管的远端阻断颈内动脉的血流，避免远端颈内动脉发生栓塞事件。但闭塞保护装置却完全的阻断了脑的血流，势必给 Willis 环发育不全的患者脑组织供氧带来不利的影响。虽可通过间歇性球囊泄气恢复脑血流，但此法会降低脑保护的功效。另外，完全阻断颈内动脉导致不能术中造影观察血管成形效果。远端滤器装置与之相比，远端闭塞装置最大的优点在于输送外径小、顺应性好，故它的输送过程更为顺利。使用球囊闭塞保护装置需注意以下几点。

（1）术前行血管造影检查，以弥补术中球囊充盈完全阻断颈内动脉的前向血流的不足。若通过升高血压和充分肝素化抗凝，患者仍无法耐受球囊充盈后的脑缺血状态，则采用滤器式保护装置更为合理。

（2）患者应该接受阿司匹林、氯吡格雷和肝素的抗栓预处理，使活化凝血时间≥300 秒。

（3）Guardwire 越过目标病灶，放置在颈内动脉岩段的近端：在球囊扩张之前，将预扩球囊放置在颈总动脉远端。

（4）根据血管造影测量的颈内动脉直径时，不可使球囊处充盈状态。当球囊接近目标直径时，应造影观察颈内动脉血流情况，最佳球的囊扩张直径应是能恰好的阻断颈内动脉血流的最小直径，过度充盈可能导致颈内动脉夹层。在极少的病例中，远端颈内动脉直径大于 6mm，球囊无法完全阻断颈内动脉血流。此时，应采用滤器式保护装置。对于一些患者仅由病变单侧血管供应大脑血流时，在球囊充盈 60 秒内即可出现神经系统症状，从而迫使球囊泄气。对于这样的病例有以下几种处理方法：在间歇性阻断血流的情况下完成手术；在无球囊阻断血流的情况下完成手术；或者采用滤器式保护装置完成手术。

（5）球囊阻断血流后，是在盲态下完成所有的操作，故操作者必须依靠支架释放后的透视显影来评价结果。

（6）血管成功重建后，回抽颈内动脉内静止的血液（3 次，每次 20mL）。若颈外动脉并发栓塞，则需要更为有力的抽吸，并冲洗导管鞘来清除碎屑。然后将球囊放气恢复血流，再次造影复查，明确是否有医源性动脉夹层。

二、远端滤网式保护装置

远端过滤是更为直观的脑保护装置，栓子在通过放置在颈内动脉病灶远端的伞样滤网时被捕获。支架置入成功后，将回收装置输送到邻近滤网近端的位置，即可回收滤网。目前，滤网有两种不同的输送系统：一种是滤网直接附着在导丝上通过病灶（Angioguard 保护系统）；另一种是将无滤网的微导丝越过病灶部位，然后通过该微导丝将专门的滤网保护装置通过病变血管（Spider 保护系统）。

这种装置一般是由 0.014in 导丝系统控制其远端的"滤网"的释放和回收，其优点在于可以保证 CAS 术中颈内动脉持续的血流。这些滤网可以阻止大于滤网网孔直径的栓子进入脑内。滤网在输送过程中处于闭合状态，当其通过病变部位后，在合适的位置后释放（颈内动脉 C1 段远端）。滤网的释放方法有所不同，但是大多数是通过撤除包裹滤网的输送鞘。SAPPHIRE 试验中应用的是 Angioguard 保护系统（Cordis 公司），其网孔大小为 100μg，即可以允许 ≤100μm 的栓子通过网孔。目前认为，≤100μm 栓子不会引起临床症状。目前市场上远端过滤装置有 Angioguard XP（Cordis 公司）、FilterWire

EX 和 FilterWirP EZ（BostomScientific 公司）、AccuNet（Guidant 公司）、Spider（EV3 公司）、Interceptor（Medtnxiic 公司）。Rubicon filter（Rubicon Medical 公司）及 Neuroshield（MedNova 公司）等。

Angioguard XP 是由附着有聚氨酯滤网的防损伤软头导丝构成（图 11 - 1B）。滤网由 8 根镍钛合金支撑杆支撑呈伞状，且其中 4 根支撑杆带有不透射线的标记，其可视性极佳。滤网孔径为 100μm，输送外径在 3.2F 至 3.9F 之间。Angioguard XP 根据滤网直径的不同有 5 种规格，分别为 4mm、5mm、6mm、7mm 和 8mm。SAPPHIRE 试验对部分行 CEA 术存在高风险的患者采取 CAS 治疗，证实了使用 Angioguard XP 保护装置的应用价值。

FilterWire EX 由附着有聚氨酯滤网的 0.014in 导丝组成，滤网近端有透视显影镍钛环。滤网孔径为 80μm，输送系统外径为 3.9F。近端镍钛环保证了滤网壁的适应性，使单个尺寸滤网可适用于直径在 3.5~5.5mm 的所有动脉。FilterWire EX 是偏心设计，所以必须通过造影确定滤网的位置。若透视下镍钛环标记紧贴动脉壁，则说明滤网与动脉壁完全密闭。Bosiers 等对 100 例颈内动脉严重狭窄行 CAS 治疗患者进行分析发现，69% 症状性患者 30 天内脑卒中和死亡发生率为 2.0%，且于 56.9% 症状性患者的术中使用的 FilterWire EX 滤网里检测出栓子。

FilterWire EZ 是新一代 FilterWire EX 保护装置（图 11 - 1C）。FilterWire EZ 亦是于近端附有透视显影的镍钛环的聚氨酯滤网，孔径为 110μm，输送系统的外径被减小至 3.2F。导丝被设计在滤网内腔更为中心的位置，这样可以保证镍钛环滤网在直径为 3.5~5.5m 动脉内较好的贴壁。另外，与 FilterWire EX 相比，FilterWire EZ 的可视性和顺应性得到进一步改善。使滤网更容易通过迂曲的动脉。

RX AccuNet（图 11 - 1D）有一个伞样的聚氨酯滤网，通过类似支架的镍钛合金结构使滤网固定在血管壁上，血液可以从其近端的大孔隙流过，而栓子被滤网薄膜捕获。其孔径统一为 125μm。RX AccuNet 根据直径大小不同有四种规格，分别为 4.5mm、5.05mm、6.5mm 和 7.5mm。前两种和后两种分别匹配外径规格为 3.5F 和 3.7F 输送系统。

Spider 保护装置（图 11 - 1E）的滤网是由镍钛合金编织而成，其近端至远端网孔孔径是可变的，能捕获最小的栓子的直径为 50μm。其近端的透视显影金环标记不断增加了该装置的可视性，而且有助于滤网和血管壁的贴合。Spider 保护装置需要先用 0.014in 导丝越过病变处，然后沿着导丝将外径为 2.9F 的输送系统通过病灶部位，接着撤除导丝，推送头端连接滤网的微导丝将滤网输送到合适的位置。Spider 滤网直径有 5 种规格，分别为 3mm、4mm、5mm、6mm 和 7mm，但其输送系统外径均为 2.9F。

Interceptor（图 11 - 1F）借助镍钛合金网捕获栓子。其远端捕获栓子孔径为 100μm，而血液从其近端四孔流过。Interceptor 有两种规格，分别为 5.5mm 和 6.5mm，它们的输送系统外径均为 2.9F。另外，Rubicon filter 在所有远端保护装置中输送外径最小（＜2F）。其滤网的孔径为 100μm，直径有 4mm、5mm 和 6mm 三种规格。

Neuroshield 的滤孔直径为 140μm。该输送系统先借助头端为 0.018in 的 0.014in 导丝通过病灶部位，然后将 3F 输送鞘的滤网沿着导丝送入。Macdonald 等发现，在 CAS 术中使用 Neuroshield 保护装置的患者 30 天围手术期的脑卒中和死亡率较未使用该保护装置的患者低（4.0% vs 10.7%）。Rubicon filter（Rubicon Medical 公司）及 Eemboshield 保护装置分别见图 11 - 1G 和图 11 - 1H。

远端过滤保护装置优势不仅在于 CAS 术中可实施造影观察病变部位，更为重要的是，它在保护过程中不影响脑组织的血流。当在保护过程中出现栓子过多或有血栓形成时，滤网可被阻塞。此时可以通过输送鞘用 5F 单弯导管从滤网中抽吸栓子。若栓子阻塞滤网引起血流阻断，应迅速撤除滤网，CAS 术可在更换新的保护装置之后继续进行。若无法更换保护装置时，可以考虑在无保护装置下完成手术。操作开始即进行肝素化或选择孔径足够大的滤网可有效地预防滤网血栓形成。80~140μm 孔径既可有效地防止滤网血栓形成，又可达到保护作用。多数远端过滤装置的输送系统外径大于远端球囊闭塞装置，所以前者在通过严重僵硬或迂曲病变时更为困难。但随着技术进步，远端过滤装置的输送外径逐渐减少，且各组成部分顺应性得到改善，通过迂曲的血管能力得到提高。因为多数远端过滤装置有不同的规格，故在放置保护装置前需要精确测量血管直径，以指导选择合适的直径滤网实现最佳的血管适应性和充分的保护效果。与远端球囊闭塞装置相比，过滤装置对动脉壁的压力较低，由此引起动脉痉挛或夹层的危险性较小。因为不同的滤过装置有着不同的特点，故在实际临床实践中需要根据患者的具体情况选取不同的滤过装置。远端过滤装置应用时意事项有。

（1）因为将过滤装置放置在颈内动脉迂曲部位会增加操作的困难，故通常情况下过滤装置应放置在颈内动脉颅外平直、形态正常的节段（如 C1 远端）。

（2）滤装置在通过极度狭窄、迂曲或钙化的病变发生困难时，可采用双导丝技术提供额外的支撑力。

（3）通过不同角度造影检查，确保滤网边缘与颈内动脉紧密贴合，以实现充分的保护作用。

（4）术中应注意滤网的造影剂流量。如果发现造影剂通过减少，说明滤网内充满栓子，则必须将其吸出或暂时撤除。当撤除保护装置时，不要完全收紧滤网，否则可能挤出部分栓子导致远端栓塞。

三、近端球囊闭塞式保护装置

近端闭塞装置一般有两个顺应性球囊，一个放置在颈总动脉，另一个放置在颈外动脉，这样就构成了血液逆流的保护装置。

Parodi 系统是一种血液逆流保护装置，顶端带有低压球囊的双腔软导管（Parodi 抗栓子导管，PAEC）和系于导丝的小球囊（Parodi 外置球囊，PEB）。当 10F 输送鞘插入动脉后，将 PAEC 放置在颈总动脉作为抽吸装置。然后充盈 PAEC 近端的球囊阻断血流，接着将 PEB 放置在颈外动脉充盈后阻断血流，这样真空腔形成可致血液逆流，实现栓塞保护作用。Whitlow 等报道了 75 例使用 Parodi Anti - Emboli System 症状性患者，发现 95% 的患者可耐受，围手术期内无一例患者发生脑卒中或死亡。

Mo. Ma 系统是一种无血流保护装置，它借助固定在 5F 导引导管顶端的两个顺应性人造橡胶球囊预防脑栓塞。Mo. Ma 系统需要 11F 的输送鞘。术中充盈颈外动脉的远端球囊和颈总动脉的近端球囊，阻断颈动脉血流。血管重建后主动抽吸鞘中的血液以清除碎片，然后将球囊放气以恢复血流（图 11 - 2）。

近端闭塞装置最大优点在于不需越过病变部位即可实现脑保护。球囊闭塞状态一建立，操作者就可选择适合的导丝安全越过病变。与其他的保护装置相比亦存在一些缺点：①近端闭塞装置体积大硬度高，进入颈动脉操作更为困难；②当患者侧支循环不充分对，颈总动脉和颈内动脉阻塞可能会导致脑血流急剧下降，患者无法耐受；③虽然术中间歇的放松球囊可间断的恢复脑组织氧供，但无法实现全程脑保护；④有引起颈总动脉和颈外动脉夹层或痉挛的潜在危险。

总之，目前多数学者认为，脑保护装置的使用能给大多数颈内动脉狭窄患者行 CAS 治疗带来益处，且支持 CAS 术应常规采用脑保护装置。

（郭秀丽）

第四节 动脉粥样硬化性颈动脉狭窄的评估

一、症状和体征评估

短暂性脑缺血发作（transient ischemic attacks，TIA）和急性脑梗死都是临床急症。颈动脉系统 TIA 表现为视网膜或大脑半球神经功能缺失，症状在发病后 24 小时内消失。一项研究表明，有 11% 和 50% 脑梗死患者分别由 TIA 发作后 90 分钟和 2 天内进展所致。以双侧视网膜和双侧大脑半球神经功能缺失为临床表现，往往提示该患者颈动脉颅外段存在严重的病变。但这种情况并不多见，需要与椎基底动脉病变引起血流动力学障碍相鉴别。对既存在椎基底动脉病变又合并无症状性颈动脉狭窄病变的患者，鉴别其临床症状的责任血管尤为重要。TIA 和脑梗死发生后，快速准确的明确责任血管能为极早的实现血管重建创造条件。颈动脉颅外段狭窄或闭塞相关的临床症状见表 11 - 5。

全面的神经系统体格检查、包括心脏和颈动脉杂音的听诊、眼底镜视网膜血栓的检测均非常重要。

NIHSS 用于测评神经系统功能缺失，根据分值判断脑卒中患者的预后，在临床实践中有很大的应用价值。患者的临床表现和阳性体征必须要与脑血管影像学资料联系在一起，以明确其产生的原因是否源于同侧病变的颈动脉，此为定义症状性颈动脉狭窄或闭塞的关键。

表 11 - 5　颈动脉颅外段狭窄闭塞性病变临床表现

视网膜症状
　短暂性缺血发作
　　一过性黑蒙或短暂性单眼失明
　　一过性黑蒙变异型
　视网膜梗死
　　视网膜中央动脉闭塞
　　视网膜动脉分支动脉闭塞
缺血性视神经病
半球症状
　TIA
　短暂性半球型 TIA（如言语功能、一侧肢体运动和感觉功能受损等）
　单侧肢体型 TIA（如一侧肢体运动和感觉功能受损）
　单侧型脑梗死
　　分水岭型脑梗死
　　血栓栓塞型脑梗死
全脑性症状
　双侧或双侧交替型 TIA
　双侧同时发作型 TIA（需要与椎基底动脉系统病变病变鉴别）
双侧型脑梗死

二、影像学评估

影像学能评估包括占位、陈旧和新鲜性梗死、出血和萎缩等脑组织改变和颈动脉解剖形态、狭窄程度、斑块特点及病变性质如夹层和炎症等形态学特点，为优化治疗提供了重要依据。目前，除冠状动脉手术搭桥治疗的患者建议行颈动脉狭窄筛查外，没有证据支持对无症状的患者常规实行颈动脉狭窄筛查。对于无症状但伴有颈动脉杂音的患者，颈动脉病变筛查仅限于较好的具备血管重建治疗指征的患者。颈动脉超声、磁共振血管造影（magnetic resonance angiography，MRA）和计算机断层扫描血管成像（computed tomographic angiography，CTA）常常用于绝大部分颈动脉病变患者初级评估，包括病变性质和狭窄的程度。虽然北美症状性颈动脉内膜切除试验（North American Symptomatic Carotid Endarterectomy Trial，NASCET）、欧洲颈动脉外科手术试验（European Carotid Surgery Trial，ECST）和无症状动脉粥样硬化性颈动脉研究（symptomatic Carotid Atherosclerotic Study，ACAS）采用有创的血管造影检查评估颈动脉狭窄程度，但在通常情况下，血管超声和 CTA 等无创方法可替代血管造影（digital substraction angiography，DSA）评估经动脉狭窄的严重性，并指导血管内重建手术的制定。这些无创方法评估血管狭窄程度与目前视为金标准的血管造影检查结果有很高的一致性。这些方法与 DSA 比较，在判断是否需血管重建的准确率的偏差小于 20%。

1. 颈动脉超声　颈动脉超声是一项应用程度最广和费用最低的无创评估颈动脉狭窄的成像技术。采用灰阶成像（gray - scale imaging）技术直接的评估横断面狭窄程度，提供能预测脑卒中风险的斑块形态学信息，包括不光滑斑块、溃疡斑块和低回声斑块。目前数据显示，超声检测到的颈动脉收缩期血流速度是唯一的最为准确的衡量颈动脉狭窄程度的参数。与血管造影相比，颈动脉超声诊断颈动脉≥70% 狭窄的敏感性为 77% ~98%，特异性为 53% ~82%。对一侧颈动脉存在严重狭窄或闭塞的患者而言，对侧颈动脉因发挥侧支代偿作用使血流加快。此时采用收缩期 ICA 近端与颈总动脉远端血流流速比更能准确地反映血管狭窄严重程度。采用静脉注射增强剂法可鉴别血管严重狭窄产生的极为细小血流和完全闭塞无血流时的两种状态。虽然，超声难以胜任用于伴发心律失常、颈动脉二分叉高位、动脉扭折和极度钙化和罹患一些不常见的疾病如肌纤维发育不良和动脉夹层患者的颈动脉狭窄的评估，且存在 ICA 颅内段的病变和主动脉弓不能成像的缺点，但高质量的颈动脉超声设备能获得与血管造影高度一致的评估效能。

2. MRA　　MRA 是神经系统应用程度最为广泛的技术，随着科技的突飞猛进，其获取的成像质量日益提高。与颈动脉超声相比，MRA 能检测超声所不及的颅内动脉狭窄与 cTA 相比，MRA 的优势在于避免使用放射性碘剂作，不具有肾毒性。MRA 的劣势包括面对安装了心脏起搏器和除颤器、罹患恐惧症和肥胖患者无法实施；因运动伪影可将狭窄程度扩大化，将动脉次全闭塞评估为完全性闭塞。但这些劣势通过磁共振快速增强序列和联合应用超声技术在很大程度上能得到弥补。

3. CTA　　CTA 可用于颈动脉和颅内动脉狭窄的评估。与颈动脉超声比较，存在自身的优势，包括能用于颈动脉超声成像模糊和诊断颈动脉狭窄程度不确定的患者。能检测主动脉弓和高位二分叉患者颈动脉形态学特点，能可靠的鉴别完全和次全闭塞病变，能评估动脉开口、串联病变和伴有心律失常、心脏瓣膜病变和心肌病患者颅内外血管形态学特点。另外，CTA 通过增强剂成像，能提高评估扭曲动脉狭窄的精确度。CTA 存在的劣势包括要求放射性碘剂作增强剂，且有肾毒性。另外，在甄别斑块的稳定性能力方面稍逊于颈动脉超声。CTA 检测颈动脉≥70% 狭窄的敏感性为 85% ~95%，特异性为 93% ~98%。

4. DSA　　以导管为基础的主动脉弓和脑血管 DSA 是评估颈动脉病变的金标准。通过其可明确主动脉弓的类型、弓上大血管形态学特点和颅内侧支循环模式。目前，根据正常参照动脉的不同，有三种方法评估颈动脉狭窄严重程度。NASCET 法是以颈动脉窦以上颈内动脉近端的正常血管直径为参照；ECST 法是以颈动脉窦部最大直径为正常参考血管；第三种方法是以颈总动脉为正常参考动脉。脑血管造影检查的优势在于对血管狭窄严重程度和血管钙化程度的评估更为准确。正如一项研究结果表明，血管造影对溃疡斑块诊断的敏感性和特异性分别仅为 46% 和 74%。作为有创的检查方法，DAS 在操作的过程会出现相应的并发症，包括穿刺点的损伤、造影剂脑病、过敏反应和动脉性栓塞等。症状性脑动脉粥样硬化化性患者在行 DSA 过程中发生脑卒中和 TIA 概率分别为 0.5% ~5.7% 和 0.6% ~6.8%。但是近的研究表明，随着使用器材、技术和操作熟练程度的提高神经系统并发症发生率低于 1%。

（郭秀丽）

第五节　动脉粥样硬化性颈动脉狭窄病变的内科治疗

一、危险因素的干预

明确脑卒中的危险因素对脑卒中的预防非常关键，这些危险因素可分为不可干预性和可干预性两种。前者包括种族、年龄和家族史等，后者包括高血压、吸烟、高血脂和糖尿病等。对颈动脉狭窄患者无论是否采取血管重建治疗，进行脑卒中危险因素控制和物干预以延缓动脉粥样硬化的进展和临床脑缺血事件的发生尤为重要。相关的危险因素治疗达标值见表 11-6。

对于其他的危险因素，如高纤维蛋白原和 C 反应蛋白等，虽然是心脑血管事件独立的危险因素，但通过饮食补给 B 族维生素和叶酸治疗并非能改变它们对脑卒中发生的影响。另外，对于吸烟和年龄超过 35 岁的服用避孕药的女性，发生脑卒中的风险较 35 岁以下且缺乏其他脑卒中风险因素女性要高。

表 11-6　危险因素干预目标值

危险因素	目标值	干预方法
血压	BP <149/90mmHg	控制体重、增加体力活动、减少酒精和盐分
	BP <130/80mmHg（慢性肾衰竭或糖尿病患者）	摄入及药物控制

危险因素	目标值	干预方法
吸烟	戒烟 避开被动吸烟的环境	采取戒烟计划、尼古丁替代疗法及安非他酮和瓦伦尼克林药物戒烟
血脂	$LDL-C<100mg/dl$（冠心病患者理想达标值为 $<70mg/dl$）	控制体重和增加体力活动、低饱和脂肪酸饮食及他汀类、烟酸和贝特药物治疗
糖尿病	$HbA1c<7\%$	控制饮食和体重、口服降糖药和胰岛素治疗
缺乏体力活动	每天坚持30分钟体力锻炼（每周最少保证5天）	步行、骑自行车、游泳和从事家务劳动等
肥胖	体重指数（BMI）控制在 $18.5\sim24.9$ 范围内； 男性腰围控制不超过40英寸（101.6cm）； 女性腰围控制不超过35英寸（88.9cm）	增加体力活动和利莫那班药物减肥等

二、抗栓治疗

所有颈动脉狭窄和闭塞的患者均需给予药物治疗，包括抗血小板聚集和致动脉粥样化的危险因素治疗。伴有一个或多个动脉粥样硬化危险因素的无症状患者需行抗血小板药物治疗，以预防心脑血管事件发生。基于众多的脑卒中预防研究表明，近期伴发TIA或小卒中的患者，依照不同的脑卒中病因，亦推荐使用抗血小板药物治疗。

1. 抗血小板聚集　阿司匹林用于TIA和脑卒中患者再发脑卒中二级预防能使致死性和非致死性脑卒中相对风险分别下降16%和28%。随机研究表明，对于颈动脉狭窄<50%的症状性和<60%无症状性患者，阿司匹林的脑卒中预防效果优于CEA。行CEA治疗的患者，在术后1～3个月服用低剂量的阿司匹林（81mg/d或325mg/d）获益程度较高剂量（650mg/d或1 300mg/d）的要大。即使是那些正服用低剂量阿司匹林遭受TIA频繁发作的患者，目前仍无证据支持阿司匹林服用量应超过325mg/d。

双嘧达莫虽不用于心脑血管事件的一级预防，但两个试验证实可用于脑卒中的二级预防。欧洲脑卒中预防研究-Ⅱ（European Stroke Prevention Study，ESPⅡ）表明，双嘧达莫缓释剂单用及其与阿司匹林联用的功效均优于安慰剂，但两者的单用功效无统计学差异。欧洲/澳大利亚逆转脑卒中预防试验（European/Australian Stroke Prevention in Reversible Ischemia Trial，ESPRIT）提示，双嘧达莫缓释剂和阿司匹林联合用于心肌梗死和脑卒中的二级预防优于单用阿司匹林。另外，双嘧达莫缓释剂和阿司匹林联用干预脑卒中二级预防的功效与氯吡格雷的相比无明显差异。

加拿大-美国噻氯匹定脑卒中二级预防研究（Canadian-American Ticlopidine Study，CATS）结果表明，与安慰剂相比，噻氯匹定能减少23%心脑血管事件。另外，噻氯匹定和阿司匹林脑卒中研究（Ticlopidine Aspirin Stroke Study，TASS）纳入对象为已遭受TIA或大卒中的患者，结果表明，噻氯匹定减少脑卒中事件发生的效果明显，且有较少的出血并发症。但嗜中性白细胞减少症发生率达0.9%。

氯吡格雷因安全谱广和每日一次给药便捷的特点，目前已很大程度上替代了噻氯匹定的使用。氯吡格雷与阿司匹林脑卒中的二级预防比较试验（Clopidogrel Versus Aspirin in Patients at Risk of Ischemic Events，CAPRIE）结果提示，氯吡格雷和阿司匹林作用相当。在氯吡格雷治疗存在动脉粥样硬化血栓形成高风险、脑卒中稳定、处理和预防研究试验（Clopidogrel for High Atherothrombotic Risk and Ischemic Stabilization，Management，and Avoidance，CHARISMA）中，氯吡格雷联用阿司匹林与阿司匹林单用在治疗效果上无统计学差异。另外，MATCH试验是以动脉粥样硬化血栓形成为基础的近期存在TIA或脑卒中高风险的患者为对象的研究，其结果表明，两者的联用不但增加了全身系统性出血和脑出血风险，而且与单用氯吡格雷相比，并未减少脑卒中发生的风险。总之，在脑卒中二级预防中，阿司匹林与氯吡格雷相比不存在优劣之分，两者联用会增加严重出血的风险。

另外，对已使用单一抗血小板聚集药物治疗仍频发缺血事件的患者，可考虑药物联用：第一种方法是加用华法林；第二种方法是联用氯吡格雷；第三种方法是采用三种药物联用，即在阿司匹林联用氯吡格雷的基础上，加用双嘧达莫、西洛他唑和华法林三者中的一种。值得注意的是，这些药物的联用缺乏临床试验证据支持，且存在增加出血的风险。

2. 抗凝治疗　除非有药物使用禁忌证，房颤患者的脑卒中的二级预防首选华法林抗凝治疗。在华法林和阿司匹林复发脑卒中预防比较研究（Warfarin Aspirin Recurrent Stroke Study，WARSS）中，脑卒中、死亡和大出血并发症的发生率均无统计学差异。另外，在华法林和阿司匹林治疗症状性颅内动脉狭窄比较研究（Warfarin Aspirin Symptomatic Intracranial Disease，WASID）中，结果表明华法林不优于阿司匹林。因此，基于这些试验研究结果表明，阿司匹林在治疗非心源性颈动脉狭窄脑卒中患者时，疗效优于华法林。

三、调脂和抗动脉粥样硬化治疗

普伐他汀、辛伐他汀和阿托伐他汀已被美国食品药物监督局批准用于冠心病患者并发心肌梗死的预防性治疗。他汀类药物可用于 CEA 后预防再发脑卒中的治疗。在采用 80mg 阿托伐他汀积极降低血脂脑卒中二级预防研究（Stroke Prevention with Aggressive Reduction of Cholesterol Levels，SPARCL）中，阿托伐他汀使无冠心病病史的患者再发脑卒中的风险降低 16%。美国国立血脂教育计划指南推荐，他汀类药物可用于已遭受 TIA、脑卒中或颈动脉狭窄 >50% 的患者。另外，2006 年 ASA、2008 年 ESO 及 2008 年 NICE TIA 和脑卒中的二级预防治疗指南均推荐使用他汀类药。

四、血管紧张素转换酶抑制剂和血管紧张素受体抑制剂

目前，相关的研究暗示血管紧张素转换酶抑制剂（angiotensin – converting enzyme inhibitors，ACEI）和血管紧张素受体抑制剂（angiotensin receptor blockers，ARB）用于脑卒中预防获益程度超过因它们降低血压所获取的。一项关于雷米普利用于存在心血管事件高危患者的脑卒中预防研究表明，在 5 年内雷米普利使脑卒中的风险下降 32%。虽然雷米普利能使收缩和舒张期血压下降 2～3mmHg 及血管内 – 中膜厚度减小，但这些作用本身并不能充分解释如此之大的获益。ACEIs 和 ARBs 除通过降低血压来减少脑卒中发生外，亦能通过抑制血管紧张素 II 生理作用，使血管舒张、抑制血管平滑肌增生、改善内皮细胞功能和提高内源性纤维蛋白溶解功能来增进脑卒中的预防作用。

（王广强）

第六节　颈动脉成形和支架置入术的指南

本节以 2008 年欧洲脑卒中组织（European Stroke Organisation，ESO）、2010 年美国心脏和脑卒中协会（American Heart Association/American Stroke Association，AHA/ASA）和 2011 年中华医学会神经病学分会脑血管病学组发表的颈动脉狭窄血管内治疗指南为依据，概述 CAS 的指南推荐。为便于 CAS 与 CEA 间的比较以下也包括 CEA 指南推荐。另外，CAS 术规范化处理流程见图 11 – 3。

一、2010 年 AHA/ASA 指南推荐

（1）对于在过去的 6 个月内发生 TIA 或脑卒中，且与其同侧的颈动脉呈重度狭窄（70%～99%）的患者，可推荐给能将围手术期致残和致死率控制在 6% 以内的医疗机构行 CEA 治疗（I类、A级证据）。

（2）对于症状性中度狭窄（50%～69%）的患者，根据其特定的因素（如年龄、性别、共患疾病来）决定是否行 CEA 治疗。且围手术期致残和致死率控制在 6% 以内（I类、B级证据）。

（3）颈动脉轻度狭窄（<50%）不推荐行 CEA 和 CAS 治疗（III类、A级证据）对于 CEA 治疗时机的选择，若无早期手术禁忌证则推荐在出现症状后的 2 周内进行（IIa类、B级证据）。

（4）对于颈动脉狭窄通过无创影像检查证实 >70% 或通过血管造影检查证实 >50% 的症状性患者，若行 CAS 治疗的并发症不超过 6%，则 CAS 可作为 CEA 的替代治疗方法（I类、B级证据）。

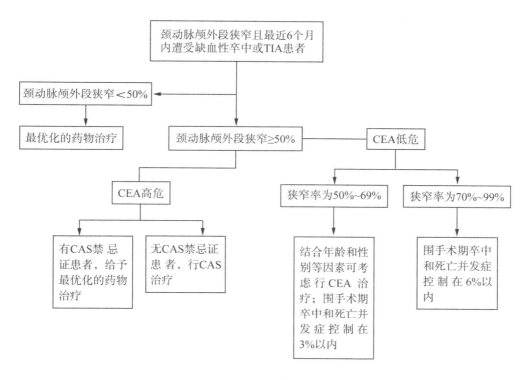

图 11-3　颈动脉狭窄处理流程

（5）对于症状性重度狭窄（>70%）的患者，若外科治疗存在入路困难和伴有增加手术风险的共患疾病，可考虑采用 CAS 治疗（Ⅱb、B 级证据）。

（6）对于特殊原因引起的狭窄，如放射性狭窄或 CEA 后的再狭窄等，亦可以考虑采用 CAS 治疗（Ⅱb 类、B 级证据）。

（7）CAS 由能将围手术期致残和致死率控制在 4%~6% 的手术者实施是合理的（Ⅱa 类、B 级证据）。

（8）对症状性颈动脉狭窄的患者，不推荐实施颈外动脉与颅内动脉搭桥治疗（Ⅲ类、A 级证据）。

（9）对于所有动脉粥样硬化性颈动脉狭窄的患者最优化的药物治疗应包括抗血小板聚集、他汀类药物和控制各种危险因素的相关药物联合治疗（Ⅰ类、B 级证据）。

二、2011 年中国缺血性脑血管病二级预防指南推荐

（1）对于在过去 6 个月内发生 TIA 或脑卒中，且同侧颈动脉狭窄≥50% 的患者，无条件或不适合行 CEA 治疗时，可考虑采用 CAS 治疗（Ⅰ类、B 级证据）。

（2）对于颈动脉狭窄≥70% 的无症状患者，无条件或不适合行 CEA 治疗时，可考虑采用 CAS 治疗（Ⅱ类、C 级证据）。

（3）CAS 由能将围手术期致残和致死率控制在 6% 以下的手术者或机构实施是合理的（Ⅱa 类、B 级证据）。

（4）行 CAS 治疗的患者术前必须给予联用氯吡格雷和阿司匹林治疗，且术后两者联用至少维持 1 个月（Ⅱ类、C 级证据）。

（王广强）

第七节　颈动脉成形和支架置入术的并发症分类及处理

CAS 成为治疗颈动脉疾病的重要方法。尽管治疗器械和技术有了空前的发展，但在 CAS 术中和术后依然有各种各样并发症发生。据最新不同的荟萃分析和随机试验结果。表明在 CAS 整个操作中发生

各种不良事件的百分率为 6.8% ~9.6% 。虽然目前文献对这些并发症已有全面的报道，但重点不突出。快速识别、迅速评估 CAS 一些重要并发症是改善患者预后的重要前提。本章节结合目前最新文献，仅对 CAS 关键部位并发症予以分类。同时，重点介绍能够及时发现和正确的评估这些并发症的方法，为最大限度地实施有效治疗提供帮助。

一、颈动脉颅外段并发症分类及处理

本节根据并发症发生所处的解剖部位分类，其优势在于在术中简单易行且实用。此外还为不同的研究中心并发症的分析研究提供了可比性。

颈动脉颅外段并发症是指位于颈总动脉或颈内动脉岩骨颈动脉孔以下的并发症，将其分为三类：支架段并发症，支架近端并发症，支架远端并发症。

（一）支架段并发症及其处理

发生在支架段的并发症可细分为四亚类，包括：急性支架内血栓形成（acute stent thrombosis）、斑块脱垂（plaque prolapse）、残余狭窄（residual stenosis）和支架定位不当（incorrect stent placement）。

1. 急性支架内血栓形成　因急性支架内血栓形成与斑块脱垂在造影成像上有着相同的特征，均表现支架内造影剂充盈缺损，特别需要鉴别。急性支架内血栓形成发生率虽然相对较低（0.04% ~2.0%），但给患者带来了致命后果。根据目前的文献报道，诱发急性支架内血栓形成的常见原因有：①术前抗血小板聚集治疗或术间肝素化不充分；②存在抗血小板药物抵抗；③支架置入错位；④支架置入后残余狭窄明显。其中以抗血小板聚集治疗不充分为最常见的原因。基于这一原因，故患者术前必须给予充分抗血小板聚集治疗。具体方法为至少于术前 3 天给予阿司匹林（100mg/d）和氯吡格雷（75mg/d）双重抗血小板治疗。对于已经服用阿司匹林的患者，可于术前 24 小时或术前加用氯吡格雷负荷量（400~600mg）。另外，对于行急诊手术治疗的患者，则需一次性联合服用 300mg 阿司匹林和 300mg 氯吡格雷。对于已充分给予抗血小板聚集治疗但在术后发生支架内血栓形成的患者，需考虑患者是否存在抗血小板药物抵抗。

急性支架内血栓形成的处理目前仍然缺乏统一的标准。下列几种方法可供选择：①动脉内溶栓，为提高血管再通的概率，亦可将半剂量 rt - PA 与阿昔单抗联合使用；②动脉或静脉使用阿昔单抗；③条件允许可采用机械碎栓或血栓切除术，亦可与阿昔单抗联合治疗；④采取急诊手术取出带血栓的支架或可视状态下切除支架内血栓。总之，并发症一旦发生联合多学科合作是非常必要的，包括神经科、血管外科和神经影像科等。

2. 斑块脱垂　2004 年 Clark 等运用血管内超声技术定义病变处斑块突入支架内腔 >0.5mm 时称为斑块脱垂。到目前为止，斑块脱垂在大样本随机的 CAS 试验中并未给予其他的定义，并且它的发生率从未公开报道。但根据未发表的数据表明，斑块脱垂发生率约为 0.2% ~4% 。目前，虽然尚缺乏通过血管造影定义斑块脱垂，但凭借血管造影能在可视的状态下发现支架内腔造影造影剂充盈缺损，从而明确斑块脱垂诊断。造成斑块脱垂的常见因素有软斑块、大斑块及在术中使用的支架类型为开环式支架。斑块脱垂可分为小脱垂和大脱垂两类。小脱垂是指脱垂的斑块并未明显侵入血管内腔；大脱垂是指脱垂的斑块明显的侵入血管内腔，且形成内腔明显狭窄。斑块脱垂可导致神经系统不良事件发生。斑块脱垂处不但易诱发支架内血栓形成，而且可通过血栓形成物或斑块突出的成分促发早期或晚期栓塞事件发生。

血管内超声技术在筛查斑块脱垂方面有着重要的诊断价值。但它的使用不但增加了手术时间，而且增加了术中血栓栓塞事件发生的风险。基于这些原因，限制了它在临床上常规应用。不过常用的二维超声技术亦能提供脱垂的斑块大小和部位等相关信息，可作为血管内超声技术的替代工具。

斑块脱垂应根据血管腔受累的程度的不同采取个体化的处理。小脱垂需严格的采用超声随访。同时强制性给予阿司匹林和氯吡格雷双重抗血小板聚集治疗。另外，在术后的两周内亦可采用低分子肝素抗凝治疗。大脱垂可采取支架内重复球囊后扩。对于脱垂持续存在的患者，可借助双支架套叠治疗。

3. 残余狭窄　支架释放及后扩后其内腔局部仍存在部分的造影剂充盈缺损，即为支架术后残余狭窄。目前认为，术后残余狭窄率若 >30% 则称为 CAS 技术失败。采取多次后扩，则会增加颈动脉窦部牵张反射发生，诱发血压下降和心率减慢。另外，多次后扩亦会增加斑块物质脱落和血管发生破裂的风险。病变处严重钙化和斑块的体积较大是形成残余狭窄的最常见的原因。此外，术中定位不当和支架在释放的过程中发生移位亦可促发残余狭窄的发生。为避免或减少残余狭窄的发生率，术前需认真评估狭窄病变的性质和程度。针对严重钙化和斑块的体积较大的病变，可选用纵向支撑力大的支架。因支架定位不当或在释放的过程中发生移位形成的残余狭窄，可置入另一枚支架使整个病变的血管得以覆盖。

4. 支架定位不当　由于各种原因可导致支架定位不当，支架最终的定位点与最初计划的定位点偏移 10mm 以内时，则称为"小幅定位偏移"。此类发生率并不少见，但不会因此而明显的增加患者术后不良事件的发生。但对于本身存在栓子脱落潜在风险的患者，支架定位不当可能会增加 CAS 术后早期或晚期神经系统并发症。定位不当亦可并发残余狭窄。基于这些原因，采用第二枚支架封堵未覆盖的病变是非常必要的。

另外，支架释放在极少数情况下会发生移位，即支架最终的定位点与最初计划的定位点定偏移大于10mm，亦称为"大幅定位不当"。支架向目标定位点远端移位比较常见，若远端血管直径较大无影响到血流供应，则无须处理；若远端血管直径较小影响到血流供应，则需要外科手术取出移位的支架。支架的近端移位少见，一般不会引起不良事件。采取超声随访和双重抗血小板聚集治疗即可。

（二）支架近端并发症及其处理

颈总动脉夹层是支架近端血管最为常见的并发症。目前有关颈动脉夹层的发生率仍不清楚。血管扭曲和反复操作是导致夹层发生的主要原因。此外，诸如"牛角弓"、Ⅰ型弓或Ⅱ型弓这些血管学解剖特点是造成夹层又一重要原因。动脉夹层根据造影结果分为血流限制性夹层（flow - limiting dissections）和血流非限制性夹层（non - flow - limiting dissections）。无论是何种颈动脉夹层，均有可能引起夹层血管闭塞性或栓子脱落栓塞性脑血管事件的发生。

血流非限制性夹层通常采取保守治疗，包括强化华法林或肝素抗凝，或阿司匹林抗斑小板聚集治疗，以预防血管血栓形成和栓塞事件发生。抗凝和抗血小板聚集治疗亦能促进夹层处血管的修复，治疗的标准疗程为 14 天。另外，亦可选择采用长球囊使血管内膜贴壁联合上述的药物治疗。血流限制性夹层应采用支架置入术干预。其支架类型选择上遵循颈总动脉开口处病变选用球扩式支架，非开口处病变选用自膨胀式支架。在严重症状性夹层无法采用血管内治疗时，可采取外科治疗。

（三）支架远端并发症及其处理

远端并发症的产生与远端保护装置的使用息息相关。虽然脑保护装置能减少患者 CAS 术中脑血管事件的发生，但因它的使用亦能诱导各种不良事件。文献报道，直接因脑保护装置使用导致的并发症发生率较低（1% ~5%）。大部分并发症与滤器型保护装置相关，但多数并发症是无症状的。支架远端并发症可为5 类：①滤器闭塞；②颈内动脉夹层；③保护伞回收困难；④血管痉挛；⑤血管扭折（kinking）。

1. 动脉夹层形成　夹层的发生与保护装置的使用或球囊扩张相关。脑保护装置通过颈动脉扭曲的段可诱发夹层产生。直径较大、材料相对较硬的脑保护装置亦可导致夹层形成，即使是在脑保护装置到位展开的情况下。与支架近端夹层一样，其远端夹层亦可分为血流限制性夹层和非限制性夹层两类。血流非限制性夹层可用质地柔软、尺寸较长的球囊将血管内膜贴壁。血流限制性夹层采用支架辅助治疗。

2. 滤器内血管闭塞　CAS 术发生滤器闭塞较为常见，与斑块脱落较大的碎片和血栓物质堵住滤器孔有关。在完成滤器型脑保护装置回收前阶段，若出现滤器放置处发生闭塞或狭窄，血管造影则表现为血流速度缓慢或滤器造影剂充盈缺损。当放置滤器处完全被碎片物质阻塞，造影时可出现近端血管被流速缓慢的造影剂充盈和滤器装置的残端。在诊断滤器或滤器放置处血管闭塞前，必须与颈总动脉夹层和颅内"微栓子雨"相鉴别。若大碎片引起滤器闭塞，可采用特殊导管在滤器未回收之前将其抽吸回收，以最大限度地减少滤器中体积过大的碎片。通过此法可避免或减少在回收滤器型保护伞时发生碎片移位、脱落的可能性。在此情形之下必须牢记，不必将已捕获碎片的滤器完全的回撤到回收鞘中，以免因为挤压导致碎片脱落发生血管栓塞事件。通常情况下，当滤器型保护伞回收后血流会即刻恢复，故不会影响患者的预后。

3. 保护伞回收困难 通过正常的回收鞘，不能顺利地将保护伞回收或回收的时间延长的现象称为保护伞回收困难。回收困难最为常见的背景是扭曲的血管内置入开环式支架，支架的龙骨碰及了血管内壁。保护伞回收困难的原因多见于颈动脉扭曲或成角。另外，技术熟练程度缺乏的术者亦会增加滤器网孔套陷于支架龙骨的概率，导致保护伞回收困难。

处理保护伞回收困难的方法有下列几种：①让患者深吸气或将头部转向对侧，减轻血管扭曲度，有利于回收鞘的通过；②将指引导管小心的进入支架的腔内，使保护伞输送导丝与支架壁分离，从而允许回收鞘通过；③实施体表压迫支架，亦能使输送导丝与支架龙骨分离；④采用直径较大的球囊扩张，便于回收鞘通过；⑤将硬导丝放置颈外动脉或颈动脉，以改变扭曲血管，方便回收鞘通过；⑥若滤器网孔套陷于支架龙骨，可采取推送保护伞输送导丝，使滤器重新与支架分离；⑦可借助长 4 或 5F 单弯导管回收保护伞；⑧当上述方法失败后，需要求助血管外科行手术治疗。

4. 血管痉挛 保护伞放置处血管痉挛是 CAS 术最为常见的并发症。目前文献报道，滤器式保护伞和球囊式保护伞引起血管痉挛的发生率达 7.9%，单使用滤器式保护伞引起血管痉挛的发生率为 3.6%。有时因支架直径过大在支架远端亦会出现血管痉挛。但这两处的血管痉挛通常不会造成不良后果。在处理血管痉挛策略上，可借鉴以下方法：① "等等和看看（wait and see）"：一些患者出现血管痉挛后，在不做任何处理的情况下，等几分钟后血管痉挛可自发的解除；②如血管痉挛引起明显的血流动力学紊乱，可于动脉内给予硝酸甘油（150～200μg）消除血管痉挛。

5. 血管扭折 若在支架置入前，目标支架释放部位的血管已存在血管扭曲的现象，则于支架置入后于支架远端的血管可发生扭折。与开环式支架相比，质地坚硬的闭环式支架更加容易将狭窄处的扭折推向远端。另外，直径过大的支架诱发支架末端血管扭折的概率也越大。轻度血管扭折一般不会引起严重后果。但扭折的血管明显成角，可诱发血流紊乱，从而诱发支架内急性血栓形成和再狭窄。处理上除双重抗血小板聚集治疗外，必要时可采用质地柔软的支架放置入扭折处以减少成角、恢复血流。

二、颅内段并发症及其处理

颅内段并发症是指位于岩骨颈动脉孔以上的并发症。根据病变的性质将其分三类：脑栓塞，高灌注综合征，造影剂脑病。

（一）脑栓塞及其处理

脑栓塞是 CAS 术严重的并发症，从理论上讲可发生在 CAS 术任何阶段。但发生脑栓塞可能性较大的阶段包括：指引导管到位阶段、球囊前扩便于保护伞通过狭窄病变阶段、支架置入阶段和球囊后扩阶段。

颈动脉狭窄所致的脑卒中主要归因于血栓栓塞，减少血栓脱落的风险比完全消除狭窄更重要。但 CAS 术的本身亦可产生血栓事件，即使是使用了脑保护装置。必须牢记，于主动脉弓过度操作不但会引起病变血管同侧发生脑栓塞，而且对侧亦可发生。经验丰富的术者不仅能恰当的选取患者，而且熟悉不同血管内治疗器材的性能。这些素质是最大限度地减少栓塞事件发生的首要因素。

不同大小栓子颗粒脱落后栓塞不同直径的脑血管，引起不同临床表现的血管事件。通常情况下按栓子直径的大小将其分为三类：①直径 <20μm：可以通过脑微循环；②直径为 20～80μm：不能通过脑微循环，但神经系统无症状；③直径 >100μm：虽具备了阻塞血管的能力，但仅部分患者表现有神经系统体征或症状。根据不同栓子栓塞血管后引起患者临床预后的不同，将栓塞并发症分为三类：①大栓子（macroemboli）；②微栓子 "栓子雨"（shower of microemboli）；③无症状栓子（silent emboli）。

1. 大栓子 大栓子所致的栓塞事件能导致破坏性的临床后果：在 CAS 术中若发现新的大血管闭塞，此时，术者在决定是否采取血管内再通术及采用何种技术实再通时必须牢记三点：①闭塞的血管是否引起神经系统定位体征；②导管器材能否顺利达到闭塞血管的近端；③是否存在溶栓禁忌证。

大栓子并发症的处理需要结合具体情况，采用个体化治疗。正确的判断血管堵塞物的成分能为选取合适的机械材料实现血管再通提供了重要的依据，具体策略如下：①若堵塞物是固有斑块脱落的碎片或结构紧密的血栓时，处理方法如下：如果闭塞血管导致明显的神经系统定位体征，且导管器材能顺利的达到闭塞的近端，此时，首选机械的方法（取栓装置）实现血流的再灌注；如果取栓失败，可考虑采取包括导丝和球囊辅助的机械碎栓治疗。②若堵塞物是临时形成的且组织结构紧密性较差的血栓时，首选药物溶栓治疗：选用的药物有 rt-PA、血小板膜糖蛋白Ⅱb/Ⅲa受体抑制剂等，且包括这些药物联合使用。这些药物给予的方式有动脉途径和静脉途径，但据目前的循证医学证据表明，动脉内溶栓血管再通的概率要比静脉途径的高。但值得注意的是这些药物的使用剂量和给药途径均基于急性缺血性脑卒中临床试验，故直接将其应用于 CAS 术中脑栓塞事件处理的科学性可能有一定探讨的空间。如由 CAS 术所带来的一些超出急性脑梗死溶栓适应证（如穿刺部位血肿及已全身肝素化）的特定背景需要在溶栓治疗前作详尽评估。另外，血管能否再通与闭塞血管的部位、栓子的成分及侧支循环是否建立等因素密切相关，故在决定溶栓前需要评估这些重要因素。

2. 微栓子"栓子雨" "栓子雨"可致与病变血管同侧的脑功能区域短暂的缺血，表现相关的神经功能缺损。但更多的情况是患者不表现有明确的神经系统定位体征，仅表现认知或精神功能障碍（如意识模糊等）。发生微栓子"栓子雨"有时虽然通过造影发现颅内血流流速减慢、动脉期和静脉期显影时间均延长，但并没有发现闭塞的血管。行头颅 CT 检查能发现，术则前循环脑组织存在明显的广泛性水肿。"栓子雨"需要与造影剂脑部和高灌注综合征相鉴别。另外颈动脉窦部受刺激后，血管迷走反射导致系统性低灌注亦可表现精神状态紊乱和意识模糊，故亦在鉴别之列。诊断"栓子雨"的前提是排除一切能引起精神状态紊乱和意识模糊的相关并发症。

关于"栓子雨"的治疗目前暂无循证医学证据。鉴于意识模糊和精神异常一段在术后 24~48 小时内完全恢复，故采取"等等和看看"的方法可能是最好的选择。但值得注意的是"栓子雨"能促发血小板活性导致原位终末血管闭塞。另外，微循环的局部炎症反应引起局部血管痉挛加剧了微血管闭塞的发生。针对这些病理生理机制，可采取抗血小板聚集、解除血管痉挛及激素等相关的药物治疗以减少微血管原位血栓形成。

3. 无症状栓子 血管造影和随后的 CAS 术间操作均能导致无症状的栓塞事件发生。通过多经颅多普勒和弥散磁共振加权成像证实，这些无症状性脑栓塞的形成与气体栓子和微小的血栓相关。双侧大脑半球均可出现无症状性梗死灶，但非术侧半球的梗死灶多发生于诊断性脑血管造影阶段，术侧半球的病灶多与 CAS 术操作相关。于弓上血管进行不规范的操作是产生这些无症状性脑梗死灶的重要原因。对每一个 CAS 术后的患者需仔细地体格检查以发现其中可能的无症状性脑梗死患者，最后通过磁共振明确诊断非常重要。

无症状性脑梗死在治疗上目前仍缺乏循证医学证据，亦缺乏大样本长期预后的随访研究。现有的文献报道，有极少部分无症状性脑梗死患者进展至神经系统轻微的功能缺损，且多表现为短暂性脑缺血发作和长期的认知功能下降。总之，对于 CAS 术后无症状性脑梗死患者无须特殊处理，但仍需长期随访以了解长期预后。

（二）高灌注综合征及其处理

颈动脉狭窄血管重建所致的高灌注综合征虽然发生率低，但是一种致死性并发症。目前，关于高灌注综合征的定义已达成共识，定义为术侧半球出现神经系统功能缺损（如癫痫发作等），但这些缺损的神经功能与脑栓塞无关。颈动脉狭窄的患因脑组织长期缺血缺氧，已极度扩张的脑血管失去了自身调节功能，血管反应性（vascular reactivity）下降是形成高灌注综合征的基础。而 CAS 术后脑血流量（cerebral blood flow，CBF）过度增加超过脑组织代谢的需要是促发高灌注综合征产生的动力。CAS 术者必须牢记下列易诱发高灌注综合征发生的因素，包括严重单侧或双侧颈动脉狭窄、对侧血管闭塞、侧支循环差、术前已存在脑梗死、围手术期高血压及老年患者等。

极早的识别高灌注综合征的发生极为重要。高灌注综合征的临床表现缺乏特异性，可表现精神错乱、非典型头痛、癫痫和脑卒中样发作等。其发生的时机存在双峰现象，第一峰出现在血管重建后的 30min 内（早期发作），第二峰出现在术后的第 2 周（晚期发作）。在早期，脑卒中样发作多与弥漫性脑水肿相关。造影剂脑病（contrast-induced encephalopathy）和"栓子雨"亦可出现类似的临床表现，必须加以甄别。发生高灌注综合征患者颈动脉血流速度增快，通过彩色多普勒超声可有助于诊断。

对于伴有上述高灌注综合征诱发因素的 CAS 围手术期患者应严密监护。具体方法如下：①血压较高的患者需予严密的监测和控制，但应避免使用血管扩张药物降压，多主张采取静脉给予 β 受体阻止剂药；②对于因高灌注并发脑出血患者，需立即静脉给予鱼精蛋白中和肝素以限制颅内血肿进一步扩大；③对于并发脑水肿患者，可给予激素和甘露醇脱水以降低颅内压；④如果患者表现癫痫发作，可予抗癫痫药物控制。

（三）造影剂脑病及其处理

造影剂脑病发生率较低，与术中使用造影剂过量有关，尤其是渗透性较高的造影剂。造影剂脑病临床预后较好，典型的临床表现包括视觉障碍、一过性皮质盲和短暂的偏瘫等类脑卒中样发作。造影剂脑病发生的病理生理机制与造影剂神经毒性造成血脑屏障破坏密切相关。通过脑 CT 或 MRI 检查发生脑皮质和基底节区存在异染病灶。另外，急性血脑屏障破坏可导致脑脊液外渗形成脑水肿。通常情况下，神经系统症状和影像学异常表现在症状出现后的 24～48 小时完全消失。

造影剂脑病需与高灌注综合征鉴别。前者临床预后好、恢复快，后者则相反。另外，两者在累及脑解剖部位亦存在差异。前者前后循环均可累及，而后者仅累及前循环。造影剂脑病重在预防，无特殊治疗。

（王广强）

第八节　动脉粥样硬化性颈动脉狭窄的临床实践

一、药物治疗与血管重建的选择

颈动脉狭窄处理目的是减少脑卒中或死亡的风险。在充分的评估将来可能发生的脑卒中风险和因血管重建本身带来的风险大小后，决定是选择药物治疗还是选择血管重建治疗。药物治疗发生脑卒中的风险与患者的临床表现和狭窄的严重程度有关。而血管重建术的风险，包括心肌梗死、脑卒中或死亡，则与一些高危因素密切相关。无论是否行血管重建术处理，应该为所有的患者提供最为优化的药物治疗，包括干预动脉粥样硬化危险因素和抗血小板治疗。单用药物治疗适用于那些行血管重建术风险大于获益的患者，这些患者包括症状性颈动脉狭窄程度 <50%、无症状性狭窄 <60% 的患者和存在手术相关的脑卒中或死亡高风险因素的患者。2006 年 AHA/ASA 颈动脉狭窄治疗指南推荐：对于无症状性颈动脉狭窄 >60 或症状性颈动脉狭窄 >50% 患者，若采用血管重建治疗脑卒中或死亡并发症分别不超过 3% 和 6% 时，则是可以接受的。

二、无症状性低危患者的血管重建

症状性颈动脉狭窄患者血管重建可依据 2010 年 AHA/ASA 指南。无症状性颈动脉狭窄患者的治疗目前仍存在两个重要问题，血管重建术可行性证据综合可信度；行血管重建术治疗血管狭窄程度的标准（图 11－4）。支持血管重建者认为，第一个问题通过 ACAS 和 ACST 试验已取得了证据，即外科处理发生并发症风险较低的患者行 CEA 联合阿司匹林的疗效优于单用阿司匹林。相反，保守疗法支持者认为 ACAS 试验已经过时，因为目前采用的积极干预颈动脉粥样硬化危险因素和"最优化的药物治疗"方案在 ACAS 试验尚未得到实施。虽然在 ACST 研究中的药物治疗方案得到很大的完善，但在 1993—1996 年间随机入组的患者他汀类药物服用率仅为 17%，即使是在 2000—2003 年间也只有 58%；尽管 70%～90% 的患者在后来临床随访期间服用了抗血小板聚集、抗高血压和降脂药物，但是否达到目前要求的治疗目标值仍是未知数。因此，血管重建术与现阶段"最优化的药物治疗"效果的比较仍需要进一步研究。

CEA 治疗颈动脉合适的狭窄标准是另一个争论焦点。ACAS 和 ACST 研究均得出无症状性 >60% 狭窄患者行 CEA 疗效优于阿司匹林，但 ACST 研究并没有证实随着狭窄程度增加（60%～90%），患者发生脑卒中风险有任何差异。另外，ACAS 研究亦没有就此问题给予评估。因 CEA 与阿司匹林治疗相比，每年绝对的脑卒中风险减少仅为 1%，所以有理由质疑将无症状性颈动脉狭窄重建术的血管狭窄标准增加至80%的合理性。1998年修订的AHA指南提出了这个问题并且修改了早期指南推荐的标准：无症状性狭窄程度>60%且手术风险<3%；无症状性狭窄>75%且手术风险为3%~5%。值得注意的是AHA指南并没有明确指出狭窄的严重程度是通过血管造影明确还是通过无创技术评估。

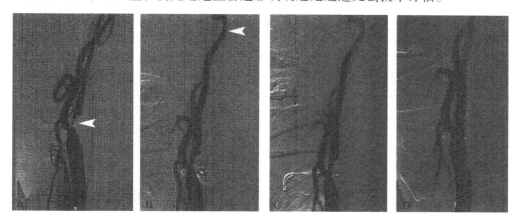

图11-4 无症状性颈动脉狭窄支架置入术

A. 颈动脉侧位造影显示窦部次全闭塞；B. 0.014in微导丝通过病变，用直径2.0mm球囊导管预扩后，Spider保护装置在微导丝的辅助下通过病变，置入颈动脉颈段的远端（箭头所指为保护伞伞体）；C. Precise RX自膨式支架置入后，可见明显残余狭窄；D. 用直径为6.0mm球囊导管后扩后，造影示支架形态良好，无残余狭窄

目前，随机的临床试验数据仅支持CEA。如果CEA和CAS临床比较试验能够证明它们具有相同的效果或CAS更优越，那么CAS可能成为CEA治疗低风险的患者一种理想选择。

三、无症状性高危患者血管重建

目前，对于严重颈动脉狭窄且CEA治疗存在高风险无症状性患者的治疗仍有争议，因为当前CEA和药物治疗比较随机试验尚未纳入这类患者。尽管此类患者行CEA治疗风险比低危患者明显增加，但并没有足够的证据证实药物或手术治疗对此类高风险患者的5年无脑卒中存活率的影响。目前必须意识到，若血管重建本身的风险高于术后带来的获益，那么其疗效将会得到否定；CEA会带来更高的风险但并不意味要求患者行CAS治疗。目前迫切的是开展一些CEA治疗存在高危风险的无症状颈动脉狭窄患者药物疗效方面的研究。如患者存在低灌注情况，对于由放射引起或CEA再狭窄的患者，可考虑用CAS治理。

四、年龄因素

随着年龄的增长，收缩期高血压、心房颤动、全身动脉粥样硬化和脑血管疾病的风险亦在增加，这些因素均会增加老年人脑卒中风险。就某一个患者来讲，很难评估每个危险因素的相关风险，故需给予综合治疗。因阿司匹林、β受体阻滞剂、他汀类药物和ACEIs有较好的安全性和耐受性，且这些药物能降低老年患者心血管疾病的致残和致死率，故在制定脑卒中预防最优化的药物治疗方案时应包括这些药物。相比之下，老年患者CEA术后更易出现相关的并发症，正是因为此种原因导致目前许多CEA随机试验排除了这类患者。虽然SAPPHIRE研究结果表明，高危患者经CAS和CEA治疗后，前者拥有较低的不良事件发生率，但另一项存在高危风险研究因CAS过高的脑卒中或死亡率提前终止。另外，一项试验研究结果支持，释放保护伞的持续时间是独立的脑卒中预测因子；年龄并非构成CAS脑卒中或死亡的独立预测因子。研究者推测，Ⅲ型主动脉弓和头臂干扭曲等解剖因素易使CAS手术时间延长和程序复杂，此种情况在老年患者当中较常见，从而增加了此类患者发生并发症风险。因此，无症状颈动脉狭窄的老年患者的最佳治疗方法尚未确定。但采用内科药物治疗和危险因素干预仍是合理的选择。对于预期寿命少于 5 年的患者，主张单用内科药物治疗。对于预期寿命大于 5 年症状性患者，尤其是男性患者，血管重建术是合理的。虽然可靠的数据表明 CAS 也许比 CEA 更安全且损失较小，但血管重建术的技术选择仍不确定。内科治疗与 CAS 的相对优势需要进一步的评估。

五、性别因素

与低龄和非糖尿病女性患者相比，年龄大于 65 岁和女性糖尿病患者罹患动脉粥样硬化和脑卒中的风险较高。阿司匹林用于对这些高危亚组人群脑卒中一级预防是合理的。NASCET 研究的数据表明，症状性颈动脉重度狭窄的女性经 CEA 治疗后脑卒中预防效果优于单用阿司匹林组，但症状性中度狭窄的女性未能从 CEA 中获益。ACAS 试验中。与应用阿司匹林相比，无症状女性未能从 CEA 中获益。但 ACST 研究表明，女性可以适度的从 CEA 中获益。男性和女性从 CEA 中获益不一致，这可能归因于女性在 CEA 后发生并发症的风险较高。但 CREST 前期研究结果表明，女性组和男性组在 CAS 后 30 天脑卒中和死亡发生率分别为 4.5% 和 4.2%，差异无统计学意义。总之，为探讨女性对 CEA 或 CAS 术后的影响，有必要在高（低）危风险的有（无）症状性颈动脉狭窄的女性患者中作进一步研究。

六、冠状动脉搭桥术与颈动脉重建术共存的处理

研究表明，需行冠状动脉搭桥术（coronary artery bypass grafting：CABG）患者。若既往有 TIA 和脑卒中病史，颈动脉狭窄重建围手术期发生脑卒中风险是无 TIA 和脑卒中病史患者的 3 倍。颈动脉疾病是 CABC 患者术后发生脑卒中的重要原因。拟行心脏外科手术的患者如果存在下列特点，包括颈动脉杂音、年龄大于 65 岁、周围动脉疾病、TIA 或脑卒中病史、吸烟和冠状动脉左主干病变，则术前需接受双侧颈动脉检查。重度颈动脉狭窄患者可行颈动脉血管重建。根据患者的症状、疾病的严重程度和血管重建的迫切程度组织血管重建术的时间和秩序。当无症状性颈动脉狭窄患者合并严重的左主干疾病、顽固性急性冠脉综合征或其他急性 CABG 指征，首先可不处理颈动脉狭窄，而直接给予 CABG 治疗。但对于 2 周内发生 TIA 且颈动脉狭窄大于 50% 的患者，如果 CABG 推迟几天是安全的情况下，可考虑急诊行 CEA 治疗。一项荟萃分析结果支持，对于症状性颈动脉狭窄 >50% 或无症状的颈动脉狭窄 >80% 的患者，CEA 应在 CABG 之前或与其同时进行。另有证据表明，CEA 和 CABG 同时进行的风险与两者分开实施的风险相比并未明显的增加，包括死亡率、脑卒中和心肌梗死的发生率分别为 4.7%、3.0% 和 2.2%。如果在 CABG 之前行颈动脉血管重建治疗，那么 CABG 术后的并发症就会降低。

七、非心脏手术的术前评估

推荐无症状性颈动脉狭窄但伴血管杂音的患者实施非心脏手术前，有必要行全面的神经系统检查。无症状或神经系统缺乏阳性体征的患者在颈动脉重建术前实施非心脏手术，并发脑卒中风险较低，故非心脏手术可提前进行。但对于症状性颈动脉狭窄 >50% 患者推荐在外科手术前实施颈动脉血管重建。

八、房颤

在缺血性脑卒中中，心源性脑栓塞占 1/5，且绝大部分病因与阵发性或持续性房颤有关。大约 1/3 的既有房颤又有脑卒中史的患者将再发脑卒中，究其病因除与房颤有关外，颈动脉狭窄亦是主要因素，故这些患者均推荐行颈动脉超声检查。房颤合并颈动脉狭窄的患者在治疗上以华法林长期抗凝和采用颈动脉血管重建治疗为主。虽然，以往的存在高风险的 CAS 试验研究纳入标准排除了房颤，但此类患者颈动脉血管重建术的指征和技术要求方面与其他类型患者的相同。

九、颈动脉夹层

颈动脉夹层通过动脉栓塞、动脉闭塞或假性动脉瘤压迫血管导致神经系统损伤。经过保守治疗后，高达80%的动脉夹层患者可以痊愈。治疗方法包括抗凝和抗血小板聚集治疗。血管造影证实，夹层持续存在反复发作缺血事件的患者采用CAS治疗（图11-5），比外科手术更安全。

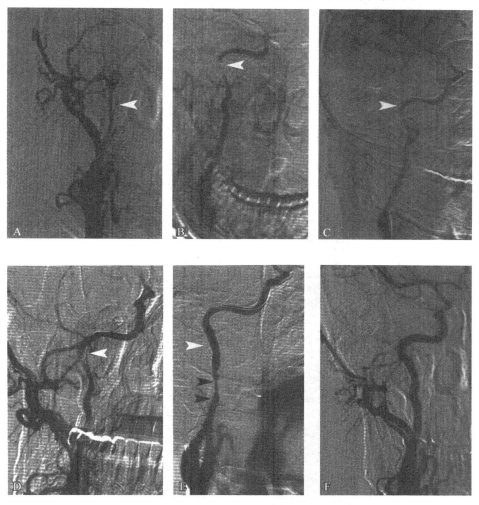

图11-5 颈动脉夹层支架置入术

A. 右侧颈动脉侧位动脉早期造影显示窦部至C1的远端全程纤细（箭头）；B. 右侧颈动脉侧位动脉晚期造影显示C1的远端次全闭塞，病变的性质为夹层（箭头）；C. 微导丝通过病变；D. 球囊预扩张后；E. Express Vascularr™ SD支架置入（白色箭头），支架的近端出现血管痉挛（黑色箭头）；F. 观察15分钟后，支架形态良好，血管痉挛消除

十、合并颅内病变或串联病变

许多患者在评估颈动脉疾病时发现合并有无症状性颅内疾病。无症状性颅内血管狭窄一般不影响颅外颈动脉血管重建术的实施。但对于症状性颅内狭窄患者，因在2年内发生脑卒中的风险为19%，故在颈动脉血管重建术前推荐正规的神经系统评估，必要时可同时处理（图11-6）。

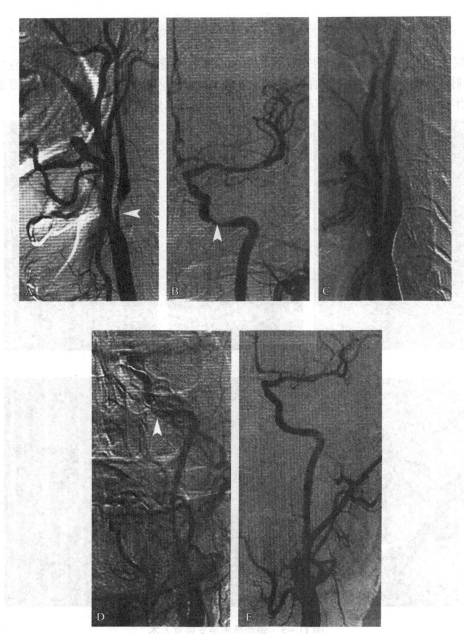

图 11-6　颈动脉串联狭窄支架置入术
A. 左侧颈动脉侧位造影显示窦部严重狭窄（箭头）；B. 颈动脉前后位造影显示破裂孔段 50% 狭窄（箭头）；C. 0.014in 微导丝通过病变，用直径 2.0mm 球囊导管预扩后，Spider 保护装置在微导丝的辅助下通过病变，置入颈动脉颈段的远端；用直径为 5.0mm 球囊导管预扩，Precise RX 自膨式支架置入，造影显示支架形态良好，可见明显 20% 残余狭窄；D. 破裂孔段 50% 狭窄单用直径为 4.0mm 球囊成形（箭头）；E 造影显示远端的血管形态良好，无残余狭窄

（王广强）

第十二章

神经内科疾病护理

第一节 脑血管疾病患者的护理

脑血管疾病（CVD）是由于各种血管源性脑病变引起的脑功能障碍。根据神经功能缺失的时间可将脑血管疾病分为短暂性脑缺血发作（不足24h）和脑卒中（超过24h）；根据病理性质可分为缺血性脑卒中和出血性脑卒中，前者又称为脑梗死，包括脑血栓形成和脑栓塞，后者包括脑出血和蛛网膜下隙出血。CVD是神经系统的常见病和多发病，死亡率约占所有疾病的10%，已成为重要的严重致残疾病。

一、短暂性脑缺血发作患者的护理

短暂性脑缺血发作（TIA）是指颈动脉或椎 - 基底动脉系统短暂性供血不足，引起的短暂性、局限性、反复发作的脑功能缺损或视网膜功能障碍。临床症状多在1h内可缓解，最长不超过24小时，影像学检查无责任病灶。

（一）专科护理

1. 护理要点　向患者讲解疾病的发病特点，指导患者活动时注意安全，避免单独行动，防止发生外伤。告知患者疾病的危害：如果控制不好，TIA将会进展为脑梗死，使患者从思想上真正重视疾病。

2. 主要护理问题　如下所述。

（1）知识缺乏：缺乏疾病相关知识。

（2）有跌倒的危险：与突发的一过性失明、跌倒发作及眩晕有关。

（3）潜在并发症：脑卒中。

3. 护理措施　如下所述。

（1）疾病知识指导：向患者讲解疾病的病因、常见临床症状、诱因、治疗方法及自我护理知识。通过耐心地讲解，帮助患者了解疾病的相关用药知识及疾病的预后，让患者既不过分担忧疾病，又不放松对疾病的警惕，帮助患者寻找和去除自身的危险因素，积极治疗相关疾病，改变不良生活方式，建立良好的生活习惯。

（2）饮食指导：让患者了解肥胖、吸烟、酗酒及饮食因素与脑血管疾病的关系。指导患者进食低糖、低盐、低脂、低胆固醇和富含不饱和脂肪酸、蛋白质、纤维素的食物，多食含钾丰富的食物，多吃水果、蔬菜，戒烟限酒，规律饮食，避免过饥、过饱。

（3）用药指导：指导患者遵从医嘱正确服药，并注意观察药物的不良反应。如抗凝治疗时应密切观察有无牙龈出血、皮下出血、黏膜出血等表现，是否出现血尿，同时应定期检查血常规；告知患者使用降压药物时，血压降至理想水平后应继续就医，遵医嘱服用维持量，以保持血压的相对稳定；对无症状的患者更应该强调用药的重要性，使其认识到不遵医嘱行为将导致的严重危害。

（4）安全指导：向患者讲解疾病的发作特点，尤其对于频繁发作的患者，应避免重体力劳动，避免单独外出、如厕、沐浴。改变体位时、转头时速度宜慢，幅度宜小，防止诱发TIA。

（二）健康指导

1. 疾病知识指导　如下所述。

（1）TIA 是指各种脑血管病变引起的短暂性、局限性、反复发作的脑功能缺损或视网膜功能障碍。临床症状多在 1h 内可缓解，最长不超过 24h，影像学检查无责任病灶。

（2）TIA 发生的主要原因有动脉粥样硬化、血流动力学（hemodynamics）改变及血液成分改变等。心源性栓子、动脉粥样硬化（atherosclerosis）的斑块脱落，在血流中形成微栓子，随血流到小动脉而堵塞血管，出现脑局部供血不足，而随着斑块的破裂或溶解，症状缓解。此型 TIA 发作频度低，但症状多样，每次发作持续时间长，可持续 2h。还有脑动脉完全狭窄或闭塞，当某些原因使血压急剧波动时，侧支循环短时间内无法建立，则会发生该处脑组织的供血不足。还有一些血液系统疾病，如血小板增多、严重贫血以及各种原因导致的血液的高凝状态等也可导致 TIA 的发病。

（3）TIA 的特点是急性发病，每次发作时间短，最长不超过 24h，反复发作，且每次发作症状相似，不遗留视网膜或脑神经功能障碍。根据其缺血部位不同，临床症状多样，表现为肢体的偏瘫（hemiplegia）、偏身感觉障碍、失语、双下肢无力、视力障碍、眩晕、复视、跌倒发作等。

（4）TIA 主要的辅助检查有 CT 或 MRI，但结果大多正常，血常规、凝血象、生化检查也是必要的。

（5）TIA 确诊后需针对病因治疗，治疗心律失常，控制血压、糖尿病、高脂血症、血液系统疾病等。日常活动中要防止颈部活动过度等诱发因素。药物治疗可选择抗血小板凝集药物，对预防复发有一定的作用。对于发作时间较长、频繁发作且逐渐加重，同时无明显的抗凝治疗禁忌证者进行抗凝治疗，主要药物有肝素（heparin）、低分子肝素、华法林等。

2. 饮食指导　如下所述。

（1）每日食盐摄入量应在 6g 以下，对于高血压患者则控制在 3g 以下，防止食盐摄入过多导致血压升高。

（2）以清淡饮食为主，多食用豆类、植物油、粗粮、蔬菜、水果等，适量进食瘦肉、牛奶，对于体重超标的患者，建议减肥，并控制体重。

（3）糖尿病患者忌食糖及含糖较多的糕点、水果、罐头等，严格控制血糖，因为糖尿病可以导致脑动脉硬化提前发生。

（4）调整饮食，降低胆固醇的摄入量，每日不超过 3 个蛋黄，少食动物内脏。

（5）戒烟限酒，烟酒可以导致高血压或使血压升高，但提示戒烟、限酒需要一个过程，防止突然戒断导致不良反应的发生。

3. 日常活动指导　如下所述。

（1）适当的户外活动，如快走、慢跑、散步等，每次 30～40min；以不感到疲劳和紧张为原则。

（2）打太极拳、垂钓、登山等，可以缓解头晕、头痛的症状，同时也可以促进血液循环。

（3）每日静坐冥思 1～2 次，每次 30min 左右，排除杂念，放松身心，有助于缓解神经性头痛，降低血压。

4. 日常生活指导　如下所述。

（1）出现头晕、头痛、复视及恶心呕吐症状的，患者要及时就医，以卧床休息为主，注意枕头不宜太高，以免影响头部的血液供应。在仰头或头部转动时动作缓慢，幅度不可过大，防止因颈部活动过度或过急导致 TIA 发作而跌伤。变换体位时动作要轻慢，以免诱发眩晕而增加呕吐次数。尽量避免患者单独活动，以免发生意外伤害。

（2）心烦、耳鸣、急躁易怒、失眠多梦的患者要多注意休息，睡前避免服用一些易导致兴奋的饮料，如咖啡、浓茶等。

（3）记忆力减退，注意力不集中，常有健忘发生的患者，身边应常备纸笔以便随时记录一些重要事情，以免再次发生遗忘。

（4）TIA 频繁发作的患者应避免重体力劳动，要重视疾病的危险性。必要时在如厕、洗浴及外出活动时均要有家属陪伴，以免发生意外。

（5）出院后定期门诊随访，动态了解血压、血脂、血糖和心脏功能，预防并发症和 TIA 的复发。

5. 用药指导　如下所述。

（1）遵医嘱正确服药，不可以随意更改药品的种类、剂量、时间、用法，甚至终止服药。

（2）因抗凝治疗会导致皮肤有出血点，个别患者还会有消化道的出血，所以在用药时要严密观察有无出血倾向。

（3）在使用阿司匹林或奥扎格雷等抗血小板凝集药物治疗时，可出现食欲缺乏、皮疹或白细胞减少等不良反应，所以一定要严格遵医嘱用药。

6. 保持心态平衡　如下所述。

（1）积极调整心态，稳定情绪，培养自己的兴趣爱好。

（2）建议多参加一些文体活动以陶冶心情，丰富个人生活。

（3）增强脑的思维活动，但要做到劳逸结合。

7. 预防复发　如下所述。

（1）遵医嘱正确用药。

（2）定期复诊，监测血压、血脂等，保持情绪稳定，避免生气、激动、紧张。适当体育活动，如散步、太极拳等。

（三）循证护理

TIA 是脑卒中的重要危险因素，调查显示：因 TIA 急诊入院的患者中约有 50% 的患者在 48h 会发生脑卒中，约 10.5% 的患者在 90d 内会发生脑卒中。而 TIA 是脑卒中的可控制的危险因素。所以做好 TIA 患者的健康教育，控制 TIA 的发作，是降低脑卒中发病率的重要手段。良好的健康教育可以控制 TIA 发病率，对于 TIA 的患者如何做好健康教育应是我们护理工作的重点。

二、脑梗死患者的护理

脑梗死（CI）又称缺血性脑卒中，包括脑血栓形成、腔隙性脑梗死和脑栓塞等，是指因脑部血液循环障碍，缺血、缺氧所致的局限性脑组织的缺血性坏死或软化。好发于中老年人，多见于 50～60 岁以上的动脉硬化者，且多伴有高血压、冠心病或糖尿病；男性稍多于女性。通常有前驱症状，如头晕、头痛等，部分患者发病前曾有 TIA 史。常见表现如失语、偏瘫、偏身感觉障碍等。临床上根据部位不同可分为前循环梗死、后循环梗死和腔隙性梗死。

（一）专科护理

1. 护理要点　急性期加强病情观察（昏迷患者使用格拉斯哥昏迷量表评定），防治脑疝；低盐低脂饮食，根据洼田饮水试验的结果，3 分以上的患者考虑给予鼻饲，鼻饲时防止食物反流，引起窒息；偏瘫患者保持肢体功能位，定时协助更换体位，防止压疮，活动时注意安全，生命体征平稳者早期康复介入；失语患者进行语言康复训练要循序渐进，持之以恒。

2. 主要护理问题　如下所述。

（1）躯体活动障碍：与偏瘫或平衡能力下降有关。

（2）吞咽障碍：与意识障碍或延髓麻痹有关。

（3）语言沟通障碍：与大脑语言中枢功能受损有关。

（4）有失用综合征的危险：与意识障碍、偏瘫所致长期卧床有关。

3. 护理措施　如下所述。

（1）一般护理：①生活护理：卧位（强调急性期平卧，头高足低位，头部抬高 15°～30°）、皮肤护理、压疮预防、个人卫生处置等。②安全护理：病房安装护栏、扶手、呼叫器等设施；床、地面、运动场所尽量创造无障碍环境；患者使用安全性高的手杖、衣服、鞋；制订合理的运动计划，注意安全，避免疲劳。③饮食护理：鼓励进食，少量多餐；选择软饭、半流质或糊状食物，避免粗糙、干硬、辛辣等刺激性食物；保持进餐环境安静、减少进餐时的干扰因素；提供充足的进餐时间；掌握正确的进食方法（如吃饭或饮水时抬高床头，尽量端坐，头稍前倾）；洼田饮水试验 2 ~ 3 分的患者不能使用吸管吸水，一旦发生误吸，迅速清理呼吸道，保持呼吸道通畅；洼田饮水试验 4 ~ 5 分的患者给予静脉营养支持或鼻饲，做好留置胃管的护理。根据护理经验，建议脑梗死患者尽量保证每日 6 ~ 8 瓶（3 000 ~ 4 000mL）的进水量，可有效地帮助改善循环，补充血容量，防止脱水。

（2）用药护理：①脱水药：保证用药的时间、剂量、速度准确，注意观察患者的反应及皮肤颜色、弹性的变化，保证充足的水分摄入，准确记录 24h 出入量，注意监测肾功能。②溶栓抗凝药：严格遵医嘱剂量给药，监测生命体征、观察有无皮肤及消化道出血倾向，观察有无并发颅内出血和栓子脱落引起的小栓塞。扩血管药尤其是应用尼莫地平等钙通道阻滞剂时，滴速应慢，同时监测血压变化。使用低分子右旋糖酐改善微循环治疗时，可能出现发热、皮疹甚至过敏性休克，应密切观察。目前临床不常用。

（3）心理护理：重视患者精神情绪的变化，提高对抑郁、焦虑状态的认识，及时发现患者的心理问题，进行针对性护理（解释、安慰、鼓励、保证等），以消除患者的思想顾虑，稳定情绪，增强战胜疾病的信心。

（4）康复护理：①早期康复干预，重视患侧刺激，保持良好的肢体位置，注意体位变换，床上运动训练（Bobath 握手、桥式运动、关节被动运动、起坐训练）。②恢复期功能训练。③综合康复治疗：合理选用针灸、理疗、按摩等辅助治疗。

（5）语言训练：①沟通方法指导：提问简单的问题，借助卡片、笔、本、图片、表情或手势沟通，安静的语言交流环境，关心、体贴、缓慢、耐心等。②语言康复训练：肌群运动、发音、复述、命名训练等，遵循由少到多、由易到难、由简单到复杂的原则，循序渐进。

（二）健康指导

1. 疾病知识指导　如下所述。

（1）概念：脑梗死是因脑部的血液循环障碍，缺血、缺氧所引起的脑组织坏死和软化，它包括脑血栓形成、腔隙性脑梗死（腔梗）和脑栓塞等。

（2）形成的主要原因：年龄（多见于 50 ~ 60 岁以上）、性别（男性稍多于女性）、脑动脉粥样硬化、高血压、高脂血症、糖尿病、脑动脉炎、血液高凝状态、家族史等，脑栓塞形成的主要原因有风湿性心脏病、二尖瓣狭窄并发心房颤动、血管粥样硬化斑块、脓栓、脂肪栓子等。

（3）主要症状：脑血栓形成常伴有头晕、头痛、恶心、呕吐的前驱症状，部分患者曾有短暂性脑供血不全，发病时多在安静休息中，应尽快就诊，以及时恢复血液供应，早期溶栓一般在发病后的 6h 之内，脑栓塞起病急，多在活动中发病。

（4）常见表现：脑血栓形成常表现为头晕、头痛、恶心、言语笨拙、失语、肢体瘫痪、感觉减退、饮水或进食呛咳、意识不清等，脑栓塞常表现为意识不清、失语、抽搐、偏瘫、偏盲（一侧眼睛看不清或看不见）等。

（5）常用检查项目：凝血象、血常规、血糖、血脂、血液流变学、同型半胱氨酸等血液检查，CT 检查、MRI 检查、DSA、TCD。

（6）治疗：在急性期进行个体化治疗（如溶栓、抗凝、降纤），此外酌情给予改善脑循环，脑保护，抗脑水肿，降颅内压，调整血压、血糖、血脂，控制并发症，康复治疗等。脑栓塞治疗与脑血栓形成有相同之处，此外需治疗原发病。

（7）预后：脑血栓形成在急性期病死率为 5% ~ 15%，存活者中 50% 留有后遗症，脑栓塞有 10% ~ 20% 的患者 10d 内再次栓塞，再次栓塞病死率高，2/3 患者遗留不同程度的神经功能缺损。

2. 康复指导　如下所述。

（1）康复的开始时间一般在患者意识清楚、生命体征平稳、病情不再发展后 48h 即可进行。

（2）康复护理的具体内容如下，要请专业的康复医师进行训练

1）躯体康复：①早期康复干预：重视患侧刺激、保持良好的肢体位置、注意体位变换、床上运动训练（Bobath 握手、桥式运动、关节被动运动、起坐训练）。②恢复期功能训练。③综合康复治疗：合

理选用针灸、理疗、按摩等辅助治疗。

2）语言训练：①沟通方法指导：提问简单的问题，借助卡片、笔、本、图片、表情或手势沟通，安静的语言交流环境，关心、体贴、缓慢、耐心等。②语言康复训练：肌群运动、发音、复述、命名训练等，遵循由少到多、由易到难、由简单到复杂的原则，循序渐进。

（3）康复训练所需时间较长，需要循序渐进，树立信心，持之以恒，不要急功近利和半途而废。家属要关心体贴患者，给予生活照顾和精神支持，鼓励患者坚持锻炼。康复过程中加强安全防范，防止意外发生。

（4）对于康复过程中的疑问请询问医生或康复师。

3. 饮食指导　如下所述。

（1）合理进食，选择高蛋白、低盐、低脂、低热的清淡食物，改变不良的饮食习惯，如油炸食品、烧烤等，多食新鲜蔬菜水果，避免粗糙、干硬、辛辣等刺激性食物，避免过度食用动物内脏、动物油类，每日食盐量不超过6g。

（2）洼田饮水试验2～3分者，可头偏向一侧，喂食速度慢，避免交谈，防止呛咳、窒息的发生；洼田饮水试验4～5分者，遵医嘱给予鼻饲饮食，密切防止食物反流引起窒息。

（3）增加粗纤维食物摄入，如芹菜、韭菜，适当增加进水量，顺时针按摩腹部，减少便秘发生。病人数天未排便或排便不畅，可使用缓泻剂，诱导排便。

4. 用药指导　如下所述。

（1）应用溶栓抗凝降纤类药物的患者应注意有无胃肠道反应、柏油样便、牙龈出血等出血倾向。为保障用药安全，在使用溶栓、抗凝、降纤等药物时需检查出凝血机制，患者应予以配合。

（2）口服药按时服用，不要根据自己感受减药、加药，忘记服药或在下次服药时补上忘记的药量会导致病情波动；不能擅自停药，需按照医生医嘱（口服药手册）进行减量或停药。

（3）静脉输液的过程中不要随意调节滴速，如有疑惑需询问护士。

5. 日常生活指导　如下所述。

（1）患者需要安静、舒适的环境，保持平和、稳定的情绪，避免各种不良情绪影响。改变不良的生活方式，如熬夜、赌博等，适当运动，合理休息和娱乐，多参加有益的社会活动，做力所能及的工作及家务。

（2）患者起床、起坐、低头等体位变化时动作要缓慢，转头不宜过猛过急，洗澡时间不能过长，外出时有人陪伴，防止意外发生。

（3）气候变化时注意保暖，防止感冒。

（4）戒烟、限酒。

6. 预防复发　如下所述。

（1）遵医嘱正确用药，如降压、降脂、降糖、抗凝药物等。

（2）出现头晕、头痛、一侧肢体麻木无力、口齿不清或进食呛咳、发热、外伤等症状时及时就诊。

（3）定期复诊，动态了解血压、血脂、血糖以及功能，预防并发症和复发。

（三）循证护理

由于脑梗死患者具有发病率高，并发症严重，发病年龄偏高的特点，老年脑梗死患者的护理一直是神经科护理学研究领域的热点，研究结果显示影响老年脑梗死患者康复的社会因素包括家庭经济情况、医疗及护理水平，与家庭成员关系和受教育的文化程度。多项研究结果显示早期康复能够有效改善老年脑梗死患者的肢体运动功能，促进心理状态的恢复，提高生活能力及生活质量。

关于促进老年脑梗死偏瘫患者舒适的循证护理研究表明，对导致患者不舒适的多种因素实施相应的循证护理措施显著改善了脑梗死偏瘫患者舒适状况，具体措施包括采用热敷和热水浸泡、局部按摩与变换体位等来改善腰背及肢体疼痛，同时还可采取肢体摆放、肢体活动、放松疗法等。

三、脑出血患者的护理

脑出血是指原发性非外伤性脑实质内的出血，占急性脑血管疾病的 20%～30%。高血压并发动脉硬化是自发性脑出血的主要病因，高血压患者约有 1/3 的机会发生脑出血，而 93.91% 的脑出血患者都有高血压病史。脑出血常发生于男性 50～60 岁，冬春季易发，发病前常无预感，多在情绪紧张、兴奋、排便用力时发病，可出现头痛、头晕、肢体麻木等先驱症状，也可在原有基础上突然加重。

（一）专科护理

1. 护理要点　脑出血患者在临床护理中最重要的是绝对卧床休息、保持大便通畅和情绪稳定；根据出血量多少、部位不同决定绝对卧床时间；加强病情观察；高血压患者调整血压；观察患者应用脱水剂后的情况。

2. 主要护理问题　如下所述。

（1）急性意识障碍：与脑出血产生脑水肿所致的大脑功能受损有关。

（2）潜在并发症：脑疝、上消化道出血。

（3）清理呼吸道无效：与分泌物过多、咳嗽无力、意识障碍有关。

（4）有误吸的危险：与吞咽神经受损、意识障碍有关。

（5）有皮肤完整性受损的危险：与瘫痪、长期卧床、年老消瘦、营养低下、感知改变、大小便失禁有关。

（6）躯体活动障碍：与偏瘫、意识障碍有关。

（7）语言沟通障碍：与失语有关。

（8）进食、如厕自理缺陷：与偏瘫有关。

（9）有废用综合征的危险：与脑出血所致运动障碍或长期卧床有关。

3. 护理措施　如下所述。

（1）一般护理：①休息与安全：急性期患者绝对卧床 2～4 周，头部抬高 15°～30°减轻脑水肿，烦躁患者加护床档，必要时给予约束带适当约束；病室保持清洁、安静、舒适，室内空气新鲜，室温保持在 18～22℃，相对湿度 50%～70%。②日常生活护理：以高蛋白、高维生素、易消化的清淡饮食为主，发病 24h 后仍有意识障碍、不能经口进食者，应给予鼻饲饮食，同时做好口腔护理。协助更换体位，加强皮肤护理，防止压疮；保持二便通畅，尤其二便失禁患者注意保护会阴部皮肤清洁干燥，早期康复介入，保持肢体功能位置。③心理护理：评估患者心理状况，实施健康宣教，在治疗期间，鼓励患者保持情绪稳定。告知本病治疗及预后的有关知识，帮助患者消除焦虑、恐惧心理。

（2）病情观察及护理：①密切观察意识、瞳孔、生命体征变化。掌握脑疝的前驱症状头痛剧烈、喷射状呕吐、血压升高、脉搏洪大、呼吸深大伴鼾声、意识障碍加重等。发现异常情况，及时报告医生。②保持呼吸道通畅，患者取平卧位，将头偏向一侧，及时清除呕吐物及咽部分泌物，防止呕吐物及分泌物误入气管引起窒息。③建立静脉通道，遵医嘱用药，颅内压增高者遵医嘱给予脱水药。维持血压稳定，患者的血压保持在 20～21.3/12～13.3kPa 为宜，过高易引起再出血，过低则可使脑组织灌注量不足。④定时更换体位，翻身时注意保护头部，转头时要轻、慢、稳。呼吸不规则者，不宜频繁更换体位。⑤如患者痰液较少或呼吸伴有痰鸣音，鼓励患者咳嗽，指导患者有效排痰的方法，痰液较多、部位较深或咳痰无力时给予吸痰，吸痰前协助患者翻身、轻叩背，叩背顺序要由下向上，由外向内，力度适宜。⑥密切观察上消化道出血的症状和体征。如呕吐的胃内容物呈咖啡色，则应考虑是否发生应激性溃疡，留取标本做潜血试验。急性消化道出血期间应禁食，恢复期应避免食用刺激性食物及含粗纤维多的食物。观察患者有无头晕、黑便、呕血等失血性休克表现。⑦保持良好肢体位置，做好早期康复护理。对于脑出血软瘫期的患者，加强良好姿位摆放，避免一些异常反射的出现，例如牵张反射。

（3）用药护理：使用脱水降颅压药物时，如 20% 甘露醇注射液、呋塞米注射液、甘油果糖、托拉塞米注射液等，注意监测尿量与水电解质的变化，防止低钾血症和肾功能受损。应用抗生素，防止肺感染、泌尿系感染等并发症。

（4）心理护理：患者常因偏瘫、失语、生活不能自理而产生悲观恐惧的心理，护士应经常巡视病房，与之交谈，了解患者心理状态，耐心解释，给予安慰，帮助患者认识疾病，树立信心，配合治疗和护理。同时还要关注家属的心理护理，由于患者病情危重，家属多有紧张情绪，加之陪护工作很辛苦，导致身心疲惫，故在患者面前易表现出烦躁、焦虑、易怒，引起患者情绪波动，可能加重病情。

（二）健康指导

1. 疾病知识指导　如下所述。

（1）脑出血指原发性（非外伤性）脑实质内的出血，占全部脑卒中的20%～30%。

（2）脑出血的病因：①高血压并发细小动脉硬化。②颅内肿瘤。③动静脉畸形。④其他：脑动脉炎、血液病、脑底异常血管网症、抗凝或溶栓治疗、淀粉样血管病。

（3）脑出血的诱因：寒冷气候、精神刺激、过度劳累、不良生活习惯（吸烟、酗酒、暴饮暴食、食后沐浴等）。

（4）脑出血的治疗：脑出血急性期治疗的主要原则：防止再出血、控制脑水肿、维持生命功能和防治并发症。①一般治疗：绝对卧床休息，保持呼吸道通畅，预防感染等。②调控血压。③控制脑水肿。④应用止血药和凝血药。⑤手术治疗（大脑半球出血量>30mL和小脑出血量>10mL）。⑥早期康复治疗。

2. 康复指导　如下所述。

（1）急性期应绝对卧床休息2～4周，抬高床头15°～30°减轻脑水肿。发病后24～48h尽量减少头部的摆动幅度，以防加重出血。四肢可在床上进行小幅度翻动，每2h一次，有条件可使用气垫床预防压疮。

（2）生命体征平稳后应开始在床上进行主动训练，时间从5～10分钟/次开始，渐至30～45分钟/次，如无不适，可作2～3次/天，不可过度用力憋气。

（3）康复训练需要请专业的医师，可以为患者进行系统的康复训练。

3. 饮食指导　选择营养丰富、低盐低脂饮食，如鸡蛋、豆制品等。避免食用动物内脏、动物油类，每日食盐量不超过6g，多吃蔬菜、水果，尤其要增加粗纤维食物，如芹菜、韭菜，适量增加进水量，预防便秘的发生。洼田饮水试验2～3分者，可头偏向一侧，喂食速度慢，避免交谈，尽量选用糊状食物，防呛咳、窒息，洼田饮水试验4～5分者，遵医嘱给予静脉营养支持或鼻饲饮食。

4. 用药指导　如下所述。

（1）口服药按时服用，不要根据自己感受减药、加药，忘记服药或在下次服药时补上忘记的药量会导致病情波动；不能擅自停药，需按照医生医嘱（口服药手册）进行减或停药。

（2）静脉输液过程中不要随意调节滴速，如有疑惑请询问护士。

5. 日常生活指导　如下所述。

（1）患者需要一个安静、舒适的环境，特别是发病2周内，应尽量减少探望，保持稳定的情绪，避免各种不良情绪影响。

（2）脑出血急性期，请不必过分紧张。大小便需在床上进行，不可自行下床如厕，以防再次出血发生；保持大便通畅，可食用香蕉、火龙果、蜂蜜，多进水，适度翻身，顺时针按摩腹部，减少便秘发生；若患者3d未排便，可使用缓泻剂，诱导排便，禁忌用力屏气排便，诱发二次脑出血。

（3）病程中还会出现不同程度的头痛，向患者解释这是本病常见的症状，随着病情的好转，头痛症状会逐渐消失。

（4）部分患者有躁动、不安的表现，为防止自伤（如拔出各种管道、坠床等）或伤及他人，应在家属同意并签字的情况下酌情使用约束带，使用约束带期间应注意松紧适宜，定时松放，密切观察局部皮肤血运情况，防止皮肤破溃；放置床档可防止患者发生坠床，尤其是使用气垫床的患者，使用时要防止皮肤与铁制床档摩擦，发生刮伤。

（5）长期卧床易导致肺部感染，痰多不易咳出，加强翻身、叩背，促使痰液松动咳出，减轻肺部感染。咳痰无力者，可给予吸痰。

6. 预防复发 如下所述。

（1）遵医嘱正确用药。

（2）定期复诊，监测血压、血脂等，保持情绪稳定，避免生气、激动、紧张。适当体育活动，如散步、太极拳等。预防并发症和脑出血的复发。

（三）循证护理

研究表明由于人们生活方式、饮食结构、工作压力水平等因素的不断变化，脑出血作为临床常见疾病，近年来发病率已呈现出上升趋势。该病发病急骤、病情复杂多变，给救治带来了极大的困难，致使患者的死亡率和致残率均较高，给患者及其家属带来沉重的负担。大部分脑出血患者发病后的死因是由并发症引起的，系统而有计划的护理措施，往往对患者的治疗效果和预后转归起到不可估量的作用。

脑出血所致神经症状主要是出血和水肿引起脑组织受损而不是破坏，故神经功能可有相当程度的恢复，在病情稳定后仅进行肢体运动功能的康复，恢复时间长，易发生并发症；急性期后，实施综合性康复护理能在一定程度上预防残疾的发生，能帮助和加快受损功能的恢复。

四、蛛网膜下隙出血患者的护理

蛛网膜下隙出血（SAH）指脑底部或脑表面的病变血管破裂，血液直接流入蛛网膜下隙引起的一种临床综合征，占急性脑卒中的10%左右。其最常见的病因为颅内动脉瘤。SAH以中青年常见，女性多于男性；起病突然，最典型的表现是异常剧烈的全头痛，个别重症患者很快进入昏迷，因脑疝而迅速死亡，此类患者最主要的急性并发症是再出血。

（一）专科护理

1. 护理要点 急性期绝对卧床4～6周，谢绝探视，加强病情观察，根据出血的部位和量考虑是否外科手术治疗，头痛剧烈可遵医嘱给予脱水药和止痛药；保持情绪稳定和二便通畅，恢复期的活动应循序渐进，不能操之过急，防止再次出血。

2. 主要护理问题 如下所述。

（1）急性疼痛——头痛：与脑水肿、颅内压高、血液刺激脑膜或继发性脑血管痉挛有关。

（2）潜在并发症：再出血。

3. 护理措施 如下所述。

（1）心理护理：指导患者了解疾病的过程与预后，头痛是因为出血、脑水肿致颅内压增高，血液刺激脑膜或脑血管痉挛所致，随着出血停止、血肿吸收，头痛会慢慢缓解。必要时给予止痛和脱水降颅压药物。

（2）用药护理：遵医嘱使用甘露醇时应快速静脉滴注，必要时记录24h尿量，定期查肾功能；使用排钾利尿药时要注意防止离子紊乱，可静脉补钾或口服补钾；使用尼莫地平等缓解脑血管痉挛的药物时可能出现皮肤发红、多汗、心动过缓或过速、胃肠不适等反应，应适当控制输液速度，密切观察是否有不良反应发生。

（3）活动与休息：绝对卧床休息4～6周，向患者和家属讲解绝对卧床的重要性，为患者提供安静、安全、舒适的休养环境，控制探视，避免不良的声、光刺激，治疗护理活动也应集中进行。如经一个月左右治疗，患者症状好转，经头部CT检查证实血液基本吸收，可遵医嘱逐渐抬高床头、床上坐位、下床站立和适当活动。

（4）避免再出血诱因：告诉患者和家属容易诱发再出血的各种因素，指导患者与医护人员密切配合，避免精神紧张情绪波动、用力排便、屏气、剧烈咳嗽及血压过高等。

（5）病情监测：蛛网膜下隙出血再发率较高，以5～11d为高峰，81%发生在首次出血后1个月内。表现为：首次出血后病情好转的情况下，突然再次出现剧烈头痛、恶心、呕吐、意识障碍加重、原有症状和体征重新出现等。

（二）健康指导

1. 疾病知识指导 如下所述。

（1）概念：指脑底部或脑表面的病变血管破裂，血液直接流入蛛网膜下隙引起的一种临床综合征，约占急性脑卒中的 10%。

（2）形成的主要原因：其最常见的病因为颅内动脉瘤，占 50%~80%，其次是动静脉畸形和高血压性动脉粥样硬化，还可见于烟雾病、颅内肿瘤、血液系统疾病、颅内静脉系统血栓和抗凝治疗并发症等。

（3）主要症状：出现异常剧烈的全头痛，伴一过性意识障碍和恶心、呕吐；发病数小时后出现脑膜刺激征（颈项强直、Kernig 征和 Brudzinski 征）；25% 的患者可出现精神症状。

（4）常用检查项目：首选 CT 检查，其次脑脊液检查、脑血管影像学检查、TCD 检查。

（5）治疗：一般治疗与高血压性脑出血相同；安静休息；脱水降颅压，防止再出血常用氨甲苯酸注射液；预防血管痉挛常用尼莫地平注射液；放脑脊液疗法，外科手术治疗。

（6）预后：与病因、出血部位、出血量、有无并发症及是否得到适当的治疗有关。动脉瘤性 SAH 死亡率高，未经外科治疗者约 20% 死于再出血；90% 的颅内 AVM 破裂患者可以恢复，再出血风险较小。

2. 饮食指导 给予高蛋白、高维生素、清淡、易消化、营养丰富的流食或半流食，指导患者多进食新鲜的水果和蔬菜，如米粥、蛋羹、面条、芹菜、韭菜、香蕉等，保证水分摄入，少量多餐，防止便秘。

3. 避免诱因 向患者和家属普及保健知识，提高其自我管理理念，定期体检，及时发现颅内血管异常，立即就医；已发病的患者应控制血压在理想范围，避免情绪激动，保持大便通畅，必要时遵医嘱使用镇静剂和缓泻剂等药物。

4. 检查指导 SAH 患者一般在首次出血 3 周后进行 DSA 检查，应告知脑血管造影的相关知识，指导患者积极配合，以明确病因，尽早手术，解除隐患和危险。

5. 照顾者指导 家属应关心、体贴患者，为其创造良好的休养环境，督促其尽早检查和手术，发现再出血征象及时就诊。

（三）循证护理

SAH 最常见的病因为颅内动脉瘤，多项研究中指出动脉瘤性 SAH 患者发生再出血的原因是由于血压波动引起颅内压增高，如剧烈活动、用力排便、咳嗽、情绪激动等，对动脉瘤产生刺激，从而诱发动脉瘤再次破裂。多表现为突然发病，头痛难忍，心理负担较重，易产生惊恐心理，使患者焦虑不安。这些因素如不及时控制，会导致恶性循环，不利于疾病的治疗和机体的康复。有研究指出 SAH 患者的典型症状是剧烈头痛，给予脱水和降颅压治疗，减轻脑水肿，这是治疗的关键。患者必须绝对卧床休息 4 周，过早下床活动可引发再次出血。对于再出血的患者来说，发生脑血管痉挛的时间越长、发作次数越多，预后就会越差，因此，应该采取综合性的预防和护理方法，进行及时的观察和治疗。

近年来，临床上对于 SAH 的治疗有很多新进展，研究显示持续腰池外引流是一种安全、有效、微创治疗 SAH 的方法，能不断将有害物质排出体外，减小蛛网膜粘连和脑水肿反应，从而减轻对脑血管的不良刺激，而新分泌出来的 CSF 又起着稀释和冲洗的作用，阻止了恶性循环。通过持续的腰池外引流并给予护理配合后，可明显缩短头痛时间、减轻头痛程度、减少脑疝及再出血的发生。该方法治愈率高，创伤小，充分体现了临床应用的价值。

（王素平）

第二节 中枢神经系统感染性疾病患者的护理

中枢神经系统（CNS）感染性疾病是指各种生物病原体侵犯中枢神经系统实质、脑膜和血管等引起的急性或慢性炎症性（或非炎症性）疾病。引起疾病的生物病原体包括病毒、细菌、螺旋体、寄生虫、真菌、立克次体和朊蛋白等。临床上根据中枢神经系统感染的部位不同可分为：脑炎、脊髓炎或脑脊髓炎，主要侵犯脑和（或）脊髓实质；脑膜炎、脊膜炎或脑脊膜炎，主要侵犯脑和（或）脊髓软膜；脑膜脑炎：脑实质和脑膜合并受累。生物病原体主要通过血行感染、直接感染和神经干逆行感染等途径进入中枢神经系统。

一、病毒性脑膜炎患者的护理

病毒性脑膜炎是一组由各种病毒感染引起的脑膜急性炎症性疾病。多为急性起病，出现病毒感染的全身中毒症状如发热、头痛、畏光、恶心、呕吐、肌痛、食欲减退、腹泻和全身乏力等，并伴有脑膜刺激征，通常儿童病程超过 1 周，成人可持续 2 周或更长。本病大多呈良性过程。

（一）专科护理

1. 护理要点　急性期患者绝对卧床休息，给予高热量、高蛋白、高维生素、易消化的流质或半流质饮食，不能进食者给予鼻饲。密切观察病情变化，除生命体征外，必须观察瞳孔、精神状态、意识改变、有无呕吐、抽搐症状，及时发现是否有脑膜刺激征和脑疝的发生。

2. 主要护理问题　如下所述。

（1）急性疼痛——头痛：与脑膜刺激征有关。

（2）潜在并发症——脑疝：与脑水肿导致颅内压增高有关。

（3）体温过高：与病毒感染有关。

（4）有体液不足的危险：与反复呕吐、腹泻导致失水有关。

3. 护理措施　如下所述。

（1）一般护理：①为患者提供安静、温湿度适宜的环境，避免声光刺激，以免加重患者的烦躁不安、头痛及精神方面的不适感。②衣着舒适，患者内衣以棉制品为宜，勤洗勤换，且不易过紧；床单保持清洁、干燥、无渣屑。③提供高热量、高蛋白质、高维生素、低脂肪的易消化饮食，以补充高热引起的营养物质消耗。鼓励患者增加饮水量，1 000～2 000mL/d。④做好基础护理，给予口腔护理，减少患者因高热、呕吐引起的不适感，并防止感染；加强皮肤护理，防止降温后大量出汗带来的不适。

（2）病情观察及护理：①严密观察患者的意识、瞳孔及生命体征的变化，及时准确地报告医生。积极配合医生治疗，给予降低颅内压的药物，减轻脑水肿引起的头痛、恶心、呕吐等，防止脑疝的发生。保持呼吸道通畅，及时清除呼吸道分泌物，定时叩背、吸痰，预防肺部感染。②发热患者应减少活动，以减少氧耗量，缓解头痛、肌痛等症状。发热时可采用物理方法降温，可用温水擦浴、冰袋和冷毛巾外敷等措施物理降温。必要时遵医嘱使用药物降温，使用时注意药物的剂量，尤其对年老体弱及伴有心血管疾病者应防止出现虚脱或休克现象；监测体温应在行降温措施30min后进行。③评估患者头痛的性质、程度及规律，恶心、呕吐等症状是否加重。患者头痛时指导其卧床休息，改变体位时动作要缓慢。讲解减轻头痛的方法，如深呼吸、倾听音乐、引导式想象、生物反馈治疗等。④意识障碍患者给予侧卧位，备好吸引器，及时清理口腔，防止呕吐物误入气管而引起窒息。观察患者呕吐的特点，记录呕吐的次数，呕吐物的性质、量、颜色、气味，遵医嘱给予止吐药，帮助患者逐步恢复正常饮食和体力。指导患者少量多次饮水，以免引起恶心呕吐；剧烈呕吐不能进食或严重水电解质失衡时，给予外周静脉营养，准确记录24h出入量，观察患者有无失水征象，依失水程度不同，患者可出现软弱无力、口渴、皮肤黏膜干燥和弹性减低、尿量减少、尿比重增高等表现。⑤抽搐的护理：抽搐发作时，应立即松开衣领和裤带，取下活动性义齿，及时清除口鼻腔分泌物，保持呼吸道通畅；放置压舌板于上、下白齿之间，防止舌咬伤，必要时用舌钳将舌拖出，防止舌后坠阻塞呼吸道；谵妄躁动时给予约束带约束，勿强行按压肢体，以免造成肢体骨折或脱臼。

（二）健康指导

1. 疾病知识指导　如下所述。

（1）概念：病毒性脑膜炎又称无菌性脑膜炎，是一组由各种病毒感染引起的脑膜急性炎症性疾病，主要表现为发热、头痛和脑膜刺激征。

（2）形成的主要原因：85%～95%的病毒性脑膜炎由肠道病毒引起，主要经粪－口途径传播，少数经呼吸道分泌物传播。

（3）主要症状：多为急性起病，出现病毒感染全身中毒症状，如发热、畏光、头痛、肌痛、食欲减退、腹泻和全身乏力等，并伴有脑膜刺激征。幼儿可出现发热、呕吐、皮疹等，而颈项强直较轻微甚至缺如。

（4）常用检查项目：血常规、尿常规、腰椎穿刺术、脑电图、头CT、头MRI。

（5）治疗：主要治疗原则是对症治疗、支持治疗和防治并发症。对症治疗如剧烈头痛可用止痛药，癫痫发作可首选卡马西平或苯妥英钠，抗病毒治疗可用阿昔洛韦，脑水肿可适当应用脱水药。

（6）预后：预后良好。

（7）其他：如疑为肠道病毒感染应注意粪便处理，注意手部卫生。

2. 饮食指导　如下所述。

（1）给予高蛋白、高热量、高维生素等营养丰富的食物，如鸡蛋、牛奶、豆制品、瘦肉，有利于增强抵抗力。

（2）长期卧床的患者易引起便秘，用力屏气排便、过多的水钠潴留都易引起颅内压增高，为保证大便通畅，患者应多食粗纤维食物，如芹菜、韭菜等。

（3）应用甘露醇、呋塞米等脱水剂期间，患者应多食含钾高的食物如香蕉、橘子等，并要保证水分摄入。

（4）不能经口进食者，遵医嘱给予鼻饲，制订鼻饲饮食计划表。

3. 用药指导　如下所述。

（1）脱水药：保证药物滴注时间、剂量准确，注意观察患者的反应及患者皮肤颜色、弹性的变化，记录24h出入量，注意监测肾功能。

（2）抗病毒药：应用阿昔洛韦时注意观察患者有无谵妄、皮疹、震颤及血清转氨酶暂时增高等不良反应。

4. 日常生活指导　如下所述。

（1）保持室内环境安静、舒适、光线柔和。

（2）高热的护理：①体温上升阶段：寒战时注意保暖。②发热持续阶段：给予物理降温，必要时遵医嘱使用退热药，并要注意补充水分。③退热阶段：要及时更换汗湿衣服，防止受凉。

（3）腰椎穿刺术后患者取去枕平卧位4～6h，以防止低颅压性头痛的发生。

（三）循证护理

病毒性脑膜炎是由各种病毒引起中枢神经系统的炎症性疾病，其发病机制可能与病毒感染和感染后的免疫反应有关。而症状性癫痫是由脑损伤或全身性疾病引起脑代谢失常引发的癫痫，病毒性脑膜炎是引起癫痫发作的因素之一。针对病毒性脑膜炎并发症状性癫痫患者的临床特点，有学者研究得出病毒性脑炎并发症状性癫痫患者的护理重点应做好精神异常、癫痫发作、腰椎穿刺术和用药的观察及护理。

使用头孢菌素类和硝基咪唑类抗生素后服用含有酒精类的液体或食物时会引发双硫仑样反应。双硫仑样反应表现为面部潮红、头痛、眩晕、恶心、呕吐、低血压、心率加快、呼吸困难，严重者可致急性充血性心力衰竭、呼吸抑制、意识丧失、肌肉震颤等。据报道，一个高压电烧伤者，术后给予头孢哌酮抗感染，用75%乙醇处理创面，反复出现双硫仑样反应。说明应用上述药物的患者接触任何含乙醇的制品都有导致双硫仑样反应的可能，医护人员应提高警惕，并将有关注意事项告知患者。

二、化脓性脑膜炎患者的护理

化脓性脑膜炎即细菌性脑膜炎，又称软脑膜炎，是由化脓性细菌所致脑脊膜的炎症反应，脑和脊髓的表面轻度受累，是中枢神经系统常见的化脓性感染疾病。病前可有上呼吸道感染史，主要临床表现为发热、头痛、呕吐、意识障碍、偏瘫、失语、皮肤瘀点及脑膜刺激征等。通常起病急，好发于婴幼儿和儿童。

（一）专科护理

1. 护理要点　密切观察患者的病情变化，定时监测患者的生命体征、意识、瞳孔的变化及颅内压增高表现。做好高热患者的护理。对有肢体瘫痪及失语的患者，给予康复训练，预防并发症。加强心理护理，帮助患者树立战胜疾病的信心。

2. 主要护理问题　如下所述。

（1）体温过高：与细菌感染有关。

（2）急性疼痛——头痛：与颅内感染有关。

（3）营养失调——低于机体需要量：与反复呕吐及摄入不足有关。

（4）潜在并发症——脑疝：与颅内压增高有关。

（5）躯体活动障碍：与神经功能损害所致的偏瘫有关。

（6）有皮肤完整性受损的危险：与散在的皮肤瘀点有关。

3. 护理措施　如下所述。

（1）一般护理：①环境：保持病室安静，经常通风，用窗帘适当遮挡窗户，避免强光对患者的刺激，减少患者家属的探视。②饮食：给予清淡、易消化且富含营养的流质或半流质饮食，多吃水果和蔬菜。意识障碍的患者给予鼻饲饮食，制订饮食计划表，保证患者摄入足够的热量。③基础护理：给予口腔护理，保持口腔清洁，减少因发热、呕吐等引起的口腔不适；加强皮肤护理，保持皮肤清洁干燥，特别是皮肤有瘀点、瘀斑时避免搔抓破溃。

（2）病情观察及护理：①加强巡视，密切观察患者的意识、瞳孔、生命体征及皮肤瘀点、瘀斑的变化，婴儿应注意观察囟门。若患者意识障碍加重、呼吸节律不规则、双侧瞳孔不等大、对光反射迟钝、躁动不安等，提示脑疝的发生，应立即通知医生，配合抢救。②备好抢救药品及器械：抢救车、吸引器、简易呼吸器、氧气装置及硬脑膜下穿刺包等。

（3）用药护理：①抗生素：给予抗生素皮试前，询问有无过敏史。用药期间监测患者的血常规、血培养、血药敏等检查结果。用药期间了解患者有无不适主诉。②脱水药：保证药物按时、准确滴注，注意观察患者的反应及皮肤颜色、弹性的变化，注意监测肾功能。避免药液外渗，如有外渗，可用硫酸镁湿热敷。③糖皮质激素：严格遵医嘱用药，保证用药时间、剂量的准确，不可随意增量、减量，询问患者有无心悸、出汗等不适主诉；用药期间监测患者的血常规、血糖变化；注意保暖，预防交叉感染。

（4）心理护理：根据患者及家属的文化水平，介绍患者的病情及治疗和护理的方法，使其积极主动配合。关心和爱护患者，及时解除患者的不适，增强其信任感，帮助患者树立战胜疾病的信心。

（5）康复护理：有肢体瘫痪和语言沟通障碍的患者可以进行如下的康复护理。

1）保持良好的肢体位置，根据病情，给予床上运动训练，包括：①桥式运动：患者仰卧位，双上肢放于体侧，或双手十指交叉，双上肢上举；双腿屈膝，足支撑于床上，然后将臀部抬起，并保持骨盆成水平位，维持一段时间后缓慢放下。也可以将健足从治疗床上抬起，以患侧单腿完成桥式运动。②关节被动运动：为了预防关节活动受限，主要进行肩关节外旋、外展，肘关节伸展，腕和手指伸展，髋关节外展，膝关节伸展，足背屈和外翻。③起坐训练。

2）对于清醒患者，要更多关心、体贴患者，增强自我照顾能力和信心。经常与患者进行交流，促进其语言功能的恢复。

（二）健康指导

1. 疾病知识指导　如下所述。

（1）概念：化脓性脑膜炎是由化脓性细菌感染所致的脑脊膜炎症，脑和脊髓的表面轻度受累。通常急性起病，是中枢神经系统常见的化脓性感染疾病。

（2）形成的主要原因：化脓性脑膜炎最常见的致病菌为肺炎链球菌、脑膜炎双球菌及 B 型流感嗜血杆菌。这些致病菌可通过外伤、直接扩延、血液循环或脑脊液等途径感染软脑膜和（或）蛛网膜。

（3）主要症状：寒战、高热、头痛、呕吐、意识障碍、腹泻和全身乏力等，有典型的脑膜刺激征。

（4）常用检查项目：血常规、尿常规、脑脊液检查、头 CT、头 MRI、血细菌培养。

（5）治疗：①抗菌治疗：未确定病原菌时首选三代头孢曲松或头孢噻肟，因其可透过血脑屏障，在脑脊液中达到有效浓度。如确定病原菌为肺炎球菌，首选青霉素，对其耐药者，可选头孢曲松，必要时联合万古霉素治疗；如确定病原菌为脑膜炎球菌，首选青霉素；如确定病原菌为铜绿假单胞菌可选头孢他啶。②激素治疗。③对症治疗。

（6）预后：病死率及致残率较高，但预后与机体情况、病原菌和是否尽早应用有效的抗生素治疗有关。

（7）宣教：搞好环境和个人卫生。

2. 饮食指导　给予高热量、清淡、易消化的流质或半流质饮食，按患者的热量需要制订饮食计划，保证足够热量的摄入。注意食物的搭配，增加患者的食欲，少食多餐。频繁呕吐不能进食者，给予静脉输液，维持水电解质平衡。

3. 用药指导　如下所述。

（1）应用脱水药时，保证输液速度。

（2）应用激素类药物时不可随意减量，以免发生"反跳"现象，激素类药物最好在上午输注，避免由于药物不良反应引起睡眠障碍。

4. 日常生活指导　如下所述。

（1）协助患者洗漱、如厕、进食及个人卫生等生活护理。

（2）做好基础护理，及时清除大小便，保持臀部皮肤清洁干燥，间隔 1～2h 更换体位，按摩受压部位，必要时使用气垫床，预防压疮。

（3）偏瘫的患者确保有人陪伴，床旁安装护栏，地面保持平整干燥、防湿、防滑，注意安全。

（4）躁动不安或抽搐的患者，床边备牙垫或压舌板，必要时在患者家属知情同意下用约束带，防止患者舌咬伤及坠床。

（三）循证护理

化脓性脑膜炎是小儿时期较为常见的由化脓性细菌引起的神经系统感染的疾病，婴幼儿发病较多。本病预后差，病死率高，后遗症多。相关学者通过对 78 例化脓性脑膜炎患儿的护理资料进行研究，分析总结得出做好病情的观察和加强临床护理是促进患儿康复的重要环节。

对小儿化脓性脑膜炎的临床护理效果的探讨，得出结论：提高理论知识水平、业务水平、对疾病的认识，对病情发展变化作出及时、正确的抢救和护理措施，可以提高患儿治愈率，降低并发症；后遗症发生，提高生命质量，促进患儿早日康复。

三、结核性脑膜炎患者的护理

结核性脑膜炎（TMD）是由结核杆菌引起的脑膜和脊髓膜的非化脓性炎症性疾病，是最常见的神经系统结核病。主要表现为结核中毒症状、发热、头痛、脑膜刺激征、脑神经损害及脑实质改变，如意识障碍、癫痫发作等。本病好发于幼儿及青少年，冬春季较多见。

（一）专科护理

1. 护理要点　密切观察患者的病情变化，观察有无意识障碍脑疝及抽搐加重的发生。做好用药指导，定期监测抗结核药物的不良反应。对抽搐发作、肢体瘫痪及意识障碍的患者加强安全护理，防止外伤，同时给予相应的对症护理，促进患者康复。

2. 主要护理问题　如下所述。

（1）体温过高：与炎性反应有关。

（2）有受伤害的危险：与抽搐发作有关。

（3）有窒息的危险：与抽搐发作时口腔和支气管分泌物增多有关。

（4）营养失调——低于机体需要量：与机体消耗及食欲减退有关。

（5）疲乏：与结核中毒症状有关。

（6）意识障碍：与中枢神经系统、脑实质损害有关。

（7）潜在并发症：脑神经损害、脑梗死等。

（8）知识缺乏：缺乏相关医学知识。

3. 护理措施　如下所述。

（1）一般护理：①休息与活动：患者出现明显结核中毒症状，如低热、盗汗、全身无力、精神萎靡不振时，应以休息为主，保证充足的睡眠，生活规律。病室安静，温湿度适宜，床铺舒适，重视个人卫生护理。②饮食护理：保证营养及水分的摄入。提供高蛋白、高热量、高维生素的饮食，每天摄入鱼、肉、蛋、奶等优质蛋白，多食新鲜的蔬菜、水果，补充维生素。高热或不能经口进食的患者给予鼻饲饮食或肠外营养。③戒烟、酒。

（2）用药护理：①抗结核治疗：早期、联合、足量、全程、顿服是治疗结核性脑膜炎的关键。强调正确用药的重要性，督促患者遵医嘱服药，养成按时服药的习惯，使患者配合治疗。告知药物可能出现的不良反应，密切观察，出现如眩晕、耳鸣、巩膜黄染、肝区疼痛、胃肠不适等不良反应时，及时报告医生，并遵医嘱给予相应的处理。②全身支持：减轻结核中毒症状，可使用皮质类固醇等抑制炎症反应，减轻脑水肿。使用皮质类固醇时要逐渐减量，以免发生"反跳"现象。注意观察皮质类固醇药物的不良反应，正确用药，减少不良反应。③对症治疗：根据患者的病情给予相应的抗感染、脱水降颅压、解痉治疗。

（3）体温过高的护理

1）重视体温的变化，定时测量体温，给予物理或药物降温后，观察降温效果，患者有无虚脱等不适出现。

2）采取降温措施：①物理降温：使用冰帽、冰袋等局部降温，温水擦浴全身降温，注意用冷时间，观察患者的反应，防止继发效应抵消治疗作用及冻伤的发生。身体虚弱的患者在降温过程中，控制时间，避免能量的消耗。②药物降温：遵医嘱给予药物降温，不可在短时间内将体温降得过低，同时注意补充水分，防止患者虚脱。儿童避免使用阿司匹林，以免诱发 Reye 综合征，即患者先出现恶心、呕吐，继而出现中枢神经系统症状，如嗜睡、昏睡等。小心谨慎使用金刚烷胺类药物，以免中枢神经系统不良反应的发生。

（4）意识障碍的护理：①生活护理：使用床档等保护性器具。保持床单位清洁、干燥、无渣屑，减少对皮肤的刺激，定时给予翻身、叩背，按摩受压部位，预防压疮的发生。注意口腔卫生，保持口腔清洁。做好大小便护理，满足患者的基本生活需求。②饮食护理：协助患者进食，不能经口进食时，给予鼻饲饮食，保障营养及水分的摄入。③病情监测：密切观察患者的生命体征及意识、瞳孔的变化，出现异常及时报告医生，并配合医生处理。

（二）健康指导

1. 疾病知识指导　如下所述。

（1）病因及发病机制：结核杆菌通过血行直接播散或经脉络丛播散至脑脊髓膜，形成结核结节，结节破溃后结核菌进入蛛网膜下隙，导致结核性脑膜炎。此外，结核菌可因脑实质、脑膜干酪灶破溃所致，脊柱、颅骨、乳突部的结核病灶也可直接蔓延引起结核性脑膜炎。

（2）主要症状：多起病隐袭，病程较长，症状轻重不一。①结核中毒症状：低热、盗汗、食欲减退、疲乏、精神萎靡。②颅内压增高和脑膜刺激症状：头痛、呕吐、视神经盘水肿及脑膜刺激征。③脑实质损害：精神萎靡、淡漠、谵妄等精神症状或意识状态的改变；部分性、全身性的痫性发作或癫痫持续状态；偏瘫、交叉瘫、截瘫等脑卒中样表现。④脑神经损害：动眼、外展、面及视神经易受累及，表现为视力下降、瞳孔不等大、眼睑下垂、面神经麻痹等。

（3）常用检查项目：脑脊液检查、头 CT、头 MRI、血沉等。

（4）治疗：①抗结核治疗：异烟肼、利福平、吡嗪酰胺、链霉素、乙胺丁醇等。至少选择三种药物联合治疗，根据所选药物给予辅助治疗，防止药物不良反应。②皮质类固醇：用于减轻中毒症状、抑制炎症反应、减轻脑水肿、抑制纤维化，可用地塞米松或氢化可的松等。③对症治疗：降颅压、解痉、抗感染等。

（5）预后：与患者的年龄、病情轻重、治疗是否及时彻底有关。部分患者预后较差，甚至死亡。

2. 饮食指导　提供高蛋白、高热量、高维生素、易消化吸收的食物，每天摄入鱼、肉、蛋、奶等优质蛋白，多食新鲜的蔬菜、水果，补充维生素。保证水分的摄入。

3. 用药指导　如下所述。

（1）使用抗结核药物时要遵医嘱正确用药，早期、足量、联合、全程、顿服是治疗本病的关键。药物不良反应较多，如使用异烟肼时需补充维生素 B_6 以预防周围神经病；使用利福平、异烟肼、吡嗪酰胺时需监测肝酶水平，及时发现肝脏损伤；使用链霉素时定期进行听力检测，及时应对前庭毒性症状。

（2）使用皮质类固醇药物时，观察用药效果，合理用药，减少不良反应的发生。

（3）应用脱水、降颅压药物时注意电解质的变化，保证水分的摄入；使用解痉、抗感染等药物时给予相应的护理，如注意观察生命体征的变化等。

4. 日常生活指导　如下所述。

（1）指导患者注意调理，合理休息，生活规律，增强抵抗疾病的能力，促进身体康复。

（2）减少外界环境不良刺激，注意气候变化，预防感冒发生。

（3）保持情绪平稳，积极配合治疗，树立战胜疾病的信心。

（三）循证护理

结核性脑膜炎早期出现头痛、双目凝视、精神呆滞、畏光；中期出现脑膜刺激征、颅内压高、呕吐（以喷射性呕吐为主）、嗜睡；晚期出现失明、昏睡、呼吸不规则、抽搐，危重时发生脑疝而死亡的临床特点。研究表明，严密观察患者的病情变化，针对性地做好一般护理、病情观察、康复护理、饮食护理、用药护理、心理护理、康复护理和健康教育，对结核性脑膜炎患者的康复起到重要的作用。

（王素平）

第三节　中枢神经系统脱髓鞘疾病患者的护理

中枢神经系统脱髓鞘疾病是一组脑和脊髓以神经髓鞘脱失为主，神经细胞及其轴突为特征的疾病，包括遗传性和获得性两大类。中枢神经系统的髓鞘是由少突胶质细胞的片状突起包绕髓神经纤维轴突而形成的脂质细胞膜，它具有保护轴索、帮助传导神经冲动和绝缘等作用。遗传性脱髓鞘疾病主要指脑白质营养不良，是由于髓鞘形成缺陷而引起神经髓鞘磷脂代谢紊乱。获得性中枢神经系统脱髓鞘疾病又可分为原发性免疫介导的炎性脱髓鞘病和继发于其他疾病的脱髓鞘病。

一、多发性硬化患者的护理

多发性硬化（MS）是以中枢神经系统白质炎性脱髓鞘病变为主要特点的自身免疫疾病。本病多发于青壮年，女性多于男性，临床多见亚急性起病，其特点为时间上的多发性（即反复缓解、复发的病程）和空间上的多发性（即病变部位的多发）。临床症状和体征多种多样，可有肢体无力、感觉异常、眼部症状、共济失调、发作性症状、精神症状等临床表现。本病越远离赤道，发病率越高，我国属于低发病区，约为 5/10 万。

（一）专科护理

1. 护理要点　患者病情反复发作，临床表现多种多样，观察患者有无运动障碍、感觉障碍、眼部症状、精神症状、膀胱功能障碍等，根据患者的疾病特点进行有的放矢的护理。做好患者安全防护，给予营养支持，加强各项基础护理工作，关注患者的心理问题。

2. 主要护理问题　如下所述。

（1）生活自理缺陷：与肢体无力、共济失调或视觉、触觉障碍等有关。

（2）尿潴留/尿失禁：与膀胱反射功能障碍有关。

（3）排便异常：与自主神经功能障碍有关。

（4）有感染的危险：与免疫功能低下、机体抵抗力降低有关。

（5）预感性悲哀：与疾病多次缓解复发、神经功能缺损有关。

（6）知识缺乏：缺乏本病的相关知识。

3. 护理措施　如下所述。

（1）一般护理：①环境：病室环境安静舒适，光线明暗适宜，物品摆放合理，呼叫器置于伸手可及处，餐具、便器、纸巾等可随时取用；床铺设有护栏、床档；地面平整无障碍物，防湿、防滑；走廊、卫生间等设置扶手；必要时配备轮椅等辅助器具。②活动与休息：协助患者取舒适体位，自行变换体位困难者给予定时翻身，并注意保暖，肢体运动障碍的患者，应保持肢体的功能位，指导患者进行主动运动或被动运动。活动时注意劳逸结合，避免活动过度。③生活护理：鼓励患者做力所能及的事情，协助患者洗漱、进食、穿脱衣物和如厕，做好安全防护。感觉障碍的患者，避免高温和过冷刺激，防止烫伤、冻伤的发生。④饮食护理：保证患者每日的热量摄入，给予高蛋白、低糖、低脂，易消化吸收的清淡食物。食物富含纤维素，以促进肠蠕动，达到预防或缓解便秘的作用。吞咽障碍的患者可给予半流食或流食，必要时给予鼻饲饮食或肠外高营养，并做好相关护理。

（2）用药护理：指导患者了解常用药物及用法、不良反应及注意事项等。①皮质类固醇：急性发作时的首选药物，目的是抗感染和免疫调节，常用药物有甲泼尼龙和泼尼松。大剂量短程疗法时，监测血钾、血钠、血钙，防止电解质紊乱，长期应用不能预防复发，且不良反应严重。②β-干扰素：具有免疫调节作用。常见不良反应为流感样症状，部分药物可出现注射部位红肿及疼痛，严重时出现肝功能损害、过敏反应等。注意观察注射部位有无红肿、疼痛等不良反应。③免疫球蛋白：降低复发率。常见的不良反应有发热、面红，偶有肾衰竭、无菌性脑膜炎等不良反应发生。④免疫抑制剂：多用于继发进展型多发性硬化，主要不良反应有白细胞减少、胃肠道反应、皮疹等。

（3）心理护理：因疾病反复发作，且进行性加重，患者易出现焦虑、抑郁、恐惧等心理障碍，护士应加强与患者沟通，了解其心理状态，取得信赖，帮助患者树立战胜疾病的信心。

（4）对症护理：①感染：患者出现高热、肺炎等并发症时，严密监测病情变化，采取降温措施，注意休息，保证足够的热量和液体摄入，必要时吸氧。②排泄功能：保持患者大小便通畅。便秘患者，指导其进食富含纤维素的食物，适量增加饮水量，顺时针按摩腹部，促进肠蠕动，必要时遵医嘱给予缓泻剂或灌肠。评估患者有无排尿异常，尿失禁患者可遵医嘱给予留置导尿，尿潴留患者可采用听流水声、按摩腹部、热敷等方法促进排尿，若效果不佳，可遵医嘱给予留置导尿，观察并记录尿液的颜色、性质和量，严格无菌操作，加强会阴护理，预防感染。③压疮：做好皮肤护理，保持皮肤清洁干燥，定时协助更换体位，加强患者的全身营养状态。④视力障碍：提供安静、方便的病室环境，灯光强度适宜，减少眼部刺激，生活用品放置于随手可及处。

（二）健康指导

1. 疾病知识指导　如下所述。

（1）流行病学：本病好发于北半球的温带和寒带地区，多发于青壮年，女性稍多，与西方国家相比我国急性多发性硬化较多。

（2）主要原因：病因目前尚不完全清楚，目前认为可能与免疫反应、病毒感染、遗传因素及环境因素等有关。

（3）主要症状：病程中症状发作与缓解是本病的重要特点，复发次数可达数十次，每次复发后易残留部分症状和体征，病情逐渐加重。部分患者为进展型，无明显缓解期。病变累及视神经、脊髓、脑干、小脑或大脑半球白质时，可出现多样的临床症状，如运动障碍、感觉障碍、视觉障碍、膀胱功能障碍、构音障碍、疼痛、精神症状等。核间性眼肌麻痹和旋转性眼球震颤为高度提示本病的体征。

（4）常用检查项目：脑脊液检查、电生理检查、头 CT 检查、头 MRI 检查。

（5）治疗：在急性期首选皮质类固醇治疗，进展型多发性硬化可使用免疫抑制剂。缓解期为预防复发和治疗残留症状，可采用 β - 干扰素疗法和免疫球蛋白输注。出现运动障碍、尿便异常、精神障碍等症状时对症治疗。

（6）预后：多数患者呈缓解 - 复发病程，在数月或数年内死亡；部分患者复发次数不多或在首次发作后完全缓解，预后较好；个别患者病情发展快，初次发病即死亡。

2. 日常生活指导　鼓励患者做力所能及的事情，适当进行体育锻炼，通过良好的膳食增进营养，避免疲劳、感冒、感染、发热妊娠、分娩、拔牙、冷热刺激等因素引起复发。

3. 饮食指导　如下所述。

（1）改变不良的饮食习惯，进食高蛋白、低糖、低脂、易消化吸收的清淡食物，保障液体的摄入。多食新鲜的蔬菜、水果及富含维生素的食物，促进肠蠕动，预防便秘发生。

（2）吞咽障碍的患者给予半流食或流食，预防呛咳及窒息的发生，必要时遵医嘱给予留置胃管，保障营养的摄入，并做好相关护理。

4. 用药指导　如下所述。

（1）应用皮质类固醇药物时显效较快，常见的不良反应有电解质紊乱、向心性肥胖、胃肠道不适、骨质疏松等。定期测量血压、监测血糖、离子变化，做好皮肤及口腔护理。应用免疫抑制剂时，常见白细胞减少、胃肠道反应、肝肾功能损害、出血性膀胱炎等不良反应。

（2）按时服用口服药，皮质类固醇药物不能突然减药、加药，擅自停药，防止发生"反跳现象"，引起病情波动。

（3）静脉输液时根据病情和药物性质调节滴速，密切观察患者的病情变化，如有异常及时报告医生，并做好相关记录。

5. 照顾者指导　与家属做好沟通，因患者的病情反复发作，容易出现焦虑、抑郁、厌世等情绪，家属应配合医务人员，共同给予关爱和支持。

6. 预防复发　如下所述。

（1）避免感冒、疲劳、手术、感染、体温升高、拔牙等诱因。

（2）遵医嘱正确用药，定期复诊。

（3）生活规律、适当进行体育锻炼，注意营养均衡，增强抵抗力。

（4）女性患者首次发作后 2 年内避免妊娠。

（三）循证护理

由于多发性硬化的主要临床特点呈时间上的多发性和空间上的多发性，临床中尚没有行之有效的方法可以治愈。多发性硬化的护理与康复治疗是神经科护理研究的重点。通过对多发性硬化患者的护理与康复治疗进行研究，结果表明多发性硬化患者在系统性的整体护理下可以大大提高生活质量及独立能力。将一般护理、心理护理与健康教育相结合，对患者的功能障碍给予及时、积极的康复治疗，可以减轻患者疾病导致的痛苦并增强康复效果，提高其生存质量。护士是与患者及其家庭的直接接触者，在患者及其家庭、医生及相关医疗工作者之间起着至关重要的纽带作用。多发性硬化的护理需要通过患者及其家庭和护士之间的合作，来提高患者自我护理的能力。

二、视神经脊髓炎患者的护理

视神经脊髓炎（NMO）是一种视神经和脊髓同时或相继受累的急性或亚急性起病的炎性脱髓鞘疾病。表现为视神经炎以及脊髓炎，该病由 Devic 首次描述，又称 Devic 病或 Devic 综合征，有学者认为视神经脊髓炎是多发性硬化的一个变异型。本病多发于青壮年，男女均可罹患。

（一）专科护理

1. 护理要点　急性期注意观察患者的视力变化，做好眼部的护理，防止用眼过度，满足患者的基本生活需要，做好安全防护。脊髓损害时根据病变部位的不同，观察患者有无肢体瘫痪、麻木、痉挛、皮肤营养障碍、膀胱功能障碍等。患者出现截瘫时密切观察病变平面的变化，保持患者呼吸道通畅，患者出现呼吸困难、吞咽困难时及时给予相应的护理措施。

2. 主要护理问题　如下所述。

（1）生活自理缺陷：与视力丧失或截瘫等有关。

（2）感知改变：与视觉和视神经损伤有关。

（3）有受伤害的危险：与短时间内失明或截瘫有关。

（4）知识缺乏：缺乏本病的相关知识。

3. 护理措施　如下所述。

（1）一般护理：①环境：病室环境安静，光线明暗适宜，床铺设有床档，地面无障碍物，去除门槛。床单位清洁、干燥、无渣屑，生活必需品置于伸手可及处。②生活护理：满足患者的基本需要，协助患者清洁卫生，预防感染。卧床的患者给予气垫床保护皮肤，指导或协助患者取舒适体位，保持肢体功能位，定时更换体位，防止压疮的发生。协助患者被动运动，防止肌肉萎缩。视力部分或全部丧失时做好眼部保护，防止并发症。③饮食护理：给予高蛋白、高维生素、易消化吸收的饮食，多食蔬菜、水果及富含纤维素的食物，保证热量与水分的摄入，预防便秘的发生。④病情观察：急性起病时视力可在数小时或数日内丧失，注意评估患者的视力变化，有无疼痛、视神经盘水肿、视神经萎缩。出现截瘫时，病变平面是否上升，有无尿潴留、尿失禁等自主神经症状。

（2）用药护理：指导患者了解常用药物、用法、不良反应及注意事项等。首选药物为大剂量皮质类固醇，如甲泼尼龙或地塞米松冲击疗法，使用时严密观察不良反应，如继发感染，血压、血糖、尿糖的变化等。

（3）心理护理：因视力部分或全部丧失，可出现焦虑、急躁等情绪，告知患者本病多数患者视力在数日或数周后可恢复，要积极配合治疗；出现运动、感觉及自主神经功能损害时，应稳定患者的情绪，帮助患者树立战胜疾病的信心。

（4）康复护理：①急性期康复：保持良好的肢体功能位置，协助被动运动和按摩，促进血液循环，防止关节畸形和肌肉萎缩，定时更换体位，预防压疮的发生。②恢复期康复：根据患者的病情，制订恢复期康复计划，由易入难，循序渐进，如翻身训练、坐起训练、转移训练、站立训练、步行训练等。

（二）健康指导

1. 疾病知识指导　如下所述。

（1）流行病学：本病在我国多见，男女均可发病，女性稍多，多见于 20~40 岁，一般急性或亚急性起病。

（2）形成的主要原因：病因及发病机制目前尚不完全清楚，可能是多发性硬化的一种临床亚型或临床上的一个阶段。

（3）主要症状：起病前可有上呼吸道或消化道的感染史，少数患者有低热、头痛、咽痛、周身不适等前驱症状，同时或相继出现视神经损害及脊髓损害。在短时间内连续出现较严重的视神经炎和脊髓炎预示为单相病程，也可有缓解 - 复发，多数复发病程间隔期为 5 个月左右。①视神经损害表现：为视神经炎及球后视神经炎，双眼同时或先后受累。急性起病时，受累侧眼数小时或数日内视力部分或完全丧失，伴眼球胀痛。视神经炎眼底检查可见早期有视神经盘水肿，晚期有视神经萎缩；球后视神经炎眼底检查可见早期眼底正常，晚期视神经萎缩。大部分患者视力可在数日或数周后有显著恢复。②脊髓损害表现：临床常表现为播散性脊髓炎，体征呈不对称和不完全性。首发症状为肢体麻木、肩痛或背痛，继而出现截瘫或四肢瘫，感觉障碍等。自主神经损害时可出现尿便异常、皮肤营养障碍等。

（4）常用检查项目：脑脊液检查、诱发电位、MRI 检查等。

（5）治疗：首选皮质类固醇治疗，大剂量冲击疗法，再改为口服逐渐减量至停药。皮质类固醇治疗无效时，可用血浆置换来改善症状。出现运动、感觉和自主神经功能障碍时对症治疗。

（6）预后：多因连续发作而加剧，预后与脊髓炎的严重程度及并发症有关。

2. 日常生活指导　进行功能锻炼的同时，保证足够的休息，劳逸结合。鼓励患者保持情绪平稳，防止感冒、外伤、疲劳等诱发因素，加强营养，增强机体抵抗力。

3. 用药指导　对药物的使用进行详细的指导，做好药物不良反应与病情变化的区分。应用皮质类固醇药物时注意观察药物效果及不良反应。口服给药时，按时服用，不能擅自减量、加量，甚至停药，防止"反跳现象"的发生。

4. 饮食指导　保持营养均衡，保证热量与水分的摄入，多食新鲜的蔬菜和水果，减少并发症的发生。

5. 预防复发　遵医嘱正确用药，定期门诊复查，预防各类诱发因素的发生，适量运动，如出现病情变化及时就诊。

三、急性播散性脑脊髓炎患者的护理

急性播散性脑脊髓炎（ADEM）是一种广泛累及中枢神经系统白质的急性炎症性脱髓鞘疾病，通常发生在感染、出疹或疫苗接种后，故又被称为感染后、出疹后、疫苗接种后脑脊髓炎，主要病理特点为多灶性或弥漫性脱髓鞘。好发于儿童及青壮年，无季节性，散发病例多见，通常为单项病程。

急性出血性白质脑炎（AHLE）被认为是急性播散性脑脊髓炎的暴发型，起病急骤，病情凶险，死亡率较高。

（一）专科护理

1. 护理要点　监测患者的生命体征，密切观察患者瞳孔、意识的变化，患者有无痫性发作、脑膜刺激征、脑疝等的发生。急性期特别关注患者有无呼吸肌麻痹，保持呼吸道通畅，维持生命功能，加强安全护理，避免患者受伤。

2. 主要护理问题　如下所述。

（1）急性意识障碍：与大脑功能受损有关。

（2）体温过高：与感染、免疫反应等有关。

（3）低效性呼吸型态：与呼吸肌麻痹有关。

（4）有皮肤完整性受损的危险：与脊髓受累所致瘫痪有关。

（5）躯体活动障碍：与脊髓受累所致瘫痪有关。

3. 护理措施　如下所述。

（1）一般护理：①生活护理：急性期指导患者卧床休息，保持病室安静。满足患者的生理需要，做好各项清洁卫生工作，如皮肤的护理、头发的护理、口腔护理、会阴护理等。②饮食护理：给予高蛋白、高维生素，易消化吸收的食物，保证水分的摄入。患者不能经口进食时，给予肠外营养或留置胃管，并做好相关护理工作。③病情观察：密切观察患者的意识、瞳孔及生命体征变化并详细记录。出现病情变化时及时报告医生，并配合抢救。

（2）发热的护理：①针对病因进行药物治疗。②物理降温：给予酒精、温水擦浴等，局部使用冰帽、冰袋、冰槽等降温，小心谨慎，防止冻伤发生。③适量增加液体摄入。④注意保暖。⑤监测体温。

（3）用药护理：①使用肾上腺皮质类固醇药物时，早期、足量、短程、合理使用，注意观察用药效果及不良反应。②使用免疫抑制剂时易出现白细胞减少、胃肠道反应、肝肾功能损害等不良反应。用药期间需严密观察，监测血常规及肝肾功能。③保持水、电解质及酸碱平衡。

（4）心理护理：及时了解患者的心理状况，关心体贴患者，树立信心，取得患者的信任与配合。

（5）安全护理：①意识障碍或躯体移动障碍的患者给予床档保护。②患者出现痫性发作时要尽快控制发作，遵医嘱正确用药，保持呼吸道通畅，维持生命功能，预防外伤及其他并发症的发生。

（6）呼吸肌麻痹的护理：给予持续吸氧。保持呼吸道通畅，勤翻身、叩背，及时清理口鼻分泌物，鼓励患者深呼吸及有效咳嗽。出现呼吸困难、动脉血氧饱和度下降或血气分析指标改变时要及时报告医生，必要时遵医嘱给予机械通气，根据患者的病情实施面罩吸氧、气管插管、气管切开等措施。

（二）健康指导

1. 疾病知识指导　如下所述。

（1）流行病学：本病好发于儿童及青壮年，散发病例多见，四季均可发病，男女发病率差异不大。

（2）形成的主要原因：发病机制尚不清楚，可能与感染、疫苗接种或某些药物所引起的免疫反应有关。

（3）主要症状：多在感染或疫苗接种后 1～2 周急性起病，突然出现高热、头痛、呕吐、癫痫发作、意识障碍等，脊髓受损平面以下的截瘫或四肢瘫；急性出血性白质脑炎起病呈暴发式，表现为高热、头痛、意识障碍进行性加重、精神异常、瘫痪等，症状和体征迅速发展，死亡率高。

（4）常用检查项目：血常规、血沉、脑脊液、脑电图、肌电图、CT 检查、MRI 检查等。

（5）急性播散性脑脊髓炎的治疗：早期使用肾上腺皮质类固醇，抑制炎症脱髓鞘，减轻脑和脊髓的充血和水肿，保护血脑屏障。无效者考虑使用血浆置换和免疫球蛋白。部分治疗效果不明显的患者使用免疫抑制剂。

（6）急性播散性脊髓炎的预后：大多数患者可明显恢复，预后与发病诱因及病情的严重程度有关，部分患者遗留有功能障碍。急性出血性白质脑炎死亡率高。

2. 用药指导　如下所述。

（1）使用肾上腺皮质类固醇药物时，早期、足量、短程治疗，合理用药，减少不良反应。密切观察药物效果，减量过程中，注意药物剂量的变化。

（2）口服药按时服用，不要根据自己感受减药、加药，忘记服药或在下次服药时补上忘记的药量会导致病情波动；不能擅自停药，以免造成"反跳"现象。

3. 日常生活指导　指导患者自我护理的方法，提高患者的自理能力，满足患者的各项生理需求。定时更改体位，防止皮肤破损。深呼吸、有效咳嗽，勤翻身、叩背、吸痰，防止肺感染。保障营养摄入，促进疾病康复。

（三）循证护理

急性脊髓炎发病急，病变水平以下的运动、感觉神经功能障碍，多伴有多种并发症。尤其以颈段性和上升性脊髓炎危害更严重，威胁青壮年的健康和生存质量。通过对 29 例急性脊髓炎患者的病情进行有针对性的观察并积极采取预见性的护理措施，能使并发症的发生明显降低，并提高抢救成功率。结论证明进行针对性的观察病情及采取预见性的护理措施在积极预防并发症，降低致残率、病死率，提高疗效，减轻疾病所致痛苦等方面有着至关重要的作用。

（王素平）

第四节　运动障碍性疾病患者的护理

运动障碍性疾病又称锥体外系疾病，是以运动迟缓、不自主运动、步态及肌张力异常为主要临床表现的神经系统疾病，多与基底核（又称基底节）功能紊乱有关。基底核由壳核、尾状核、苍白球、丘脑底核及黑质组成，这些结构通过广泛的联系综合调节运动功能。临床常见的运动障碍性疾病有帕金森病、肝豆状核变性等。

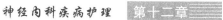

一、帕金森病患者的护理

帕金森病（PD），又称震颤麻痹，是一种常见于中老年的神经变性疾病。该病男女均可发病，女性发病率低于男性，随着年龄的增长，发病率增高。主要临床特征为静止性震颤、肌强直、运动迟缓、步态异常等。

（一）专科护理

1. 护理要点　患者需要充足的休息，保证生活环境、设施的安全性，给予患者每日充足的营养摄入。严密观察患者的症状及服药后的缓解程度；督促患者按时按量遵照医嘱服用药物。

2. 主要护理问题　如下所述。

（1）躯体活动障碍：与疾病所致震颤、异常运动有关。

（2）有受伤害的危险：与疾病所致运动障碍有关。

（3）营养失调——低于机体需要量：与疾病所致吞咽障碍及震颤等机体消耗量增加有关。

（4）便秘：与活动量减少或胃肠功能减退有关。

3. 护理措施　如下所述。

（1）一般护理：①为患者准备辅助行走的工具，如拐杖；患者下床活动前做好准备工作，如给予双下肢按摩。②选用质地柔软、宽松、易穿脱的衣服，如拉链式或粘贴式衣服。病室增加扶手，调整室内座椅及卫生间设施的高度，有助于患者在室内活动。避免使用易碎物品，防止患者受伤。日常生活用品、置于患者易于取拿的位置。床旁设置呼叫器。③保证患者每日有足够的营养摄入，以满足患者机体消耗。④鼓励患者规律排便排尿，根据个人排便习惯，选择固定时间及舒适体位进行尝试性排便，同时，可顺时针按摩腹部，促进排便。

（2）病情观察及护理：①观察患者用药后的效果及是否出现药物不良反应。用药应从小剂量开始，逐渐增加，直到可以控制疾病症状的剂量，且用药需严格遵照服药时间。因此，该病患者的用药必须专人管理，定时定量遵照医嘱给患者服药，切勿擅自更改药量、漏服或停药，如长期如此，会导致各器官严重受损。长期服药时，患者会出现药物不良反应，如恶心、呕吐、心律失常、"开－关"现象、异动症、剂末现象甚至精神症状，因此，应严密观察患者用药后的反应。②观察患者是否出现关节僵直、肌肉萎缩，尽早开始肢体功能锻炼。早期鼓励患者下床活动，例如大踏步、起坐练习、太极拳等，常规功能锻炼后适当增加具有针对性的锻炼，如深呼吸、提肛运动等。晚期不能进行自主功能锻炼的患者可给予肢体被动功能锻炼。③观察患者的心理变化。护士及家属应变换角色，做一名良好的听众，由于患病后，患者的生活会受到很大的影响，严重者需长期卧床，生活完全不能自理，因此会产生自卑心理，不愿与他人交流，甚至有轻生的想法，所以作为一名听众，应理解患者所想，给予心理支持，讲解疾病的相关知识和以往成功病例，树立战胜疾病的信心。定时给患者及家属举办座谈会，介绍疾病相关的最新信息，鼓励患者之间相互交流，彼此给予信心，这样不仅使患者对疾病有更深入的了解，也可以让家属更了解患者，更好地进行家庭照顾。

（二）健康指导

1. 疾病知识指导　如下所述。

（1）概念：帕金森病又称震颤麻痹，是中老年常见的神经系统变性疾病，主要临床体征为静止性震颤、运动迟缓、肌强直和姿势步态不稳。主要病理改变是黑质多巴胺能神经元变性和路易小体形成。

（2）病因：①年龄老化：帕金森病患者常见于中老年人，说明该疾病与年龄老化有关。②环境因素：长期接触杀虫剂或除草剂等工业化学品等可能是本病的危险因素。③遗传因素：据报道10%的患者有家族史。

（3）主要症状：常见于中老年人，女性发病率略低于男性。起病缓慢，进行性加重，先发症状多为震颤，其次为步行障碍、肌强直和运动迟缓。

（4）常用检查项目：头CT或MRI，功能性脑影像PET或SPECT等。

（5）治疗：包括药物治疗、外科手术治疗及康复治疗。药物治疗应从小剂量开始，逐渐加量，目的是以最小剂量达到满意效果。

（6）预后：此病为慢性进展性疾病，不可治愈。部分患者早期可继续工作，逐渐丧失工作能力。也有疾病迅速发展者，多死于感染、肺炎等并发症。

2. 饮食指导　如下所述。

（1）鼓励患者进食高热量、高维生素、高纤维素且容易咀嚼的食物，例如蔬菜、水果、奶类等，也可进食适量优质蛋白及营养素，用以补充机体需要。指导患者多选择粗纤维食物，如芹菜等，多饮水，预防便秘的发生。

（2）患者发病后，胃肠功能、咀嚼功能均有减退，营养摄入不足，加之肢体震颤会消耗大量的能量。因此，为满足患者的机体消耗，宜少食多餐，必要时可将食物切成小块状，便于咀嚼。

（3）为患者提供安静的进餐环境，充足的进餐时间，如进餐时间过长，可将食物再次加热后食用。餐具尽量使用钢制材料，不易破碎；选择汤匙或叉子等进食，以方便患者使用。

3. 用药指导　帕金森病患者需长期服药，甚至终身服药，药量及服药时间必须严格遵守医嘱，药物剂量不可随意增减，甚至擅自停药，以免加快病情进展。服药后如发生不良反应，应及时告知医生，给予对症处理。

（1）左旋多巴制剂：早期会出现恶心、呕吐、食欲减退、腹痛、直立性低血压等不良反应，此时可遵照医嘱减少药物剂量或更改服药时间，以缓解症状。当出现严重的精神症状如欣快、幻觉、精神错乱、意识模糊等，立即告知医生，给予处理。长期服用左旋多巴制剂，患者会出现异常运动和症状波动的不良反应。异常运动是肌张力障碍样不随意运动，表现为摇头，以及双臂、双腿和躯干的各种异常运动。波动症状包括"开－关现象"和"剂末恶化"两种。开－关现象指每天多次波动于运动减少和缓解两种状态之间，同时伴有异常运动。出现开－关现象，可遵照医嘱适当减少每次口服剂量，增加每日口服次数，但每日服药总量不变或加用多巴胺受体激动剂，减少左旋多巴的剂量，以预防和缓解发生。"剂末恶化"指每次用药后，药物的作用时间逐渐缩短，表现为症状有规律性的波动。当出现剂末症状时，可增加单日总剂量，分多次服用。服药期间应避免使用维生素 B_6、氯丙嗪、利舍平、利眠宁等药物，防止出现直立性低血压或降低药效。为延长左旋多巴的使用时间、减少左旋多巴的使用剂量及药物不良反应，左旋多巴常配合盐酸普拉克索和（或）恩他卡朋联合口服，但盐酸普拉克索会出现低血压的不良反应，因此在应用此类药物前和服药中应监测患者血压，如血压偏低，及时告知医生，给予调整药物剂量，甚至停药。

（2）抗胆碱能药物：常出现口干、眼花、视物模糊、便秘、排尿困难，甚至影响智能，严重者会出现幻觉等精神症状。此药物较适用于年轻患者，老年患者应慎用，前列腺肥大及闭角型青光眼患者禁用此药。

（3）金刚烷胺：不良反应有口渴、心绪不宁、踝部水肿、视力障碍等，但均少见。哺乳期妇女及严重肾衰竭患者禁用。忌与酒同服。避免睡前服用，以免影响睡眠质量。

（4）多巴胺受体激动剂：常见不良反应与左旋多巴相近，区别在于直立性低血压及精神症状的发生率偏高，异动症的发生率偏低。

4. 日常生活指导　如下所述。

（1）指导家属多了解患者在生活、心理等方面的需要，鼓励患者做力所能及的事，鼓励患者进行自我照顾。生活不能自理的患者，应做好安全防护。由于患者病程较长，因此，指导家属进行协同护理，掌握相关生活护理方法，以保证患者出院后得到较高质量的生活照顾。

（2）起病初期，轻度运动障碍患者能够做到基本的生活自理，因此只需协助及保证患者安全。

（3）肢体震颤患者，应更为重视安全，避免发生烫伤、烧伤、割伤等。给予使用钢制碗筷及大把手的汤匙进食。

（4）对于有精神症状或智能障碍的患者，安排专人进行护理，24h 监管，保证患者正常治疗及生活安全。

（5）卧床、完全不能自理的患者，保证衣物及床单整洁，定时给予翻身及皮肤护理，必要时也可给予泡沫贴或气圈保护骨隆突处。生活用品摆放在病床附近，以便拿取。呼叫器设置在床旁墙壁，触手可及，随时呼叫。

（6）协助患者进食或喂食，进食后及时清理口腔。口角有分泌物时及时给予擦拭，保持衣物及个人卫生清洁，从而保证患者形象良好，避免产生自卑心理。

（7）与患者沟通需诚恳、和善、耐心倾听，充分了解患者心理及生活需要。如患者语言沟通障碍，可为患者准备纸笔进行书面沟通或进行手势沟通。

（8）患者外出需有人陪伴，随时佩戴腕带或患者信息卡（注明、患者姓名，住址，联系方式，病史，就诊医院、科室），防止走失或出现突发情况。

5. 管道维护　如下所述。

（1）患者病情严重时会出现进食、饮水呛咳，甚至吞咽障碍，为保证患者进食量充足及避免误吸发生，应评估患者有无食管、胃底静脉曲张，对于食管癌和食管梗阻者，可建议给予鼻饲管置管，讲解置管的配合方法、注意事项。

（2）部分患者长期服用药物，会出现排尿困难的不良反应，必要时可给予留置导尿。尿管及尿袋明确标记留置日期；妥善固定尿管，避免牵拉、打折；尿袋勿高于患者膀胱，避免尿液回流，继发感染；医用聚氯乙烯尿袋每7d更换一次，硅胶尿管14d更换一次，注明更换日期。每日给予两次会阴护理，观察尿液的颜色、量和性状，避免尿路感染，必要时可遵照医嘱给予膀胱冲洗。

6. 康复指导　如下所述。

（1）疾病初期，鼓励患者参加各项社交活动，坚持适当的锻炼，如太极拳、散步等，确保身体各关节及肌肉得到适当的活动。

（2）疾病中期，患者会出现运动障碍或某些特定动作困难，所以，可有计划、有针对性地进行功能锻炼。如患者坐起困难，可反复练习此动作。患者处于疾病中期时仍可完成基本的生活自理，因此，可通过完成日常生活自理进行功能训练，如穿脱衣服、拖地等。鼓励患者大踏步、双臂自然摆动进行锻炼，如出现突然僵直，指导患者放松，不可强行牵拉。

（3）疾病晚期，患者卧床，不能完成主动功能锻炼，需要给予被动功能锻炼，活动关节，按摩四肢肌肉，切勿过度用力，以保持关节功能，防止肌肉萎缩发生。

（4）对于言语障碍及吞咽困难的患者，进行鼓腮、伸舌、龇牙、紧闭口唇等动作锻炼面部肌肉功能。言语障碍者，指导患者练习读单字、词汇等，以锻炼患者协调发音。

（三）循证护理

由于帕金森病患者的治疗方法目前绝大部分为药物治疗，仅可缓解患者的不适症状，而非可以完全治愈，因此，患者很容易会产生抑郁心理，研究表明帕金森病患者抑郁症发生率近30%，因此，帕金森病患者的护理中，关心患者心理变化，给予针对性的心理疏导极为重要。

多项研究表明，帕金森患者的疾病症状及不良心理变化严重影响患者的生活质量及社交能力，因此常规药物治疗同时，给予患者相应的护理干预，有助于提高患者的生活质量，避免抑郁症的发生。通过对患者进行护理干预，以汉密尔顿抑郁量表为衡量标准进行对照实验，得出结论：护理干预能明显改善帕金森患者的抑郁状态。

二、肝豆状核变性患者的护理

肝豆状核变性（HLD），又称Wilson病，是一种遗传性铜代谢障碍所致的肝硬化和以基底节为主的脑部变性疾病。儿童、青少年期起病，也可有少数推迟至成年发病，欧美国家较为罕见，我国较多见。临床多表现为精神症状、肝功能损害、肝硬化及角膜色素环K-F环等。

（一）专科护理

1. 护理要点　为患者提供安静、设施安全的病室，以保证正常生活。选择低铜或无铜食物，严格控制铜的摄入。严密观察患者的病情变化，如电解质的变化、是否出现黄疸等。增进与患者的沟通，发现心理问题，及时解决。

2. 主要护理问题　如下所述。

（1）有受伤害的危险：与肢体活动障碍，精神、智能障碍有关。

（2）营养失调——低于机体需要量：与疾病所致吞咽困难及不自主运动导致机体消耗量增加有关。

（3）知识缺乏：缺乏疾病知识。

（4）有个人尊严受损的危险：与疾病所致个人形象改变有关。

3. 护理措施　如下所述。

（1）一般护理：①选择安静、整洁的病室。病室内、走廊及卫生间设置扶手，方便患者扶住行走；病室地面清洁、平坦；日常生活用品放置在患者触手可及的位置；患者下床活动时，专人陪伴，确保患者安全。疾病早期，未影响患者正常生活，如患者正在上学，应指导家属与学校相互沟通，随时监测患者生活状态及是否出现病情变化。出现严重肝功能损害表现时，指导患者卧床休息，选择舒适、安静的病房。出现神经及精神症状时，应专人护理，佩戴腕带，必要时在家属的同意下使用约束带，保证患者安全，满足患者生活需要。②限制铜的摄入，选择低铜或不含铜的食物，避免进食贝类，动物内脏、巧克力等含铜量较高的食物，避免使用铜质餐具。指导患者进食低铜、低脂、高热量、高蛋白质、高维生素、易于消化的食物，如水果、蔬菜、面条等。③保持床单位整洁，干净无渣屑，保持患者皮肤完整。指导患者避免情绪过度紧张，鼓励其参加适当的运动，如散步。

（2）病情观察及护理：①监测患者尿铜及血清电解质的变化，如有异常，应及时通知医生，遵照医嘱给予对症处置。②监测患者是否出现肝损害表现，如黄疸、肝脾增大、腹水甚至意识障碍；是否有眼部变化，如K－F环（铜在角膜弹力层沉积产生的角膜色素环）。③观察患者是否出现牙龈出血、皮下出血甚至鼻腔及消化道出血等，如出现病情变化，应及时通知医生。④患者多是青少年起病，病因多为遗传，因此可能在一个家族中会有多人患病，患者容易产生很大压力，出现自卑心理，与人沟通减少等。护士应担当倾听者的角色，耐心听取患者的倾诉，同时在此过程中，了解患者的心理变化，发现患者的心理问题，给予有针对性的心理支持。向患者讲解疾病相关知识，帮助患者树立战胜疾病的信心。

（二）健康指导

1. 疾病知识指导　如下所述。

（1）概念：肝豆状核变性是一种铜代谢障碍导致基底节变性和肝功能损害的疾病。

（2）病因：遗传因素。

（3）主要症状：主要有进行性加重的锥体外系症状、神经系统症状、肝脏症状及眼部损害。

（4）常用检查项目：血清铜蓝蛋白及铜氧化酶测定，肝功能检查，头CT和MRI。

（5）治疗：控制铜摄入，药物控制铜的吸收（例如锌剂、四硫铜酸铵等），促进铜的排泄（例如D－青霉胺、三乙基四胺等），手术治疗。

（6）预后：早期发现，早期治疗，一般较少影响生存质量及生存期。少数病例死于急性肝衰竭及晚期并发感染。

2. 用药指导　指导患者严格遵医嘱长期服用药物，观察用药后不良反应，及时告知医生，予以处置。

（1）常用抑制铜吸收药物：锌剂，减少铜在肠道中的吸收，可增加尿铜和粪铜的排泄量，不良反应常出现消化道症状，例如恶心、呕吐等，出现以上症状，应及时告知医生。

（2）常用促进铜排泄药物：①D－青霉胺，是首选药物。应用此药前先进行青霉素皮试，皮试结果为阴性方可使用D－青霉胺。当出现发热、皮疹等过敏症状时，要及时告知医生，遵医嘱停药。服用D－青霉胺，可以出现消化道症状、皮肤变脆容易破损等，长期服用时可出现免疫系统症状，如狼疮综合征、再生障碍性贫血、肾病综合征等。长期服用D－青霉胺患者，医生建议同时服用维生素B_6，防止继发视神经炎。②二硫丁二钠，不良反应较轻，可出现鼻腔或牙龈出血。

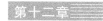

3. 日常生活指导　如下所述。

（1）规范生活习惯，保证充足睡眠。如需要，可协助患者完成日常生活，日常用品放置在易于拿取的位置。

（2）指导患者调整情绪，避免过度紧张和情绪激动。

（3）轻者鼓励参加各项社交活动，坚持锻炼。

（4）卧床患者保持病床整洁，定时翻身叩背，按摩骨隆突处，避免皮肤完整性受损。

4. 康复指导　肝豆状核变性患者会出现神经系统症状，如肢体不自主震颤、动作迟缓等，康复训练可见本节帕金森病患者康复指导。

（三）循证护理

肝豆状核变性患者多为青少年起病，多数患者为学生，每天忙于学习，因此，不但对疾病了解较少，而且对疾病的重视程度低，饮食和生活多不规律，以上都会严重影响疾病的康复。通过对患者的护理，相关学者总结体会得出：健康宣教、用药指导、饮食护理、心理支持同等重要。多位学者通过大量的临床研究及实验，充分证明了对肝豆状核变性患者进行全面护理，对提高患者生活质量，确保治疗效果有很大的益处。

（解学军）

参考文献

［1］孙永海. 神经病理性疼痛分册. 北京：人民卫生出版社，2016.

［2］王伟，卜碧涛，朱遂强. 神经内科疾病诊疗指南. 北京：科学出版社，2015.

［3］董为伟. 神经系统与全身性疾病. 北京：科学出版社，2015.

［4］胡学强. 神经免疫性疾病新进展. 广州：中山大学出版社，2016.

［5］周继如. 实用临床神经病学. 北京：科学出版社，2015.

［6］黄永锋. 神经内科危重症及监护监测. 南京：东南大学出版社，2014.

［7］张晓曼. 脑血管病诊疗与进展. 郑州：河南科学技术出版社，2014.

［8］李建章. 脑小血管病诊断与治疗. 北京：人民卫生出版社，2016.

［9］刘新峰. 脑血管病的防与治. 北京：人民卫生出版社，2014.

［10］孙斌. 脑血管病基础与临床. 北京：金盾出版社，2014.

［11］沈梅芬. 神经系统疾病护理实践手册. 北京：清华大学出版社，2016.

［12］高颖. 脑血管疾病安全用药手册. 北京：科学出版社，2015.

［13］田新英. 脑血管疾病. 北京：军事医学科学出版社，2015.

［14］王增武，等. 脑血管病临床检查与治疗. 北京：世界图书出版公司，2014.

［15］黄叶莉. 神经系统疾病护理指南. 北京：人民军医出版社，2015.

［16］王拥军. 神经内科学高级教程. 北京：人民军医出版社，2014.

［17］王增武，等. 脑血管病临床检查与治疗. 北京：世界图书出版公司，2014.

［18］陈灏珠，林果为，王吉耀. 实用内科学. 北京：人民卫生出版社，2014.

［19］尹涛. 脑血管病. 北京：中国医药科技出版社，2016.

［20］坎贝尔. Dejong 神经系统检查. 北京：科学出版社，2014.